＊河南省卫生健康委员会立项资助项目

张明昌临证验案集

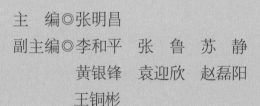

主　编◎张明昌

副主编◎李和平　张　鲁　苏　静

　　　　黄银锋　袁迎欣　赵磊阳

　　　　王铜彬

河南科学技术出版社

·郑州·

图书在版编目（CIP）数据

张明昌临证验案集/张明昌主编. —郑州：河南科学技术出版社，2022.1
ISBN 978-7-5725-0636-9

Ⅰ.①张⋯　Ⅱ.①张⋯　Ⅲ.①中医临床–经验–中国–现代　②医案–汇编–
中国–现代　Ⅳ.①R249.7

中国版本图书馆CIP数据核字（2021）第241221号

出版发行：河南科学技术出版社
　　　　　地址：郑州市郑东新区祥盛街27号　　　邮编：450016
　　　　　电话：（0371）65788613　65788625
　　　　　网址：www.hnstp.cn
责任编辑：武丹丹
责任校对：马晓灿
封面设计：张　伟
责任印制：张艳芳
印　　刷：河南博雅彩印有限公司
经　　销：全国新华书店
开　　本：720 mm×1 020 mm　1/16　　印张：15.5　　字数：265千字　　彩插：16
版　　次：2022年1月第1版　　2022年1月第1次印刷
定　　价：69.80元

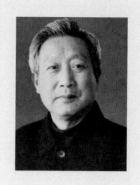

作者简介

张明昌，1931年出生，河南许昌人，许昌中医院主任医师。出身于中医世家，1964年毕业于河南中医学院（现河南中医药大学）中医系，毕业后进入许昌市中医院（现许昌中医院），从事中医内科临床工作。

从医近60年来，在临床工作中治学严谨，博采众长，师古而不泥古，重视中医"四诊合参"与现代医学检查相结合的诊断方法。治疗内科杂病，深受李东垣《脾胃论》"内伤脾胃，百病由生"的影响，重视调理脾胃、保护胃气对杂病治疗的影响。对患者诚挚关切，精细详察，遣药制方精专不乱，屡起沉疴。擅长治疗外感时病、胃肠病及肝硬化腹水等，对各种眩晕、失眠、肝胆病、肾病、心脏病、脑血管疾病、糖尿病等内科疑难杂病亦有独特的经验。主攻胃肠病，包括食管癌、胃癌、结肠癌等疑难病，尤其对于治疗慢性胃炎、胃及十二指肠溃疡、萎缩性胃炎、慢性溃疡性结肠炎等病，有丰富的临床经验和独到的学术观点，研制有"肠炎散""芩连胃康丸""黄连止泻丸""固肠四神丸""健脾资生丸"等系列制剂，经临床应用几十年，疗效卓著。

合著有《实用中医内科急症手册》《杂病论治》《痛证论治》等书，撰写发表论文有《肝硬化治疗腹水心得》《肠炎Ⅰ、Ⅱ号治疗慢性非特异性结肠炎300例》《中医治疗发热十四法》等20余篇，获市级成果奖3项。

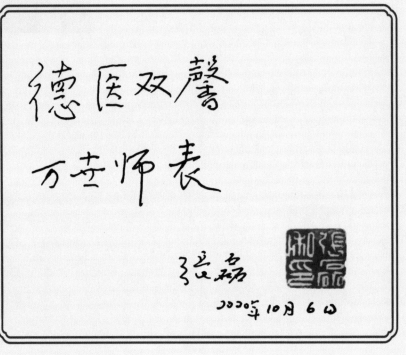

德医双馨
万世师表

张磊

2020年10月6日

国医大师张磊题字

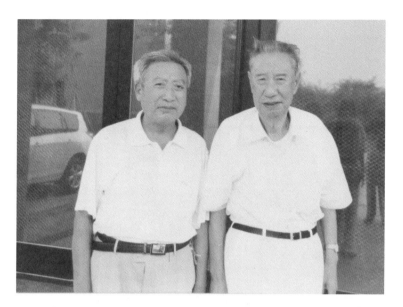

⊙ 2009 年，与国医大师李振华教授合影

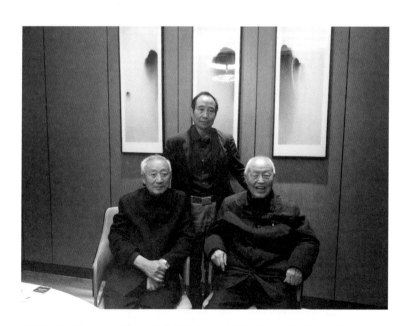

⊙ 2020 年秋，与大学同窗国医大师张磊（前右）及堂侄（我家族中医世家第五代传人、河南中医药大学第一附属医院教授）张怀亮（后排）合影

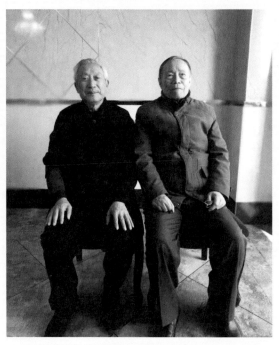

⊙ 2021 年春，与同学刘继唐教授（右）合影

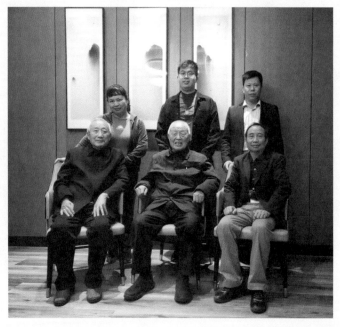

⊙ 2020 年秋，与张磊（前中）、张怀亮（前右）及入门
弟子（后排）合影

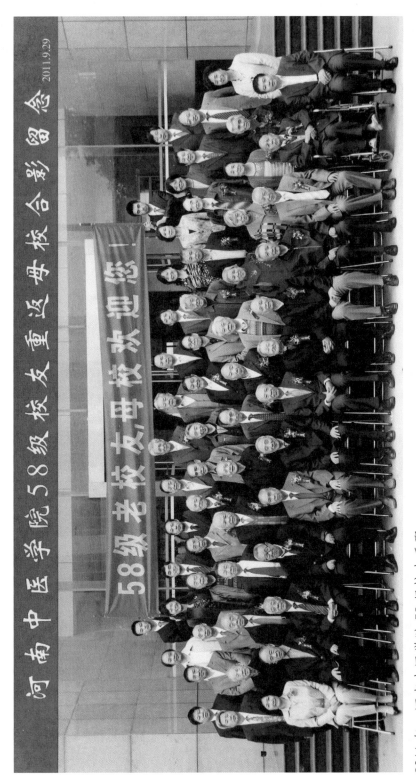

© 2011 年，河南中医学院 58 级校友重聚

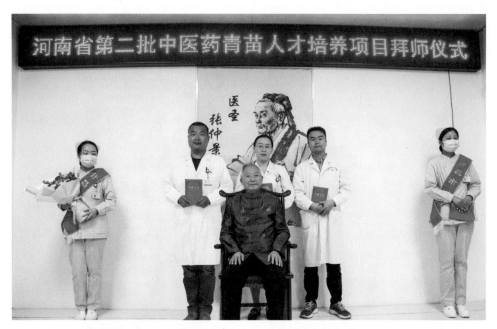

⊙ 2021年，河南省第二批中医药青苗人才（后排左起王振华、李林华、谢广涛）
拜师合影

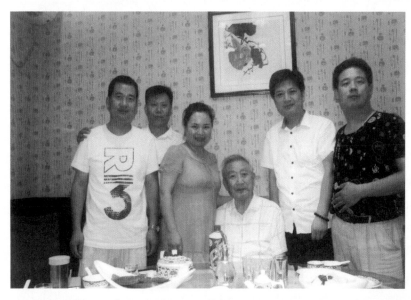

⊙ 2016年夏，与入门弟子（站位左起孙杰、袁迎欣、苏静、李和平、
王桐彬）合影

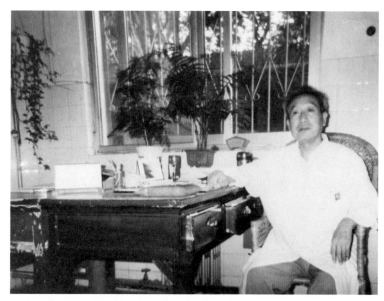

⊙ 2004 年 6 月，在医院诊室

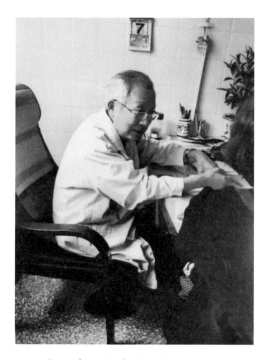

⊙ 2016 年，在医院为病人诊治

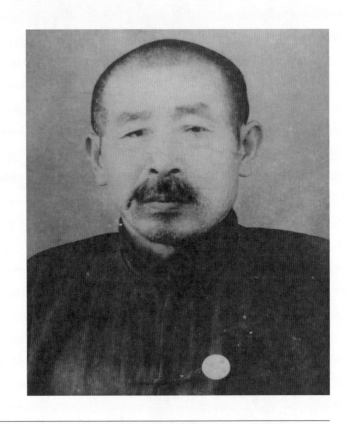

⊙ 父亲张兰馨，字瑞芝（1895.9—1965.12），许昌著名中医，为家族中医世家第三代传人，一生悬壶济世，救死扶伤，医术上承其父亲及叔父，下传予其五弟、次子及长孙，为家族六代中医世家之传承做出了重大贡献

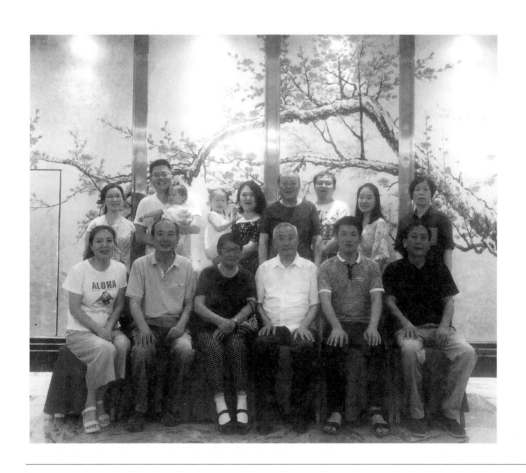

⊙ 与家人合影

（前排左二儿子张建军，为许昌市中心医院骨伤科主任医师；后排左一儿媳宋玉霞，为许昌市中心医院妇产科主任医师；前排右二孙张鲁，为大连医科大学在读硕士研究生）

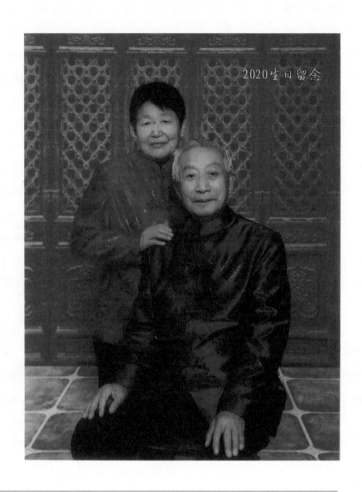

⊙ 2020 年春九十寿辰与夫人李秀枝合影

這傷寒世所稱多朱庸醫莫能知仲景石函節庵之千金

不為傷寒秘无不同法更異四時傷寒各有優惟有冬月正偏寒

不與春夏秋冬同治發表實兩婦方用在三冬無別治真傷寒圖

有中風表實表虛各自中表虛自汗脈浮緊疑邪實表有竒功

表實無汗脈浮緊升渴發表自汗桊背惡寒背發熱頭疼背強

一敢說俱太陽膀胱經有汗無汗湏分別有汗表虛無汗脈浮

緊聚朋中別春夏秋別有方通用差話冲和湯春過夏治過遂

時似我細酌量病疝與冬至相似淺深表裏脈中辨脈有浮

脈有沉半浮半沉表裏得有力無力來虛實氣不細推真更有許

此下三法書范當設黃蜀併兩感症近日質傳一日太陽入陰速腎與膀胱

脈沉太口乾頭痛是根原二日陽明與太陰沉表之脈脾胃兼目又痛

惠又乾腹滿自利不能安三日太陽厥陰病所膽脈恩見沉弦耳

商其腹囊蜷跼古人不治命由天

關節卷迤遍方不問陰陽兩感傷通用冲和靈寶湯二服兩解雪洗湯

便明表裏多不病治今先後細推詳表病歟病微姊黃頤窩根

⊙ 父亲张兰馨手迹

许昌市中医院处方笺

费别：自费 公费 医保　　　　　处方编号：

姓名：刘▮▮　性别：男 女✓　　年龄：85 岁

科别：　住院（门诊）号：　床号：　2021年5月30日

临床诊断：贪心子宫充血（更坏性肿瘤）

Rp:

芝苈 30g　白术 3g　白术 15g　茯苓 15g

志甘 3g　远志 15g　玫枣仁 15g　朱砂 10g

熟地 3g　孙仁 10g　仙灵牛革 30g　三七粉（冲）5g

蒲芨 15g　细辛 10g

7付　每日一付　2次分早晚服　　医师：张如昌

⊙ 手写处方

10

序

　　我生于 1931 年，祖籍河南许昌，出身于中医世家，自幼入私塾，在熟读儒家启蒙读物的同时跟随父亲读医书、习药性、背经方。及长，边读书边实习，1958 年考入河南中医学院（现河南中医药大学），受荫于国内名师贤人，孜孜向问，以所学医家经典理论与家传之学两相印证，再经恩师开悟释疑，遂学有竞进，更知中医之博大精深，奥妙无穷。

　　我之家传，始于曾祖父张鹏抟。清道光年间，曾祖父赴省城参加科举考试，不意落第。巧遇一位在京城官场做事的同乡，谆谆开导曾祖父说："如今官场黑暗腐败，贿赂之风盛行，像你这样的贫寒学子，不如弃儒学医，学得一技在身，方可安身立命。"在他的指点和引荐下，曾祖父前往河北沧州，拜一位告老还乡的宫廷御医为师，苦学三年。学成之后，曾祖父返回家乡，开始了悬壶济世生涯，终于成为远近闻名的医生。在曾祖父的言传身教下，我的两位祖父也成为有名的医生，在许昌当地有一定名望。

　　家父张兰馨先生得两位祖父真传，十九岁即临床应诊，尤擅诊治伤寒、温病及杂病。家父对待患者温和热情，处处为患者着想，无论贵贱皆一视同仁，行医五十余年，医人无数，颇得患者好评，至今他医过的患者或患者后代还念念不忘。家父曾说："行医不仅是为了谋生，更是为了济世救人；医生不仅是一份职业，更是一生积德行善的修行。"临终当天，家父躺在病榻上，仍然坚持给一位慕名而来的患者诊治，令患者及其家属潸然泪下。家父的言行和精神深深感染和激励着我，对我后来的学医之路乃至人生之路都有深刻影响。

1958 年，我考入河南中医学院中医系，当时大师云集，我珍惜良机，奋发向学。修业六年，毕业后分配到许昌市中医院工作，后为支援三线建设调入舞阳工区机关门诊部（现舞钢市中医院）从事门诊工作，不久又调入舞钢区卫生学校（现舞钢市卫生学校）从事教学工作三年，1982 年调回许昌市中医院，从事中医内科临床工作至今。光阴荏苒，转眼之间已从医 56 年。对学生授业解惑，探微索隐；对学问刻苦钻研，日更不辍；对工作认真负责，从不懈怠；对患者坦诚相待，不分贫富、不分亲疏，有的患者从百里之外乃至数百里之遥前来求诊，我宁可推迟下班，也要认认真真精心施治。如今扪心自问，可无愧于天地了。

　　我今年虽已 90 岁了，但雄心犹在，壮志未老，想趁着夕阳余晖再做点有益之事。我久有把自己几十年来的临床经验、医案与诊疗的心得体会整理总结、汇编成册的愿望，以我鄙陋之见、微薄之力，承前启后也好，抛砖引玉也罢，谨为中医的传承、发展尽绵薄之力，也了却我毕生之心愿。但是毕竟年事已高，加之工作繁忙，今得弟子之力，终于在百忙之中抽出业余时间，每日挑灯夜战，将尘封多年的笔记、医案及发表过的著作分门别类，进行系统总结，虽操劳疲惫，然为实现夙愿，造福社会，虽辛苦亦甘之如饴！

　　"老骥伏枥，志在千里。"我虽耄耋之年，但穷究学问之心仍炽，今费昼夜之功，奉呕心之作，不揣冒昧，将毕生之所学、所见、所用、所思汇总成书，以飨后辈。因学识有限，难免纰漏，望同道不吝赐教，批评指正。

2020 年冬

目录

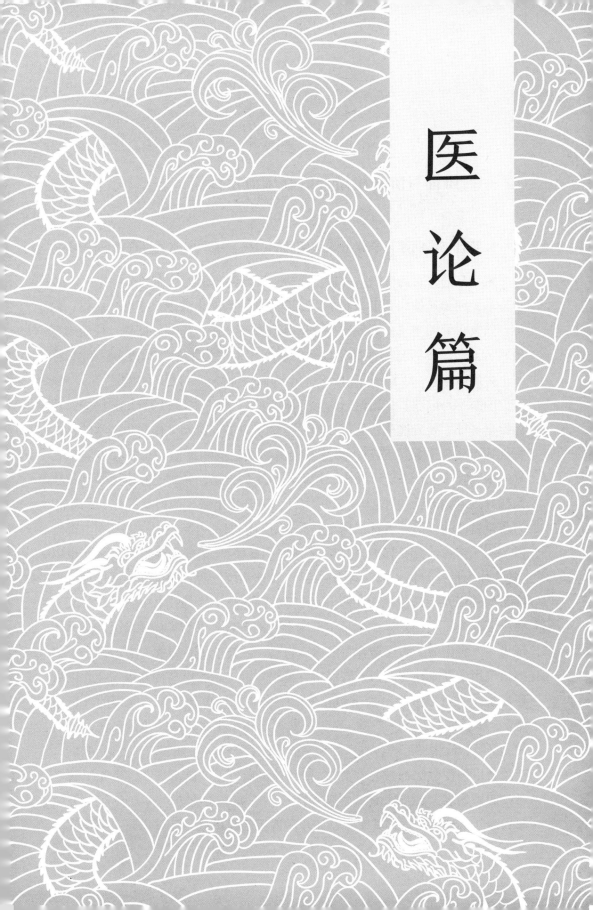

医论篇

一、辨证与辨病相结合的临床应用体会

1. 辨证与辨病都是临床上认识疾病的过程，中医学本就存在辨病思想

辨病是通过对病情资料的辨析，达到诊断的目的，从而为治疗提供依据；辨证是把四诊所搜集到的资料加以综合分析，判断出病因、病性、病位、病势，以及正邪关系、疾病发展变化所处阶段等，概括为某种证型，从而确立治则、治法。辨病与辨证都是以患者的临床表现为依据，其根本区别在于：一个为确诊疾病，以病统方用药；一个为确立证候，以证统方用药。

中医学是以"辨证论治"为诊疗核心的，强调"证"的辨析和确立，然后根据"证"处方遣药，施以治疗。但由于"辨证论治"作为中医学的基本特征而被强调和被人熟知，却造成中医学缺乏辨病论治的思维和方法的错觉。中医临床上从来就不缺少"辨病论治"的方法，特别是在中医学理论体系构建之初，"证"的概念尚未从"病"中分化出来，当时就是以"病"作为辨析目的的，治疗也就依据"病"来进行。如《内经》十三方基本上都是以"病"作为治疗目标的。其后，《神农本草经》《诸病源候论》等著作也以"病"作为治疗目标，如"常山截疟""黄连治痢"等。而创立辨证论治理论体系的《伤寒杂病论》，则是以病为纲进行分篇论述的，书中各篇以"××病脉证论治"或"××病脉证治"为名，对各病名进行了描述概况，全书体现出"以病为纲、病证结合"的诊病思路，并且有不少专病专方的例子，如梅核气用半夏厚朴汤、妇人脏躁用甘麦大枣汤、蛔厥用乌梅丸等。金元以后还出现了一批以"病"为辨治目的的"专病"性著作，如刘完素的《三消论》、熊笏的《中风论》等。历史上甚至出现了主张辨病论治的名医，如明代吴又可，认为"万物各有所制……能知以物制气，一病只有一药之到病已，不烦君臣佐使品味加减之劳矣"。清代徐灵胎，云"欲治病者，必先识病之名。能识病名，而后求其病之所由生……一病必有主方，一方必有主药"。专病专药这种思维方式其实就是如今的西医治疗思维，针对病原微生物或某

种疾病的特效药治疗，如青蒿素治疟疾、抗生素治感染性疾病及疫苗疗法等。但由于当时科技的落后，人们无法认识到致病之微生物，无法进行深入、系统的研究，因而这种辨病的方法没有发展壮大。另外，辨病论治的方法虽有明确的疗效，但离开了辨证论治，就忽视了人体自身抵抗力对病邪的反应，以及外界环境对人体的影响，同一种疾病，不同的人，处于不同的地域、季节和气候，会有不同的反应。

即便在近代，中医学在注重"辨证论治"的同时，也仍然在运用"辨病"思维，如中医学对肺痨、肺痈、肠痈、湿疹、疟疾、麻疹、水痘、天花、蛔虫等病的防治，也是基于辨病的思维。如治疗过敏性鼻炎，辨证分型选择不同的方剂为基础，属于辨证论治；治鼻炎用苍耳子、辛夷花，则属对病用药。辨证与辨病相结合，方可达到最佳治疗效果。另外，还有现今肆虐全球的新型冠状病毒肺炎（简称"新冠肺炎"），国家卫生健康委员会、国家中医药管理局发布的中医治疗方案中，亦体现出辨证与辨病相结合的思想，其中根据病情危重程度及临床表现进行了分型，采用了不同的指导处方，不同的地域根据当地气候环境特点亦推出了不同的指导方案，此为辨证论治的直接体现；而其中清肺排毒汤被作为基础方广泛使用于轻型、普通型、重型患者，亦可使用于危重型患者，并推广至全国，此为辨病论治思维的体现。因此，中医学的辨病思维与辨证思维是同时存在的，是相互交织在一起的。

但由于历史的局限性，中医学的起源和发展长期处于宏观哲学分析阶段，缺乏对微观物质世界的探索和研究，没有从细胞学和分子学等微观角度认识疾病的病理机制，也不可能从细微结构的病理改变去认识其相应功能的失常，因此，在西医学东渐并蓬勃发展之后，中医学的辨病思维体系遭到了巨大的冲击，而辨证论治思维作为中医学所特有的诊病方式，代表了中医学的"正统"流派思想，且其用于临床确有独特的疗效和不可替代的优势，故得以继续传承和发展，最终成为中医学诊治疾病学术思想及方法的主流。

2. 关于辨证论治及其局限性

由于"证"是对疾病过程中某一阶段的病理概括，故有一定的局限性，并不能概括疾病的全部。"证"具有一定的抽象性和时空性，所以一种病可能存在多种"证"，一种"证"也可能存在于多种疾病中。因此，我们在中医临床工作中，既要辨证也要辨"病"，既要善于从具体症状和体征中抓住主要矛盾，总结归纳，在整体观念的框架中审视病情的发展过程，不囿于无关紧要的细节，不被患者暂时的表象或指征所迷惑，从全局出发进行诊断和治疗，还要重视特异性典型疾病的表现及一些针对性的行之有效的治疗方法，这样才能真正领会"辨证论治"的深刻含义，做到"标本兼治"，如此，诊断结论才能更加准确，治疗效果才能更加理想。

比如感冒，我们必须认识到它是一种外邪侵袭人体产生的疾病，祛邪（清热解毒、抗病毒）是完全有必要的，这是从"病"的层面出发；同时，我们还要从辨证论治的层面出发，利用六经辨证和卫气营血辨证，确定感冒的发展阶段、人体防御能力的强弱，对它进行分型，从而确定辛温解表、辛凉解表、辛润解表、益气解表及或吐或下等相应的治疗方法，选取合适的药物组合成合适的方剂对症治疗，这样才能取得良好的治疗效果。这就是中医学所说的"同病异治"。

又比如胃下垂、肾下垂、阴挺、脱肛等疾病，在其发展变化过程中，都可能出现大致相同的"中气下陷"的病理机制，根据中医学辨证论治的思想，相同的证都可以采用相同的方法来治疗，即方用补中益气汤，无数次临床应用证实确有良效。这也就是中医学所说的"异病同治"。

在中医学的辨证思维过程中，以"证"作为治疗目标是正确的，但如果只考虑"证"的异同，即只考虑疾病的阶段性和类型性，不考虑疾病的全程发展，是有失偏颇的，在临床操作中也是比较难以施行的。原因很清楚，疾病的整个过程，包括发病原因、病理病机、传变规律、转归预后等都没有搞清楚，对疾病缺乏一个总体的认识，要想认识疾病的每一阶段或某一类型的病变本质，必定是困难的，辨证论治的正确率也是不会高的。

比如咳嗽、胸痛，仅凭望、闻、问、切四诊辨证，就算是经验丰富的老医师，也无法完全准确断定到底是气管炎、肺结核、肺炎、胸膜炎还是肺部肿瘤。

辨证侧重于宏观整体的把控，难以揭示微观的病理变化。比如，有的慢性肾炎患者，体征、脉舌几乎无证可辨，仅有尿蛋白增高，如不结合现代高科技诊断技术，无法进行确诊；类似的还有无症状的病毒性肝炎、脂肪肝等，没有肝区痛、黄疸等症状，仅有转氨酶的升高，如不借助现代医学检查手段，根本无法确诊。又比如新冠肺炎无症状感染者，仍具有传染性和潜在致病性，只有核酸检测方可确诊。

3. 不论是辨证还是辨病，均应建立在整体观和动态观的基础上

中医学建立在中国传统哲学的基础上，讲求天人合一，天即为大自然，人生于大自然，适应自然环境，即是大自然的一部分，顺应自然规律，则不易生病，违背自然规律，必然容易患病。中国古人根据所观察到的现象，将大自然中的物质和能量的属性及其中的运动和转化规律，用阴阳、五行等学说加以阐述，从而应用于生产生活之中。人生于自然，亦是大自然中物质和能量转化的一部分，故而阴阳、五行等学说同样适用于养生和治疗疾病，成为中医学的理论基础。阴阳交泰，化生万物，阴阳不能独生，不可分割，对生命来说，阴阳和则生，阴阳离则死；人秉阴阳二气而生，感受自然界五行之气而化生五脏六腑、筋脉肉皮骨等，人体的各个部分之间遵循五行规律而相互联系、相互影响，结构上不可分割，功能上相互协调，构成统一的有机的整体。所以中医学重视人体的统一性和完整性，以及人体与自然界的关系，重视人体各个组成部分之间的联系和影响，注重从整体上分析疾病和治疗疾病。

如治疗过敏性鼻炎，病虽在鼻，却需整体分析，从脏腑入手。卫气不固者，与肺脾有关，可用玉屏风散益气固表；阳虚而畏寒甚者，当温阳固表，可依据情况而选理中汤、四逆汤、小青龙汤之类。又如体表脓肿，属局部病患，辨病即可，切开引流多可获愈，但仍应注意局部与整体的关系，有邪气内陷或走黄的可能。如若多发、反复脓肿，治好这个，长出那个，患者痛苦莫名，其病根必不在表而在里，需从整体调理，辨病与辨证相结合，痰湿盛者化痰湿，湿热毒盛者清热解毒祛湿，气血两虚、六淫邪气侵袭者当补益气血、扶正祛邪。所以整体观是中医学的核心思想，辨证也好，辨病也罢，均不可离开整体观念。

众所周知，辨证论治和整体观念是中医学的两个基本特点，但除此以外，动态观亦贯穿于中医学的理论及临床实践中。中医学认为疾病处于时刻变化之中，医者当动态分析疾病，注意疾病的发生、传变和转化，因势利导，顺势而为，随机应变。所谓"知常达变""未病先防、既病防变"，皆是动态观的体现。

医源于易，《易经》作为中国传统文化的根源，其核心思想即是变化，万事万物每时每刻均处于运动和变化之中，现代科学从微观和宏观上亦均已证

明组成宇宙的物质和能量时刻处于运动和转化之中。从治病的角度看，人体的状况、疾病的发展亦处于动态变化的过程中，故而分析和治疗疾病的过程中需要重视疾病的转化和人体正气的盛衰变化。《金匮要略》中"见肝之病，知肝传脾，当先实脾"之论述即是重视整体观和动态观的体现。如临床上治疗热病，应考虑到热病之后气阴两虚，而提前重视顾护气阴，或注意善后调理，使气阴恢复。

4. 辨证与辨病相结合的必要性和优势

中医的"证"，一般是指机体在疾病发展中的某一阶段或某一状态的病理概括，它包括了病变的部位、原因、性质及邪正关系，反映出疾病发展过程中某阶段的变化本质，因而它比症状更全面、更深刻、更正确地揭示疾病的全貌。但"证"仍具有一定的局限性，现代医学研究也证明，我们不应满足于"证"，因为辨"证"所依靠的信息来自望闻问切，而现代科学技术应用于临床，各种影像学、实验室检查结果所得出的"病"的证据，是对中医学望闻问切结果的补充。所以结合辨病，补充辨证的不足，显得尤为必要。

以黄疸为例，胆红素轻度升高时，肉眼看不出来，称为隐性黄疸，而不能说无病。对于黄疸，现代医学对于其发病机制已经研究得很明确，从病因学上大致可分为溶血性黄疸、肝细胞性黄疸、胆汁淤积性黄疸及先天性非溶血性黄疸四类。其中每一类又可由不同的疾病所导致，如肝细胞性黄疸，可见于病毒性肝炎、酒精性肝炎、肝硬化、肝癌、中毒性肝炎、钩端螺旋体病、败血症等。胆汁淤积性黄疸亦可由胆管结石、肿瘤、寄生虫病、胆管狭窄、水肿等导致。从颜色上来看，溶血性黄疸皮肤呈柠檬色；肝细胞性黄疸皮肤呈浅黄色或金黄色，可伴有皮肤黄染；胆汁淤积性黄疸皮肤呈暗黄、黄绿或绿褐色，并可有皮肤瘙痒、尿色深、粪便颜色变浅或呈白陶土色。而过去中医诊治黄疸，仅仅通过四诊辨证，辨阴黄、阳黄等，根本无法满足临床需要，这就需要结合现代医学检查手段，进一步获取病情资料，分析疾病，更准确地诊断疾病，指导治疗。根据现代医学的临床数据，在西医辨病的基础上，结合中医辨证论治，可明显提高临床疗效。

以癌症为例，现代医学认为，癌症是基因突变的结果，基因在复制的过程中，难免出现错误而发生变异，正常情况下发生基因突变的细胞会被人体免疫系统迅速识别和消灭，如果突变的发生超过了免疫系统的反应能力，就会发生癌症。人体功能的下降或外界环境的诱发，会导致细胞癌变的概率升高，免疫系统反应力下降，可能造成癌症的发生。所以在临床上，有些患者先表现出功能性的失调，而后才逐渐出现肿瘤病灶形成，其中又有癌前病变到癌变的过程。但某些恶性肿瘤患者，起初没有临床症状，无法通过四诊而明确诊断，当出现临床症状时，往往已经错过了最佳治疗时期。但我们却可通过影像学检查、实验室检查而进行更早的诊断，从而及时治疗，改善预后。

所以对于癌症，我们应该也采用辨证与辨病相结合的方法，指导治疗。未发生癌变而可能发生癌变的，或已发生癌前病变的，根据四诊辨证，调理患者体质，改善功能失调状态，阻止癌变的发生。对于已经发生癌变的患者，除了外科手术方法外，中药治疗上亦应在辨证论治的基础上，加用抗肿瘤药物，常可取得良好疗效，达到稳定病情，抑制肿瘤生长，甚至使肿瘤缩小，从而控制或改善症状，大幅度改善患者生活质量。

我在临床上治疗胃肠道疾病，如慢性胃炎、萎缩性胃炎及消化道溃疡、糜烂、肠化、不典型增生、息肉等，就习惯采用辨证与辨病相结合的方法，在辨证论治的基础上，结合胃肠镜检查报告、病理报告，"对病"下药，可有效改善患者临床症状，并可修复溃疡糜烂，逆转萎缩性胃炎，逆转肠化和不典型增生，防止病情进展。

由于历史原因，国人在枪炮战火和屈辱之中，遭受西方文化意识形态的植入，中国传统文化受到冲击，国民的文化自信受到打击。而现代科学知识的传播和科技的蓬勃发展，使大家接受了现代科学知识系统教育，有些人因而盲目地认为现代科学代表着先进，传统代表落后，而轻视甚至抛弃了传统文化教育。并且在微观辨病方面，西医确有所长，患者更容易接受，医学生更容易接受西医教育。在这种情况下，我们必须认识到，现代科技可运用于其他领域，同样也可以用于中医临床。此次新冠肺炎疫情，强力证明了中医学具有无可比拟的优势，所以我们应当清楚，中西医各有优势和不足，取长补短，方为良策。作为中医学传承人，我们应当奋发向上，学西医之所长，补中医之不足，扬中医之所长，借助现代科学技术武装自己，提高诊疗水平。

辨证与辨病各有优势和不足，所以如果片面强调辨病，丢掉辨证论治，则失掉了中医的灵魂；如果无视现代医学对病的研究，则中医临床疗效得不到提高，中医学术止步不前。"证""病"有机地结合，方可互为补充，提升中医学术水平，提高临床疗效，更好地为患者服务。

当然，我们也要注意"证""病"结合的方法和程度，不能偏颇。近些年来，有人提出了"微观辨证"的思路。所谓"微观辨证"，就是将以现代仪器设备检查得到的有关疾病的微观数据，融入中医学辨证的材料中，目的是使辨证更加细致、深入、准确。也就是说，在辨病后的辨证过程中，在辨析疾病临床表现（症状和体征）以确定证候的同时，也充分考虑在辨病过程中所检测到的微观数据，包括各种化验结果及 X 线、心电图、B 超、CT 和磁共振的检查结果，以及病理检查结果等。首先我们应该肯定，这种思路的出发点是好的，也是为一些人一直所主张的，使中医辨证更加规范化、具体化、现代化。毕竟中医也要"与时俱进"，也要发展。但是，中医和西医是两个完全不同的理论体系，来源于不同的社会文化，经历的是不同的发展轨道，采用的是不同的思维模式，在临床操作中，这些数字化、具象化的检查结果，有的对中医辨证确有帮助，而有的则毫无意义，甚至会干扰辨证结果。如不少医生见到冠心病就从瘀血论治，脱离了中医辨证论治，从而失治误治。如痰浊痹阻证，可有血瘀的表现，但血瘀为痰浊痹阻的结果，而非病因。当从痰浊切入治疗，豁痰利气，气血畅通则血瘀自消。因为中医学的辨证是根据患者的临床表现，而不是根据各种化验结果。将各种理化检查得出的结果作为症状和体征延伸、融入中医学的辨证材料中，对中医临床的辨证论治提供参考和借鉴，这是具有积极意义的，但我们绝对不能被其左右，更不能将其完全代替辨证论治。

要发扬中医学辨证论治的诊疗特色，提高中医学的临床诊疗水平，提高辨证的确切率，必须走辨证与辨病相结合的诊疗道路。先通过辨病思维来确诊疾病，对某一疾病的病因、病机和预后有一个总体的认识，再通过辨证思维，根据该病的临床表现和检查结果，来辨析该病目前处于病变的哪个阶段或者是哪一类型，从而确立该病目前的证候，然后根据证候确定治则治法和处方遣药。即通常所说的"先辨病，再辨证"，"以辨病为先，以辨证为主"的临床诊治原则才是比较稳妥可靠的。

二、治疗内伤杂病重视调理脾胃

内伤杂病是临床上常见的一类疑难病，其病因病机复杂多变，临床表现千奇百怪，牵涉多个部位和系统，病程漫长，缠绵难愈。内伤杂病虽病位不同，表现多样，但总不离以下几个方面的特点。

1. 多痰

内伤杂病的临床症状怪异奇特，如《杂病源流犀烛·痰饮源流》所说："火动则生，气滞则盛，风鼓则涌，变怪百端，故痰为诸病之源，怪病皆由痰成也。"

痰之生成，涉及外感、内伤各个方面，是多种致病因素所形成的病理产物。其内在因素主要是人体肺、脾、肾和三焦等脏腑功能失常，而脾为生痰之源，与脾的运化失常有直接关系。但另一方面，当因痰导致某一病症之后，则痰已成为一种病理因素，每与原始病因或其他同期病理产物合邪而致病。痰可随气上下，无处不到，既可阻于肺、蒙于心、蕴于脾、郁于肝、动于肾，亦可流注骨节经络，表现出不同的脏腑经络见症。

2. 多郁

郁有气郁、血郁、痰郁、火郁、湿郁、食郁之分，但在疑难杂症中以气郁最为常见，因"气为血之帅"，"气血冲和，万病不生。一有怫郁，诸病生焉"。郁与精神、心理因素密切相关。因脾在志为思，思则气结，久而成郁，思虑过度则伤心脾，故脾病多郁。

3. 多瘀

内伤杂病一般病程较长，迁延不愈，往往引起人体脏腑经络气血的瘀滞，也就是古代医家所说的"久病入络"。《素问·痹论》曰："病久入深，荣卫之行涩，经络时疏，故不通。"叶天士也说："大凡经主气，络主血，久病血瘀""初为气结在经，久则血伤入络"。皆因病久气血阴阳亏虚，无力鼓动血运，血滞于经；或久病气机逆乱，"气有一息之不运，则血有一息之不行"，气滞则瘀血易生。现代血液流变学也证实，久病患者，新陈代谢减退，血液黏度增高，血液循环减慢。

4. 多毒

"毒"的含义有三种：一是指温热病中的一些传染性、致病力强的外邪；二是指火热之邪，所谓"火盛者必有毒""温热成毒，毒即火邪也"；三是指疾病过程的病理产物，是诸多病邪的进一步发展，邪盛生毒，毒必兼邪。

5. 多虚

由于内伤杂病的病程较长，患者身体长期处于慢性消耗状态，气血逐渐亏虚，脏腑功能衰退，正气不足，营卫不固，导致一系列"虚"的表现，如气虚、血虚、阴虚、阳虚，甚至阴阳俱虚。

内伤杂病常由多种致病因素长期共同影响所致，给临床辨证论治造成相当多的困难和不确定性，有些医生容易被繁乱的表象所迷惑，纠结于治标还是治本，难以入手。面对种种难题，我们要去芜除杂，删繁就简，寻找疾病的根源和核心。

内伤杂病的核心是什么？是邪气盛而正气虚，机体、脏腑功能低下，这才是疾病的"本"。而机体脏腑的"本"是什么？是脾胃。

中医所指的脾胃，并不等于西医解剖学中的脾脏和胃。根据脏象学说，脾胃的功能主要是受纳、腐熟、消化、运化、输布等。"脾胃者，仓廪之官，五味出焉。"脾胃五行属土，位于中焦，共同承担着化生气血的重任，所以说脾胃同为"气血生化之源"，认为人体的气血是由脾胃将食物转化而来的；又说脾胃是"后天之本"，即人生存的根本。

人从出生之后的成长，长大以后的学习、工作、娱乐等都需要大量的能量，而这些能量都是要通过饮食而来，但是饮食必须要由脾、胃共同工作才能正常地转化为气血能量。脾的运化水谷精微功能旺盛，则机体的消化吸收功能才能健全，才能为化生精、气、血、津液提供足够的养料，才能使脏腑、经络、四肢百骸及筋肉皮毛等组织得到充分的营养，而进行正常的生理活动；

反之，若脾的运化水谷精微的功能减退，即称作脾失健运，则机体的消化、吸收功能即因之而失常，而出现腹胀、便溏、食欲不振，以至倦怠、消瘦和气血生化不足等病变。

运化水液，也称"运化水湿"，是指对水液的吸收、转输和布散作用，是脾主运化的一个组成部分。饮食物中营养物质的吸收，多属于液态物质，所谓运化水液的功能，即是对被吸收的水谷精微中多余水分，能及时地转输至肺和肾，通过肺、肾的气化功能，化为汗和尿排出体外。因此，脾的运化水液功能健旺，就能防止水液在体内发生不正常停滞，也就能防止湿、痰、饮等病理产物的生成。反之，脾的运化水液功能减退，必然导致水液在体内的停滞，而产生湿、痰、饮等病理产物，甚则导致水肿，即"诸湿肿满，皆属于脾"。

"脾以升为健"。脾的升清功能正常，水谷精微等营养物质才能吸收和正常输布，正如李东垣所强调的，脾气升发，则元气充沛，人体始有生生之机；同时，也由于脾气的升发，才能使机体内脏不致下垂。若脾气不能升清，则水谷不能运化，气血生化无源，可出现神疲乏力、头晕目眩、腹胀、泄泻等症，故《素问·阴阳应象大论》说："清气在下，则生飧泄。"脾气（中气）下陷，则可见久泄脱肛，甚或内脏下垂等病症。

脾有统摄血液在经脉之中流行，防止溢出脉外的功能。《难经·四十二难》说："脾……主裹血，温五脏。"这里的裹，即是指脾具有包裹血液，勿使外溢的功能，实际上也就是指脾有统血的功能。脾统血的主要机制，实际上是气的固摄作用。如沈目南在《金匮要略注》中说："五脏六腑之血，全赖脾气统摄。"脾之所以能统血，与脾为气血生化之源密切相关。脾的运化功能健旺，则气血充盈，气的固摄作用较健全，则血液不会溢出脉外而致出血；反之，脾的运化功能减退，则气血生化无源，气血虚亏，气的固摄功能减退，而导致出血。但是，由于脾主升清，脾气主升，所以在习惯上，多将便血、尿血、崩漏等称作脾不统血。

脾在志为思。思，即思考、思虑，是人体精神意识思维活动的一种状态。思，虽为脾之志，但亦与心主神明有关，故有"思出于心，而脾应之"之说。正常的思考问题，对机体的生理活动并无不良的影响，思虑过度、所思不遂等，就会影响机体的正常生理活动。其中最主要的是影响气的正常运动，导致气滞和气结，所以《素问·举痛论》说："思则心有所存，神有所归，正气留而不行，故气结矣。"从影响脏腑生理功能来说，最明显的是脾的运化功能，由于气结于中，影响了脾的升清，所以思虑过度常能导致不思饮食、脘腹胀闷、头晕目眩等症。

"脾主身之肌肉"，这是由于脾胃为气血生化之源，全身的肌肉都需要依靠脾胃所运化的水谷精微来营养，才能使肌肉发达丰满，臻于健壮。正如张志聪《素问集注·五脏生成篇》所说："脾……主运化水谷之精，以生养肌肉，故合肉。"因此，人体肌肉的壮实与否，与脾胃的运化功能相关。脾胃的运化功能障碍，可致肌肉瘦削，软弱无力，甚至痿弱不用。这也是《素问·痿论》所说"治痿独取阳明"的主要理论依据。

口腔是消化道的最上端，饮食口味等与脾运化功能有密切关系。口味的正常与否，全赖于脾胃的运化功能，也即是脾的升清与胃的降浊是否正常。脾胃健运，则口味正常，而增进食欲；若脾失健运，则可出现口淡无味、口甜、口腻、口苦等口味异常的感觉，从而影响食欲。

胃，又称胃脘，分上、中、下三部。胃的上部称上脘，包括贲门；胃的中部称中脘，即胃体的部位；胃的下部称下脘，包括幽门。胃的主要生理功能是受纳与腐熟水谷，胃以降为和。受纳，是接受和容纳的意思；腐熟，是饮食物经过胃的初步消化，形成食糜的意思。饮食入口，经过食管，容纳于胃，故称胃为"太仓""水谷之海"。机体的生理活动和气血津液的化生，都需要依靠饮食物的营养，故又称胃为"水谷气血之海"。如《灵枢·玉版》说："人之所受气者，谷也；谷之所注者，胃也；胃者，水谷气血之海也。"容纳于胃中的水谷，经过胃的腐熟后，下传于小肠，其精微经脾之运化而营养全身。所以，胃虽有受纳与腐熟水谷的功能，但必须和脾的运化功能配合，才能使水谷化为精微，以化生气血津液，供养全身。饮食营养和脾胃对饮食水谷的运化功能，对于维持机体的生命活动至关重要，所以《素问·平人气象论》说"人以水谷为本"；《素问·玉机真藏论》说："五脏者，皆禀气于胃；胃者，五脏之本也。"说明胃气之盛衰有无，关系到人体的生命活动及其存亡。李东垣在《脾胃论·脾胃虚实传变论》中说："元气之充足，皆由脾胃之气无所伤，而后能滋养元气。若胃气之本弱，饮食自倍，则脾胃之气既伤，而元气亦不能充，而诸病之所由生也。"临床上诊治疾病，亦十分重视胃气，常把"保胃气"作为重要的治疗原则。故《景岳全书·杂证谟·脾胃》说："凡欲察病者，必须先察胃气；凡欲治病者，必须常顾胃气。胃气无损，诸可无虑。"

胃为"水谷之海"，饮食物入胃，经胃的腐熟后，下行入小肠，进一步消化吸收，所以说胃主通降，以降为和。由于在脏象学说中，以脾升胃降来概括机体整个消化系统的生理功能，因此，胃的通降作用，还包括小肠将食物残渣下输于大肠及大肠传化糟粕的功能在内。胃的通降是降浊，降浊是受纳的前提条件。所以，胃失通降，不仅可影响食欲，而且会因浊气在上而发生口臭、脘腹胀闷或疼痛及大便秘结等症状。若胃气不仅失于通降，进而形成胃气上逆，则可出现嗳气酸腐、恶心、呕吐、呃逆等症。

脾与胃通过经脉相互络属而构成表里关系。胃主受纳，脾主运化，两者之间的关系是"脾为胃行其津液"，共同完成饮食物的消化吸收及其精微的输布，从而滋养全身，故称脾胃为"后天之本"。

脾主升，胃主降，相反相成。脾气升，则水谷之精微得以输布；胃气降，则水谷及其糟粕得以下行。故《临证指南医案》说："脾宜升则健，胃宜降则和。"胃属燥，脾属湿，胃喜润恶燥，脾喜燥恶湿，两脏燥湿相济，阴阳相合，方能完成饮食物的传化过程。故叶天士又说："太阴湿土得阳始运，阳明燥土得阴自安。"

由于脾胃在生理上的相互联系，因而在病理上也是相互影响的。如脾为湿困，运化失职，清气不升，即可影响胃的受纳与和降，可出现食少、呕吐、恶心、脘腹胀满等症；反之，若饮食失节，食滞胃脘，胃失和降，亦可影响脾的升清与运化，可出现腹胀、泄泻等症。《素问·阴阳应象大论》说："清气在下，则生飧泄；浊气在上，则生䐜胀。"这是对脾胃升降失常所致病证的病理及临床表现的概括。

脾胃属土，有长养万物之功，在人体生理功能中具有十分重要的作用。脾胃居中央，为诸脏腑之枢纽，脾胃有病，则影响肝、胆、心、肺、肾、膀胱等脏腑的正常功能，因此治病应以"胃气为本"。"得谷者昌，失谷者亡"，倘脾胃一败，则百药难施。唯有中央健，方能四旁如，因而凡遇疑难杂症久治不愈，在遍试各种治法均难以取效的情况下，应着重从调理脾胃入手。这就是"久病不愈从胃治，上下交损治其中"之理。

内科疑难杂症年深日久，或他脏病变影响于脾，或其产生的湿浊、痰饮等病理产物困滞于胃，或长期服药损伤胃气，或饮食劳倦、兼感外邪等，"内伤脾胃，百病由生"，使病机更趋复杂多变。当此之际，只有先调理脾胃，

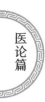

脾气健运则湿浊、痰饮等病理产物易化，余邪势孤力单则难再猖獗为患；胃气得开则气血生化有源，正气来复则自能克敌制胜，所以古人有称"调理脾胃者，医家之王道也"。正所谓"直取不应，迂回取胜"，在临床上往往屡试不爽，古往今来这类验案颇多。

　　脾胃为"后天之本"，在防病和养生方面也有着重要意义。如李东垣在《脾胃论·脾胃盛衰论》中说："百病皆由脾胃衰而生也。"故在日常生活中不仅要注意饮食营养，而且要善于保护脾胃。比如在患病时，针对病情进行忌口，用药时也要顾及脾胃，等等，都是脾胃为"后天之本"在防治疾病中的具体体现。

三、黄芪在临床治疗中的运用体会

黄芪，又称棉（绵）芪、人衔，是豆科多年生草本植物黄芪的根，作为药用迄今已经有 2 000 多年的历史，中医认为其味甘，性微温，归肺、脾经，有补气生血、益气升阳、补中健脾、固表止汗、托疮生肌、利水退肿等功效，被誉为"补气诸药之最"。

早在《神农本草经》中就将黄芪列为上品，谓其"主痈疽久败疮，排脓止痛，大风癞疾，五痔鼠瘘，补虚，小儿百病"，其后《名医别录》加以补充，言其"逐五脏间恶血，补丈夫虚损，五劳羸瘦，止渴，腹痛泄痢，益气，利阴气"。《日华子本草》认为本品"助气壮筋骨，长肉，补血"。金元张元素高度概括其作用有五：补诸虚不足，一也；益元气，二也；壮脾胃，三也；去肌热，四也；排脓止痛，活血生血，内托阴疽，为疮家圣药，五也。经历代医家使用，逐渐总结出本品的主要功效。

现代医学研究发现，黄芪还有增强机体免疫功能、保肝、利尿、抗衰老、抗应激、降压、强心、调节血糖、扩张血管、改善心肌供血的作用和广泛的抗菌作用。因此，黄芪的临床应用较为广泛。

根据本人长期临床经验，现对黄芪的实际应用总结如下。

1. 益气固表

对于表虚不固、经常自汗、身体虚弱、容易感冒的患者，以黄芪与防风等药配伍应用，具有显著的临床功效。据《本草纲目》所记录，黄芪具有泻邪火、益元气、实皮毛之功效，防风则具有祛风解表之功效，将黄芪与防风配伍联合，能够充分发挥健脾旺气、祛风固表之功效，达到标本兼治的目的。

李东垣认为，黄芪能补三焦又能实卫气。卫气者，温分肉而充皮肤，肥腠理而司开合。"实卫"就是"固表"，自汗一证，玉屏风散为疗效确切的名方。在实际临床中，遇到患者表虚不固，体寒怕冷，动则汗出不止，经常感冒，根据中医理论"虚则补之，实则泻之""热则寒之，寒则热之"，用玉屏风散为组方基础加味，常能收到满意疗效。老年发热者，多正气不足而表虚，无论外感或内伤，加用黄芪皆能退热，其原理也是因老年人正气虚弱，阳气不旺，易感外邪又难以驱散，而黄芪益气升阳，以助卫气逐邪，而热自退。

若遇患者身材瘦削，夜间自汗、骨蒸盗汗症状明显，兼有颧红唇赤、五心烦热、舌体瘦薄、舌尖红赤、脉细涩，证属阴虚者，可用当归六黄汤加减治疗：当归 15 g，黄芪 30 g，生地黄 15 g，熟地黄 15 g，黄芩 15 g，黄连 15 g，黄柏 15 g，山茱萸 15 g。方中黄芪的用量最大。因肾阴亏虚不能上济心火，则心火独亢，导致虚火藏伏于阴分，迫使阴液失守而盗汗。汗出过多而营虚，导致卫随之虚而不固，所以重用黄芪。在本方中，黄芪的作用有两个：一是补益阳气以固表；二是与当归、熟地黄配合以益气养血，固未定之阴，增强滋阴的效果，使营阴内守。

2. 生血补虚

黄芪不仅是补气之要药，而且能通过补气以生血、气旺以生血而收到补血之效。早在《日华子本草》中就提出本品能"补血"，《本草备要》中亦提及能"生血"，《本草逢原》谓其"能补五脏诸虚"，此既包括补五脏之气虚，又包括补五脏之血虚。从传统方药的使用来看，黄芪作为补血药的使用非常广泛，许多补血的方剂中均重用黄芪为主药，如《内外伤辨惑论》之当归补血汤，在《兰室秘藏》中又称为黄芪当归汤，黄芪用量均 5 倍于当归，且黄芪当归汤将黄芪之名冠于方剂之首，列于当归之前，这说明李东垣非常重视黄芪在此方剂中的地位。古方中亦有大量方剂以黄芪的补血功效来直接命名的方剂，如《辨证录》中黄芪补血汤，方中黄芪之量 2 倍于当归。用黄芪及以黄芪为主的复方治疗血虚诸症的方剂，古方中不胜枚举。

因有形之血生于无形之气，气属阳，血属阴，阳生阴长则气血化生。现代临床上也多用黄芪为主，配以补血之品，用于贫血症、白细胞减少症及肿瘤放疗、化疗所致白细胞减少症、慢性粒细胞减少症等的治疗。近年来，大量的实验研究结果，亦为黄芪的补血作用提供了充分的药理学基础依据。黄芪还能加速骨髓抑制后巨核系祖细胞增殖，增加贫血患者骨髓有核细胞数和血小板数，加速骨髓造血功能恢复，缩短其恢复至正常水平的时间。黄芪还可以激活单核 – 巨噬细胞和淋巴细胞，促进其分泌细胞因子；还可刺激骨髓基质细胞，如巨噬细胞、成纤维细胞、内皮细胞等，使之分泌的刺激因子增加，抑制因子减少，作用于体内造血因子调控网络，从而促进巨核系祖细胞增殖而改善巨核系造血。

另外，在《产科心法》一书中，将黄芪与当归二药组成的方剂称为"黄芪补血汤"，治疗产后体虚。方中黄芪作为君药，黄芪与当归用量之比为10：3，用治血虚诸症。在妇女产后的食疗中，也常用参芪大枣粥、当归黄芪乌鸡汤等，疗效确切。对于慢性功能性子宫出血（崩漏）证属气虚血脱患者，也可以用上法治疗。

对于妇女产后乳汁缺乏者，症见乳房不胀而乳汁少，用黄芪、当归、王不留行、路路通、丝瓜络等药组方，补其气血以充乳汁之源，通其乳腺以防瘀阻为患，常可收立竿见影之效。

对于妊娠胎动不安，我曾用黄芪配伍其他药物治疗，也取得了理想的疗效，方用：黄芪30 g，当归30 g，黄芩15 g，黄连10 g，竹茹10 g，苏梗10 g，法半夏10 g，生姜10 g，大枣5枚。

在治疗各种贫血疾病中，我常重用黄芪配合其他药物如当归、党参、熟地黄、鸡血藤、黄精、红景天、肉桂、五加皮等，疗效明显。

对于血小板减少性紫癜，也可以以黄芪为君药，配伍当归、龙眼肉、五味子、仙鹤草、鸡血藤、女贞子、墨旱莲、大枣、黑豆等药物组方治疗。

3. 活血化瘀

黄芪的活血行血作用，古人很早即有认识。南北朝时期的陶弘景，就在《名医别录》中明确提出本药能"逐五脏间恶血"，张元素言其能"活血生血"，《本草逢原》认为"能调血脉"。将黄芪用于血瘀证治疗的古方为数不少，如《百一选方》中的蠲痹汤，黄芪与羌活、当归、姜黄等药同用，治风寒湿痹之血脉痹阻者；《医林改错》中补阳还五汤，黄芪与当归、川芎、地龙等品同用，治痹证或中风后遗症因气虚血滞、肌肤筋脉失养所致，症见肌肤麻木或半身不遂者；《圣济总录》中黄芪散，黄芪与续断、当归等药同用，治骨折筋伤、瘀滞肿痛等。黄芪虽然不能直接活血化瘀，但"气为血之帅"，有了黄芪的推动作用，血液才能获得动力，从而濡养四肢百骸。近年来，临床上将黄芪及其不同制剂广泛用于冠心病、动脉血栓、肺栓塞、脑血栓、脑梗死等多种血脉瘀滞者，可明显缓解心绞痛，改善左心收缩功能，使左心排血量显著升高，心肌耗氧量下降。

4. 升阳举陷

重用黄芪以升陷，治疗脏器下垂（如胃下垂、子宫下垂、脱肛、肾下垂等）、重症肌无力、肌肉痿软、呼吸困难、眩晕等病属气虚下陷者，其疗效已得到临床肯定。

如治疗胃黏膜下垂，用四君子汤加大剂量黄芪补气升提，再配小剂量枳壳理气降逆，有反佐之意。因胃属腑主受纳，胃气以降为顺，虽然黏膜下垂需升，但胃气仍需通降，两药一升一降，升多降少，调理脾胃气机，以促进胃黏膜复原。又如治疗脱肛，王清任的黄芪防风汤就很有特点，且疗效肯定。方用黄芪 120 g，防风 9 g，防风分量宜少不宜多。对于中气下陷诸病，如子宫脱垂等，用补中益气汤加枳壳疗效更佳，方中黄芪仍然起着重要作用。因胞宫冲任所系，全赖阴血所养，气得血养，血得气行，气血充和，冲任得调，所系之胞宫则能复其原位。若能配合针灸，加强冲任之调理，则取效更捷。

另外，治疗重症肌无力，仍宜重用黄芪为主药。重症肌无力证候较复杂，除眼睑下垂外，可有复视、吞咽困难、发音不清、四肢无力，重者呼吸困难，大气下陷，危及生命。该病的最大特点是肌肉无力，而脾主肌肉，故此系脾胃气虚之证，并由虚至损，且与五脏相关，治疗上应紧抓脾胃虚损这一病理中心环节，重用黄芪以补气升陷，同时针对兼夹之证调理五脏，重补脾胃，以运四旁，促病痊愈。

5. 调节血压

临床发现，黄芪对血压有双向调节作用。大剂量可降压，小剂量可升压。如高血压脑出血患者后遗症期，运用补阳还五汤，黄芪至少要用 30 g，常常有患者反映服药后血压较前明显平稳，久服之后，可明显减少降压药的种类和用量。高血压病，肝阳上亢者居多，临床上多使用平肝潜阳、降逆熄风之品，但亦有不效者，因为血压升高并不完全是肝阳上亢造成的。血压之所以升高，只是身体为了适应内、外变化而自我调节的其中一个信息反馈，是内脏阴阳失调的某一项结果而不是原因。当然，高血压经久不愈，肯定会进一步影响心、脑、肾等脏器的功能，引起一些相应的疾病，但是如果把高血压作为辨证诊断的依据，作为治疗的对象，千方百计地寻找降压的药物，就失之偏颇了。血压升高并不纯粹是消极的病因，就像感冒引起的发热一样，是机体对外界刺激或者说致病因素所产生的应激性代偿反应，不应当是唯一的或者说是主要压制对象，而应被看作是治疗的服务对象和依靠对象。若改善血流供求关系，因势利导，则不会再有高血压反应的持续激发。这就是治疗"气虚型"高血压重用黄芪的原因，即调节脏腑阴阳平衡，改善重要器官血流供求矛盾，缓解血管紧张程度，从而达到降压的效果。所以，对于气虚而有痰浊血压升高者，我常遵邓铁涛之意，用大剂量黄芪（一般 30 ~ 60 g）配伍温胆汤或天麻钩藤饮等方化裁治疗，降压效果比较理想。不过，黄芪虽说重用可以降压，但其毕竟是益气升阳之品，这一点不可不加以重视，如果确属肝阳上亢或内有实热之高血压而用大剂量黄芪妄图降压，则犯了"实实之戒"，后果不堪设想！

而医学文献中，不少医者在升压类验方中提到了黄芪。而黄芪用于治疗低血压时，用量一般较小，我使用时习惯上不超过 15 g，主要取其升提作用，有点化之功。另外，临床上单纯性血压偏低的患者，多有肺脾两虚之表现，如体瘦力弱、饮食量小、不耐劳、不耐寒暑、皮肤血色不足、手脚凉、易出汗、易患冻疮等，稍有运动则汗出气短，若是女性则可能伴有月经量少、延期等，而黄芪可补肺脾、升清阳，有效改善症状。

6. 治疗消渴

现代中医认为，糖尿病属于"消渴"范畴，主要是由于肺、脾、肾三脏的精气血衰所引起的胰岛分泌及排放功能失调所导致的疾病，不仅对患者的日常生活质量造成影响，若得不到及时治疗，还易诱发多器官及周围组织的损害。据名老中医祝谌予先生治疗本病经验及临床研究资料显示，采用黄芪与人参、山药、玄参、苍术、沙参、葛根、天花粉、玉竹、五味子等药配伍应用，在治疗糖尿病方面具有显著的临床疗效，能够修复胰岛 β 细胞的功能，促进胰岛素分泌，同时可增加患者体内 C 肽含量，达到治愈糖尿病的目的。此外，在临床常用的降糖方剂中加入黄芪，能明显增强疗效，改善患者的生存质量。

7. 托毒生肌

《本草汇言》指出，痈疡久治不愈且复发率较高主要与机体气虚有着密切的相关性，对患者的身心健康造成了较大的影响。大量研究结果显示，黄芪具有生肌肉与托脓毒之功效，在治疗痈疡方面具有突出的临床疗效，而临床上为了进一步提升该病症的治愈率，常将其与金银花进行配伍应用，目的是用具有解毒功效的金银花配合具有生肌补气功效的黄芪，从而起到标本兼治的功用。黄芪疗虚，金银花治实，将黄芪与金银花配伍应用能够起到益气解毒之功效，因此，其可针对不同程度的疮疡痈疽发挥显著的临床功用。另外，黄芪不仅能够明显增加患者机体内血白细胞与多核白细胞的含量，同时还可有效改善及促进中性粒细胞的杀菌功能，增强免疫系统功能，从而提升机体对细菌及病毒的抵抗力。

我曾会诊一患者，腹部肿瘤摘除之后，伤口久不愈合，不断渗液，一天要换多次纱布。用补益气血之剂重用黄芪 30 g 后渗液减少，不到半月而伤口愈合，此黄芪内托之功也。又如一老年女性患化脓性乳腺炎，用抗菌药治疗后，仍长期不愈，采用清热解毒类方药加用黄芪，15 天痊愈。

8. 益气强心

冠心病作为临床上发病率较高的心血管疾病，不仅对患者的身心健康造成一定的影响，若得不到及时的治疗，还易发展成为心绞痛、心肌梗死、心力衰竭等多种疾病，严重时可导致患者死亡。现代中医认为，冠心病属于中医学"胸痹""心痛"范畴，其主要发病机制为机体长期气虚血瘀而诱发粥样硬化斑块形成，从而造成血流受阻、微循环障碍等病理改变。因此，在治疗该病的过程中，应将扩张血管、改善血流量作为治疗关键。临床研究显示，将黄芪应用于冠心病患者可充分发挥其强心功效，增加心排血量，达到扩张冠状动脉、改善微循环血流量的目的。但是若无明显气虚表现者应慎用。

9. 化瘀保肝

黄芪与鸡血藤配伍，对于肝炎或肝纤维化的治疗与预防可起到显著的临床疗效。现代中医指出，患者出现肝纤维化主要与肝血瘀阻具有密切的关系。患者机体出现了肝血瘀阻，造成肝纤维化组织的增生与病变，从而引发不同类型的肝脏疾病。黄芪有利水消肿、补中益气之功效，进入机体内可充分发挥其免疫调节与抗凝调脂的作用，若在此基础上配合具有补血养血功效的鸡血藤，能够改善血液循环，缓解与修复各缺血组织与器官的缺血乏氧状态，效果更加显著。

10. 催生下胎

张锡纯认为，黄芪升补，尤善治流产崩带，但重用黄芪可下死胎。死胎之于母体，已转变为致病之邪，病属实证。用王清任治难产之加味开骨散，重用黄芪 120 g，外加针灸，常一剂而死胎产下。开骨散是以宋代龟甲汤加川芎而成，明代又名加味芎归汤，此方重用当归、川芎以行血，龟板潜降，血余炭引经而止血，多用以治难产。王清任认为，本方治难产或有效或无效，缘于医者只着重于养血活血忽视补气行气，故主张在开骨散的基础上，重用黄芪以补气行气，使本方更臻完善。傅青主指出："既知儿死腹中，不能用药以降之，危道也；若用霸道以泄之，亦危道也。盖生产至六七日矣，其母之气必甚困乏，乌能胜霸道之治？如用霸道以强逐其死子，恐死子下而母亦立亡矣！必须仍补其母，使母之气血旺，而死子自下也。"实践证明，傅氏这一论点是正确的，重用黄芪可下死胎，这是寓攻于补之法。

11. 治疗神经性皮炎

对神经性皮炎，有报道用黄芪为主药，配伍当归、党参、山药、莲子、薏苡仁、荆芥、蛇床子、牛蒡子、地肤子、蝉蜕、甘草等，有皮损者加生地黄、紫花地丁、黄柏，水煎内服，并用热药渣涂擦患处，疗效明显。

12. 治疗肾炎水肿

慢性肾炎引起的水肿，若证属脾肾气虚，常以黄芪与党参、白术、茯苓、防己同用，可补肺健脾，利水消肿。

13. 治疗脾胃疾病

对于中医辨证为脾胃虚弱、中气不足的胃炎、胃溃疡等病，用黄芪建中汤治疗，据临床观察，疗效还是比较理想的。

总之，黄芪作为补中益气、升阳举陷、益卫固表、利尿、托毒生肌的常用药，在临床实际工作中，根据辨证论治，用不同剂量的黄芪分别与不同药物配伍，治疗许多疾病均可收到满意的效果。但黄芪毕竟是药物而非粮食，用之对证则能屡起沉疴，用之不当则会贻害无穷。我年轻时曾治一例老年发热患者，由于经验不足，对于发热病证分型论治认识不够深入，被患者的表象症状所迷惑，误认为年老发热，必定是中气不足、表虚不固，投以补中益气汤，一剂而热愈盛，患者出现头痛欲裂、胸闷气喘，进而谵妄，后经及时改用清降醒脑之法而获愈。

对于使用黄芪的指征，应该是患者虚证明显，舌淡胖有齿印，脉虚大或寸部弱，再参察有否其他气虚之证候，便可考虑使用。至于用量之多寡，则要时时留意证候之变化，灵活斟酌而用，"医者意也"，切忌墨守成规，生搬硬套，犯"虚虚实实"之戒。

医

案

篇

一、内科疾病

‹ 发　热 ›

1. 外感发热

例1　张某，男，30岁，河南省许昌地区（现许昌市）某公司司机，于1984年11月28日就诊。

主诉：高热、恶寒15天。

现病史：患者半月前患"感冒"，发热（39～40℃）恶寒，畏风，曾在其他医院服用退热西药并用抗生素输液，屡治无效。近几天病情加重，自觉寒冷，头痛无汗，腹胀呃逆，大便3日未解，卧床不起，深夜邀余诊治。

检查：患者体温40℃，舌质红，苔薄黄，脉浮滑数。

辨证：伤寒误治，外邪入里，热结于腑之表里同病。

治法：表里双解，攻内攘外。

方药：（大柴胡汤加减）柴胡15 g，黄芩12 g，白芍12 g，金银花30 g，连翘15 g，枳实10 g，大黄10 g，清半夏10 g，生姜3片，大枣3枚。水煎服，2剂。

服药当晚热退，2剂服完，诸症已除，病获痊愈。

【按语】该病例患者正值青年，身体壮实，感受风寒后本应很快病愈，但因前医误诊误治，导致病邪不但没有被驱逐出体外，反而由表及里，病势加重。本方采用柴胡清解热表，黄芩、金银花、连翘清热解毒，枳实、大黄攻里去结、通腑泻热，白芍敛阴养脾，清半夏降逆化痰消胀，生姜利水，大枣护胃。诸药共奏表里双解、清热逐邪之功。

例 2 郭某，男，40 岁，许昌县（现许昌市建安区）农民，于 1977 年 12 月 13 日就诊。

主诉：发热、恶寒 3 天。

现病史：患者身体壮实，前天劳累午休后感觉憎寒、鼻塞，当晚发热、恶寒，头及全身疼痛，无汗。在当地卫生院就诊，服止痛退热药，初服症状稍减，未几发热、身痛等症状加重，遂来我院门诊就医。

检查：患者声音重浊，偶尔咳嗽，体温 39.2 ℃，舌质淡红，苔薄白，脉浮紧而数。

辨证：风寒外袭，闭阻于表，卫阳被遏，肺气失宣。

治法：辛温解表，疏风散寒。

方药：（荆防败毒散加减）荆芥 15 g，防风 15 g，羌活 12 g，独活 12 g，茯苓 15 g，川芎 12 g，柴胡 15 g，前胡 10 g，桔梗 10 g，枳壳 10 g，薄荷 10 g，甘草 10 g，生姜 5 片。水煎服，2 剂。

二诊：服 1 剂后汗出热退，诸症悉除。予杏苏散 2 剂继服以善后。

【按语】本病例属伤寒太阳表证初起，寒袭于表，故发热、头痛、身痛、恶寒；卫气失宣，故无汗；外寒内热，故脉浮紧而数。方中荆芥、防风祛风散邪；羌活、独活辛温发散，祛除全身上下之风寒湿邪，通利关节而止痛；柴胡解肌退热；川芎活血祛风、宣痹止痛；枳壳降气，桔梗开肺；前胡祛痰，茯苓渗湿；生姜、薄荷发散风水；甘草和中调药，兼助益气。全方寓补于散，内外并调，祛邪而不伤正，为表里双解之主要方剂。

例 3 汪某，女，61 岁，许昌县（现许昌市建安区）农民，于 1986 年 5 月 29 日就诊。

主诉：高热、恶寒、头痛 8 天。

现病史：8 天前突发高热、恶寒、无汗、头痛，在当地诊所多次用退热西药治疗，汗出，热稍减，但每天午后仍旧发热。近 4 天来口唇红肿焮痛，唇周起水疱，兼口苦咽干，心烦不眠，小便黄赤，大便不通，遂来我院就诊。

检查：体温 39 ℃，口唇红肿，烦躁不安，舌质红，苔黄燥，脉数。

辨证：三焦火盛。

治法：清热解毒。

方药：（黄连解毒汤加减）黄连 15 g，黄芩 15 g，黄柏 10 g，栀子 15 g，大黄10 g，玄参15 g，竹叶10 g，芦根30 g。水煎服，3剂。

二诊：体温降至正常，二便通畅，烦躁、唇肿等症减轻。原方去大黄，加麦冬15 g，继服2剂而愈。

【按语】本病例外邪或风寒之因不显，而是一派内热炽盛之象，"热因寒治"，故用"三黄"加栀子，以苦寒勇猛之力直折三焦火势；大黄通腑泻热，引导热邪从大便而出；竹叶清心除烦，引导热邪从小便而出；玄参清血分阴分之热；火热伤津，以芦根生津止渴，固护津液以存胃气。

例4 沈某，女，44岁，许昌市人，于2016年2月15日就诊。

主诉：发热、恶寒、咳嗽3天。

现病史：该患者3天来畏寒怕冷，无汗项背强，流涕如清水，咽痒痛，咳嗽痰多，伴胸闷，动则气短，胃饱闷，纳少，大便略干。服双黄连口服液、罗红霉素、银翘片等无效，故来我院诊治。

检查：体温39.2 ℃，舌质淡红，苔薄白，咽微红，脉浮紧。

辨证：外感风寒。

治法：辛温解表，疏风散寒。

方药：（葛根汤加减）葛根15 g，麻黄10 g，桂枝10 g，白芍15 g，炙甘草10 g，生姜2片，大枣3枚。水煎服，3剂。

二诊：服上方2剂后，畏寒症状消除，其他症状也有减轻。服完3剂，全身舒适，但还有些咳嗽，头痛，脘胀，鼻涕黄脓，五官科检查后认为此属感冒引起鼻窦炎复发。舌体略胖，舌苔正常，脉沉弦。上方加苍耳子10 g，辛夷（包煎）10 g，桔梗10 g，继服5剂。

三诊：流涕较畅，涕液亦减少，咳嗽消除。嘱其改服千柏鼻炎片以治疗鼻炎。

【按语】《伤寒论》云："太阳病，项背强几几，无汗恶风，葛根汤主之。"葛根汤主治伤寒表实兼太阳经输不利证，本病例患者发热、恶寒、脉浮紧，属典型的伤寒表实证，项背强为经输不利的表现，故本例属于典型的葛根汤证，用之可发散表寒，生津舒筋，则诸症自已。

葛根汤作为临床常用的一张有效抗感冒的方子，现代医学研究证实，其确实具有抗流感病毒、解热、免疫调节等作用。

2. 老年发热

例1 杨某，男，62岁，漯河市舞阳县农民，于1981年11月20日就诊。

主诉：低热、咳嗽7天。

现病史：患者于7天前乘车途中感受风寒，当天即发热、怕风，夜间醒后自汗。翌日午后病情加重，赴某医院诊治。体温38 ℃，血常规示白细胞12.0×10⁹/L，X线胸片显示两肺有阴影。用青霉素和链霉素治疗3天后，白细胞升至16.0×10⁹/L，此药又用3天白细胞升至18.0×10⁹/L，最后升至22.0×10⁹/L，症状加重，故邀余诊治。

检查：患者血常规示白细胞22.0×10⁹/L，体温38 ℃，舌质淡红，苔薄白，脉浮缓无力。

辨证：年老体虚，卫气不固，营卫失和之太阳表虚证。

方药：（黄芪桂枝汤加减）黄芪30 g，鱼腥草30 g，生姜10 g，桂枝15 g，白芍12 g，炙甘草10 g，大枣5枚。水煎服，3剂。

二诊：发热、恶寒已解，血常规示白细胞已降至8.4×10⁹/L，仍自汗，舌苔薄白而润，脉虚大。表证已解，卫气尚虚，上方加煅牡蛎30 g，浮小麦30 g，继服3剂而痊愈。

【按语】本病例患者外邪不重，但年老体弱，卫气不固，营卫失和，抵抗力下降，正气不能制邪，所以才导致发热诸症缠绵不愈。方中重用黄芪以益气、升阳、扶正，提高机体免疫力；因肺部有感染，故用鱼腥草清热宣肺，辨证与辨病相结合；桂枝解肌散风以调理卫气；白芍敛阴以调和营血；炙甘草和中益气；生姜祛风散寒止呕；大枣养脾益阴。营卫和、风邪去，则发热、畏寒、自汗等症也就自然消除。

例2 张某，男，83岁，许昌县（现许昌市建安区）农民，于1983年11月20日就诊。

主诉：发热、咳嗽5天。

现病史：患者原有咳喘宿疾，5天前因感受风寒继而发热，体温在38～40 ℃，每日中午开始发热，至傍晚始降，黎明自汗，咳嗽，吐白色黏稠痰，胸闷气短，稍微劳累体温即上升。曾用抗生素和祛痰止咳药治疗，效果欠佳。

检查：舌质淡红，苔白腻，脉浮数无根。

辨证：中气不足，阳虚挟饮。

治法：益气升阳兼化痰饮。

方药：（补中益气汤加减）黄芪30g，白术20g，陈皮15g，升麻6g，柴胡15g，当归15g，党参15g，清半夏10g，干姜10g，炙甘草10g。水煎服，2剂。

二诊：服完1剂热已退，自汗止，仍咳嗽吐痰。改服小青龙汤加减以温化寒饮。

处方：炙麻黄10g，炒白芍12g，清半夏10g，干姜10g，桂枝10g，细辛6g，五味子10g，橘红12g，党参15g，炙甘草10g。3剂。

三诊：咳嗽次数减少，上方去桂枝，继服5剂而愈。

【按语】本病例患者年老体弱，加之素有咳喘宿疾，正气不足，卫气不固，稍感风寒之邪，即发热难退。中午阳气充而热盛，夜晚阴气至而热缓，说明体内热邪羁留，感阳而动；稍微劳累即发热，说明正气虚衰，劳累后正气消则邪气长。故在治疗上，重用黄芪补肺气以固表；党参、炙甘草补脾和中而清虚热；白术健脾；当归补血；陈皮理气和胃，使诸药补而不滞，柴胡、升麻升腾清阳；干姜散寒助阳；清半夏化痰降逆以止咳。全方补中益气，鼓舞机体正气，以抵御外邪，不退热而热自退，即是李东垣"甘温除大热"之法的具体运用。后用小青龙汤发汗解表、祛风散寒、温化水饮，从而治疗咳喘等证候。

例3　李某，女，80岁，许昌市某医院职工家属，于2005年4月10日就诊。

主诉：发热、咳嗽、自汗20余天。

现病史：患者初因感冒发热，经住院用抗生素输液治疗，病情不减且日渐加重，体温在39～40℃，采用物理降温稍减，每天上午症状较轻，下午加重。胸透检查肺部无异常，血常规检查白细胞$18.0 \times 10^9 / L$。故邀余诊治。

检查：舌质淡红，苔黄腻，脉浮数无力。

辨证：正气不足，外感风邪，热扰于肺。

治法：益气固表，清热润肺。

方药:(玉屏风散加减)黄芪 30 g,白术 15 g,防风 10 g,连翘 15 g,金银花 30 g,桑白皮 15 g,前胡 15 g,杏仁 10 g,黄芩 15 g,鱼腥草 30 g,甘草 10 g。水煎服,3 剂。

二诊:服 1 剂后热减,2 剂后热退身凉,咳嗽症状消失,唯仍有自汗。上方去金银花、连翘,加党参 30 g,麦冬 15 g,五味子 10 g,继服 3 剂而愈。

【按语】本病例患者年迈体弱,正气不足。气虚则卫阳不固,营阴不守,故经常感冒。治病必求于本,感冒虽是小病,然仅仅对症治疗是不行的。柯韵伯曾说:"邪之所凑,其气必虚。故治风者,不患无以驱之,而患无以御之;不畏风之不去,而畏风之复来。何则?发散太过,玄府不闭故也。昧者不知托里固表之法,遍试风药以驱之,去者自去,来者自来,邪气留连,终无解期矣。"本例用辛凉解表平剂之银翘散主药金银花、连翘疏散风热、透邪外出;配以黄芩、桑白皮以清泻肺热,鱼腥草清热解毒、消痈排脓,可防止热蕴成毒;前胡、杏仁宣降肺气、止咳化痰;同时用玉屏风散益气固表止汗,坚其腠理,特别是方中黄芪甘温,内补脾肺之气,外固营卫之阳,现代医学研究证实,其确有调节机体免疫力、增强机体抗病能力的明显作用,被称作"中药中的丙种球蛋白";甘草甘缓和中。全方补中有疏,散中寓补,性质温和,尤其适合老年人外感发热之证。

3. 长期低热

例 1 常某,男,48 岁,许昌县(现许昌市建安区)农民,于 1993 年 7 月 5 日就诊。

主诉:长期低热,午后加重 2 个月余。

现病史:患者于 2 个月前感冒后治疗不彻底,体温经常徘徊在 38 ℃左右,尤以午后明显,倦怠乏力,五心烦热,骨蒸自汗,不思饮食。辗转几个医院采用中西药治疗,不见好转,遂来我院诊治。

检查:舌质红,苔薄白,脉沉细无力。

辨证:风邪入里,化热伤阴,煎熬津液,日久成劳。

治法:养阴清热。

方药:(秦艽鳖甲散加减)秦艽 10 g,鳖甲 20 g,地骨皮 15 g,青蒿 15 g,柴胡 30 g,当归 15 g,知母 12 g,乌梅 10 g,黄芪 15 g。水煎服,3 剂。

二诊:体温降至正常,自汗减少,但仍倦怠乏力,食欲不振。证属热邪已除，正气未复。生脉散加黄芪 30 g，鸡内金 15 g，炒麦芽 30 g，炙甘草 10 g，继服 3 剂，以资巩固。

【按语】本病例患者本为外感伤寒之小病，因误治或者治疗不够及时、不够彻底，导致病邪由外入内，留滞于脏腑筋膜之间，郁而化热，煎熬津液，津液少则阴虚，不能制阳，所以表现为发热等阳性证候，但实则阳气并不过盛，乃系阴液减少之故。因此方用鳖甲、知母滋阴清热；当归补血活血；地骨皮、青蒿除骨蒸、止盗汗；秦艽、柴胡祛风外出；乌梅酸涩，能引诸药入骨，敛热止汗；黄芪益气固表，提高患者机体免疫力，促进其尽快康复。

例 2 陈某，男，30 岁，许昌县（现许昌市建安区）农民，于 1993 年 7 月 14 日就诊。

主诉：持续发热半月。

现病史：患者持续发热不退，在当地诊所按感冒治疗无效，体温不降反升，住院后用大量抗生素输液，肌内注射复方氨基比林，发热症状仍然不退，头脑昏沉，口干咽燥，腹部胀满，大便溏，日行 1 次。邀余会诊。

检查：体温 39 ℃，舌红，苔黄腻，脉滑数无力。

辨证：表邪未解，稽留阳明。

治法：清里解表。

方药：（葛根黄芩黄连汤加减）葛根 30 g，黄芩 15 g，黄连 10 g，金银花 30 g，连翘 15 g，甘草 10 g。水煎服，2 剂。

服药当晚热退，尽剂后大便正常，病获痊愈。

【按语】本案例外感之邪未解，迁延导致热邪稽留阳明，故发热、腹胀，便溏下利，"见微知著"，为葛根黄芩黄连汤证无疑。葛根既能清热又能升发脾胃之气，黄芩、黄连清热燥湿，又加金银花、连翘增强解表清热之力，甘草甘缓和中，表邪得解，里热得清，则病获痊愈。

例 3 马某，女，33 岁，许昌县（现许昌市建安区）农民，于 1993 年 8 月 7 日就诊。

主诉：发热、恶寒、头痛 2 个月余。

现病史：该患者麦收前出现发热，体温 38 ～ 40 ℃，伴寒热往来、头痛、自汗，用西药治疗暂时好转，药力过后复又发热如故，血常规、胸透、腹部脏器 B 超检查皆正常，二便自调。

检查：舌质淡红，苔薄白，舌面有裂纹，脉滑数。

辨证：气阴两虚，热郁少阳。

治法：养阴清热，和解少阳。

方药：（生脉散合小柴胡汤加减）党参 30 g，麦冬 20 g，五味子 10 g，青蒿 15 g，柴胡 20 g，葛根 30 g，黄芩 15 g，白芍 15 g，连翘 15 g，金银花 15 g，桔梗 10 g，菊花 15 g，生石膏 30 g，甘草 10 g。水煎服，2 剂。

尽剂后热退，诸症悉除，病获痊愈。

【按语】本病例证属正虚邪恋之候，表邪未解而正气已伤，营阴虚，卫气不固，此时攻邪则正愈伤，扶正则邪愈盛，只能调解表里，在祛邪的同时益气养阴，攻补兼顾，才能收功。小柴胡汤透邪清里、调和营卫，善于祛除半表半里之邪，有祛邪扶正之力；而生脉散补气养阴，保肺复脉，呵护正气。两方共同作用，使邪去身安，正气自复。

例 4 梁某，男，48 岁，许昌市某单位干部，于 2009 年 7 月 1 日就诊。

主诉：反复发热不退 1 年余。

现病史：患者 1 年多来经常不明原因发热，时高时低（体温 37.8 ～ 40 ℃），在几家大型医院经各项检查均无异常发现，中西药治疗无效。赴郑州某省级医院请专家会诊，亦未找到确切病因，最后诊断为"自主神经紊乱"。患者及其家属对诊断结果不满意，遂返回许昌，来我院诊治。

检查：患者自汗，少气懒言，语声低微，自诉头痛、心烦、畏寒，大便干燥。舌质红，苔薄白，脉濡数。

辨证：气虚发热，营卫不固。

治法：益气养阴。

方药：（补中益气汤合秦艽鳖甲散加减）黄芪 30 g，白术 15 g，防风 10 g，陈皮 10 g，柴胡 20 g，升麻 10 g，党参 30 g，当归 30 g，炙甘草 10 g，地骨皮 20 g，知母 15 g，秦艽 15 g，鳖甲 30 g，青蒿 30 g。水煎服，5 剂。

二诊：热退，大便正常，头痛消失，药已中的。守方继服 5 剂，以资巩固。

【按语】患者长期低热不退，证属表邪传里，变生内热，煎熬津液，耗散气血，日久成劳，身体衰弱，以本虚为主，发热为表虚之假象。此时若一味用苦寒之药清热，则正气愈虚，热暂退辄复起；若仅益气，则虚不受补，浮阳上越，热势更著。故治疗上应补气与养阴并用。方用补中益气汤补肺气以固表，和中焦而清热，少加防风之发表药，有益气解表、扶正祛邪之功。鳖甲、知母滋阴；当归补血和血；地骨皮除骨蒸、止自汗；青蒿苦寒、入肝经，走血而能清热凉血，其气芳香，走肌表而透邪外出，与鳖甲合用，有入阴分而出阳分以达养阴退热之妙；秦艽、柴胡祛风外出。全方以补为主，补中有泻，收中有散，升阳益气与滋阴清热并重，故疗效显著。

例5 刘某，男，47岁，许昌火车站职工，于1994年10月2日就诊。

主诉：发热、右胁痛2个月余。

现病史：患者因发热、右肝区疼痛，在郑州某医院住院，经各项检查，诊断为酒精中毒性肝硬化、胆结石、胆囊炎、胆管阻塞。经住院治疗2个月后，高热暂退，出院返回许昌的第二天，体温又迅速升至39～41℃，邀余诊治。

检查：诸症同前，右胁疼痛难忍，面部及巩膜黄染，不渴。舌质红，苔黄腻，脉弦滑数。

辨证：肝胆湿热。

治法：清肝利胆，清热祛湿。

方药：柴胡30 g，白芍20 g，黄芩15 g，茵陈30 g，金钱草30 g，郁金20 g，青蒿15 g，连翘20 g，金银花30 g，三棱15 g，莪术15 g，甘草10 g。水煎服，3剂。

二诊：服1剂后体温降至37℃，3剂服完体温正常，胁痛减轻。改用清肝利胆、活血化瘀、软坚散结之法治疗肝硬化及胆结石等症。

【按语】肝硬化发热的原因，应该是受损坏死的肝组织在被机体吸收过程中其蛋白产物或内毒素进入血液，产生了变态反应，并影响了体温调节中枢，甚至还会引起菌血症、败血症等危重病症。方中既有柴胡、白芍、黄芩、茵陈、金钱草、郁金、青蒿等清肝利胆、清热解毒的药物，又有三棱、莪术活血化瘀、软坚散结，标本兼治，所以能快速退热，并能减轻肝硬化等病的症状。

例6 焦某，男，44岁，许昌县（现许昌市建安区）农民，于1982年3月6日就诊。

主诉：高热、恶寒半月。

现病史：半月前不明原因发热、恶寒、腹胀、便秘。在某医院按感冒治疗不效，迁延不愈，遂来我院就诊。

检查：患者体温39℃，口唇干燥，面红目赤，烦躁不宁，腹壁坚硬，腹满拒按。舌质红，苔焦黄而起芒刺，脉弦滑数。

辨证：燥热津伤，热结于腑。

治法：通腑泻热，急下存阴。

方药：（大承气汤加减）大黄15 g，枳实15 g，芒硝10 g（冲服），厚朴15 g，生地黄15 g。水煎服，1剂。

二诊：服药后泻下团块状干粪，诸症缓解。上方去厚朴，加玄参25 g，麦冬15 g，2剂。

三诊：尽剂后患者大便通畅，热退身凉，腹满等症悉除，病获痊愈。

【按语】本病例为典型的阳明腑实证，痞（腹胀）、满（腹满拒按）、燥（口唇干燥、舌起芒刺）、实（便秘）、坚（腹壁坚硬），热邪入里证候俱全，证属胃腑积热，三焦热盛，阴液受伤。因此，用咸寒的芒硝以润燥软坚，配合苦寒的大黄泻热通腑，枳实、厚朴下气破结而除痞满，再加生地黄养阴气、护津液。患者脏腑通畅，热毒排除，阴液恢复，则能克制阳气，自然热退。

例7 许某，男，32岁，许昌地区（现许昌市）鄢陵县农民，于1983年10月11日初诊。

主诉：持续发热13天。

现病史：患者13天来持续高热不退，体温在39～40℃，血常规白细胞18.0×10^9/L。在当地卫生院用大量抗生素治疗罔效，来我院住院治疗，采用抗生素加激素输液并服清热解毒类中药，高热渐降，但出汗后发热如故，口干舌燥，渴而不欲饮，脘腹胀满，时有恶心。

检查：患者烦躁不安，语声高亢，舌质红，苔黄厚腻，脉滑数。

辨证：湿热中阻，气机不畅。

治法：清热除湿，调理气机。

方药：（三仁汤合白虎汤加减）厚朴12 g，法半夏10 g，生薏苡仁30 g，竹叶10 g，滑石20 g，杏仁10 g，白豆蔻10 g，生石膏30 g，知母20 g，黄芩15 g，甘草10 g。水煎服，1剂。

二诊：服药当晚汗出湛湛，体温下降至37 ℃，饮食正常，能安然入睡。上方加党参15 g，石斛20 g，麦冬15 g，麦芽15 g，继服2剂。

三诊：体温正常，诸症悉除，饮食增加，唯稍劳累即感不适。予生脉散3剂善后。

【按语】本病例属湿温初起，热邪尚在气分，故患者发热、烦躁、汗出、语声高亢，但因热邪挟湿为病，易生痰浊，故虽热盛口渴而不欲饮、舌苔黄腻、脉滑数。治疗用白虎汤清泻肺胃之实热，用三仁汤清利三焦之湿热，两方合用，力道沉雄，故收立竿见影之效。

◀ 胆汁反流性胃炎 ▶

例1　张某，男，43岁，许昌县（现许昌市建安区）农民，于2005年8月26日就诊。

主诉：胃脘痛伴胸闷3个月。

现病史：该患者3个月来胃脘胀痛，食欲不振，嗳气，自觉烧心、泛酸、口苦、胸闷，在当地卫生院用西药治疗无效，经许昌市某医院胃镜检查，确诊为"胆汁反流性胃炎、食管炎伴糜烂"，虽经中西医治疗，但病情时轻时重，反复不愈，遂来我院治疗。

检查：患者胃脘部有明显压痛，舌质淡红，苔薄黄，脉弦滑。

辨证：痰热犯胃，胃失和降。

治法：疏肝和胃，清热降逆化痰。

方药：（半夏泻心汤合温胆汤加减）法半夏15 g，黄连10 g，黄芩15 g，柴胡15 g，炒白芍15 g，枳实15 g，陈皮10 g，茯苓30 g，竹茹15 g，蒲公英30 g，地榆15 g，珍珠母30 g，白花蛇舌草30 g，甘草10 g。水煎服，5剂。

二诊：胃痛、胃胀等症状好转，食欲增加。嘱其守原方继服。前后共服15剂，病获痊愈。

【按语】方中半夏泻心汤化痰降逆消痞，温胆汤具有清热化痰、调和肝胆与脾胃的功能，加地榆可修复溃疡创面，珍珠母可以抑制胃酸分泌过多，炒白芍缓急止痛，蒲公英、白花蛇舌草清热解毒、清泻脾胃之热。全方辛开苦降，以清热为主，调和为辅，兼以修复局部溃疡面，中医和西医理论兼顾，相互配合，相得益彰。

例2 张某，女，43岁，许昌市某厂工人，于1991年2月7日就诊。

主诉：胃脘疼痛1个月余。

现病史：该患者有胆囊炎、胆结石病史，1个多月前做胆囊切除手术，术后不久即出现胃脘阵发性剧烈疼痛，肌内注射杜冷丁（哌替啶）始能稍微缓解，伴食欲不振、嗳气、呃逆、口苦，身体逐渐消瘦。在某医院做胃镜检查，确诊为"胆汁反流性胃炎"，经中西医治疗1个月余，病情仍时作时止，迁延不愈，遂来我院诊治。

检查：患者胃脘部胀气，但喜按，舌质淡红，苔薄白，脉沉细无力。

辨证：肝胃不和，胃失和降。

治法：理气消痞，和胃止痛。

方药：（半夏泻心汤加减）法半夏15 g，黄连10 g，黄芩15 g，党参30 g，陈皮15 g，茯苓30 g，延胡索15 g，柴胡15 g，炒白芍15 g，枳实15 g，鸡内金15 g，炒麦芽30 g，代赭石30 g，炙甘草10 g。水煎服，5剂。

二诊：胃痛减轻，发作次数减少，发作不再需要注射杜冷丁即能忍受，持续时间也明显缩短，但大便秘结，3日未解。上方去炒白芍、茯苓、陈皮，加白术15 g，干姜10 g，吴茱萸10 g，大黄5 g，沉香3 g，乌药15 g，继服5剂。

三诊：胃痛等症状继续减轻，食欲增加。上方加神曲30 g，继服5剂。

四诊：胃脘仍有轻微隐痛不适，大便仍干。上方去乌药，大黄增至10 g，加焦山楂15 g，炒莱菔子15 g，木香5 g，继服5剂。

五诊：胃痛消失，食欲正常，大便通畅，停药1个月后仍未复发，基本痊愈。

【按语】本病例以肝胃不和、气机升降失常为主要表现，所以在遣方用药上加大了理气解郁的力量，用枳实破气消痞，陈皮、木香理气健脾，代赭石、沉香理气降逆止呃，延胡索、乌药理气止痛，炒莱菔子下气消积，又有党参、白术益气健脾，鸡内金、炒麦芽消导和胃，增强脾胃功能。全方目标明确，主次分明，寒温并用，补泻兼顾，祛邪不忘扶正，标本兼治。

例3 刘某，男，36岁，许昌市鄢陵县农民，于1991年5月3日就诊。

主诉：胃脘痞满3年。

现病史：该患者 3 年来经常感觉胃脘部胀闷不舒，时有恶心呕吐。近半年来病情加重，每天呕吐 2 ~ 3 次，早晨尤甚，呕吐物为黄绿水样，伴全身乏力、食欲不振，屡服中西药治疗不效，故专程来我院诊治。

检查：患者体形略瘦，面色萎黄，余症如前述，胃镜检查确诊为"胆汁反流性胃炎"。舌质淡红，苔白腻稍黄，脉濡。

辨证：胆胃不和，痰郁化热，胃失和降。

治法：疏肝利胆，和胃消痞，除痰止呕。

方药：（黄连温胆汤加减）法半夏 15 g，陈皮 15 g，茯苓 30 g，竹茹 15 g，黄连 10 g，黄芩 15 g，柴胡 15 g，炒白芍 15 g，代赭石 30 g，炒麦芽 30 g，党参 30 g，甘草 10 g。水煎服，10 剂。

二诊：服 1 剂后呕吐即止，10 剂服完余症减轻。守上方继服 10 剂。

三诊：诸症基本消失，食欲好转。守上方继服 10 剂以防止复发。

【按语】本案胆汁反流性胃炎，主症为呕吐，吐物为绿水样，属中医学"呕胆""呕吐"范畴。《灵枢·四时气》云："善呕，呕有苦……邪在胆，逆在胃，胆液泄则口苦，胃气逆则呕苦，故曰呕胆。"胆泄逆胃、胆胃不和失降，遂胃气冲逆，而致胃脘胀满、恶心呕吐、吐绿水样物，久之则损伤胃气，致全身乏力。方用黄连温胆汤加减，清胆和胃，利气化痰。因胆为肝之府，加柴胡、炒白芍、代赭石疏肝降逆。药证合拍，则病获痊愈。疏肝清胆、和胃降逆为治疗本病的基本方法。

例 4 胡某，男，28 岁，许昌县（现许昌市建安区）农民，于 2000 年 5 月 15 日就诊。

主诉：胃脘灼痛 2 年余。

现病史：该患者 2 年来胃脘部经常火烧样疼痛，伴嗳气、吞酸，大便溏薄，逐渐消瘦。在某医院做胃镜检查，确诊为"胆汁反流性胃炎"，服用一般胃药收效甚微，时常发作，故来我院诊治。

检查：症如前述，舌质红，苔薄白腻，脉弦滑。

辨证：痰热犯胃，升降失常。

治法：清热化痰，疏肝健胃。

方药：（温胆汤合柴胡疏肝散加减）法半夏 15 g，枳实 15 g，茯苓 30 g，陈皮 10 g，竹茹 15 g，柴胡 15 g，炒白芍 10 g，香附 20 g，炒薏苡仁 30 g，炒扁豆20g，鸡内金15g，炒麦芽30g，甘草10g。水煎服，5剂。

二诊：诸症缓解，大便基本成形。效不更方，守上方继服10剂。

三诊：诸症消失，大便正常，食欲好转，但偶尔饱食仍会感觉胃部不适。嘱其按照上方坚持继服10剂以图彻底治愈。

【按语】本病例患者胃脘疼痛，嗳气、吞酸，证属肝气郁结、肝胃不和。循《内经》"木郁达之"之旨，治宜疏肝理气之法，方用柴胡疏肝散。方中柴胡疏肝理气，炒白芍养血柔肝，香附理气止痛，甘草缓急止痛，全方以治"气"为主。

患者又有舌质红、苔薄白腻、脉弦滑，当属痰饮郁久化热之象，以温胆汤治之。温胆汤具有理气化痰、和胃利胆之功效。方中法半夏辛温，燥湿化痰，和胃止呕，为君药；臣以竹茹，取其甘而微寒，清热化痰，除烦止呕。半夏与竹茹相伍，一温一凉，化痰和胃、止呕除烦之功备。陈皮辛苦温，理气行滞，燥湿化痰；枳实辛苦微寒，降气导滞，消痰除痞。陈皮与枳实相合，亦为一温一凉，而理气化痰之力增。佐以茯苓，健脾渗湿，以杜生痰之源。全方以治"痰"为主。两方合用，再加炒薏苡仁、炒扁豆、鸡内金、炒麦芽等健脾消导之药，共奏理气、化痰、和胃、健脾之功。胃气和降则胆郁得舒，痰浊得去则胆无邪扰，如是则复其宁谧，诸症自愈。

◀ 慢性胃炎（胃痞）▶

1. 非萎缩性胃炎

姬某，女，65岁，许昌县（现许昌市建安区）农民，于1980年4月13日就诊。

主诉：胃脘疼痛、腹胀1年余。

现病史：该患者经常胃痛，心下有阻塞感，嗳气频作，腹胀，便秘，经中西医治疗效果差，病情加重，口干，无法进食，遂来我院诊治。

检查：患者胃脘部疼痛拒按，胃镜检查显示为"非萎缩性胃炎"。舌质暗红，苔薄白而干燥，脉弦数。

辨证：肝胃不和，气机不畅，郁久化热。

治法：疏肝和胃，理气清热。

方药：（小承气汤加减）大黄 10 g，枳实 12 g，厚朴 10 g，法半夏 10 g，黄连 10 g，香附 15 g，青皮 10 g，木香 10 g，延胡索 15 g，炒白芍 15 g，甘草 10 g。水煎服，5 剂。

二诊：诸症减轻，仍不思饮食。上方加太子参 15 g，木瓜 10 g，继服 5 剂。

三诊：诸症消失，食欲增加，但大便溏薄。上方去大黄，加苏梗 15 g，继服 5 剂。

四诊：饮食、二便如常，并获痊愈。嘱其忌食辛辣油腻，注意保养脾胃，以防复发。

【按语】本病例患者心下有阻塞感，腹胀、便秘，苔白而干，脉弦而数，皆为实证之象，所以用小承气汤荡涤宿热邪瘀，推陈以致新，侧重点在气滞和郁热，初诊但攻不补，二诊攻补相兼，三诊去掉攻下的大黄，改为调理以收功。

2. 胃窦炎

宋某，男，42 岁，许昌市人，于 2016 年 4 月 23 日就诊。

主诉：胃痛 2 年余。

现病史：该患者从 2 年前开始反复胃脘部疼痛，无规律性，以饥饿时疼痛为多，伴畏寒肢冷，泛吐酸水。遇工作紧张时上腹不适加重，泛酸以晚上为多，大便溏泻，日行 1 次。在某医院做 X 线钡餐检查显示为"胃窦炎、胃小弯溃疡"。

检查：面色少华，舌质淡，苔薄白而润，脉软略大。

辨证：脾胃虚寒。

治法：温中健脾和胃。

方药：（黄芪建中汤加减）黄芪 30 g，太子参 30 g，当归 15 g，桂枝 15 g，炒白芍 15 g，白及 10 g，炙甘草 10 g，生姜 3 片。水煎服，5 剂。

二诊：胃脘痛大减，疲乏也有改善，舌脉如前。守上方继服 5 剂。

三诊：胃痛发作次数减少，不再泛酸，大便较实，疲劳感觉也见减轻。脉软大，舌淡白，面少华。上方略做更改。

处方：党参 30 g，黄芪 30 g，当归 15 g，桂枝 15 g，炒白芍 10 g，炙甘

草 10 g，生姜 2 片。水煎服，5 剂。

四诊：患者停药 1 周来没有胃痛，也没有晚上泛酸，纳食增加，但仍怕冷。舌质偏淡，苔薄润，脉软缓。守上方继服 7 剂。

五诊：胃痛已除，纳食增加，大便正常，口渴欲饮。面色较前红润，舌质淡白转红，苔薄白，脉软。虚寒之象已除，嘱其改服人参健脾丸 1 个月以巩固疗效。

【按语】本病例病机比较简单，根本问题在于"虚"和"寒"。因虚易受寒，因寒更致虚，据证施治，黄芪建中汤比较合拍。黄芪建中汤系于小建中汤内加黄芪，增强益气建中之力，阳生阴长，诸虚不足之证自除。原方以黄芪、大枣、甘草补脾益气，桂枝、生姜温阳散寒，白芍缓急止痛。全方重在温养脾胃，是治疗虚寒性胃痛的主方，临床常用于气虚里寒，症见腹中拘急疼痛、喜温熨、自汗、脉虚。

若泛酸者，可加吴茱萸暖肝温胃以制酸，另可再加瓦楞子；泛吐清水较多者，可加干姜、陈皮、半夏、茯苓等以温胃化饮；如阳虚寒甚而痛甚，可用大建中汤建立中气，或理中丸以温中散寒，中阳得运，则寒邪自散，诸症悉除；如寒象不明显，以脾胃虚弱为主者，可用香砂六君子汤以益气健脾，行气和胃。

又有胃痛治不及时或治不如法，形成寒热错杂者，常见胃脘痞硬、干噫食臭、腹中雷鸣下利、舌苔黄白相兼、脉弦数，可予《伤寒论》之甘草泻心汤以辛开苦降，和胃消痞，对于胃热肠寒或胃寒肠热所导致的消化不良、吸收障碍者皆可适用，但必须详辨其寒热之偏胜，而调整姜、连用量之轻重，恰到好处，才能达到预期的疗效。

3. 红斑性胃炎

王某，男，43 岁，平顶山市某单位干部，于 2015 年 4 月 6 日就诊。

主诉：胃脘痞满 2 年。

现病史：该患者 2 年来时常胃脘胀痛、胀满，食欲不振，嗳气，胸闷，在当地医院经胃镜检查确诊为"慢性红斑性胃炎伴糜烂"，用西药奥美拉唑、西沙比利、硫糖铝、吗丁啉（多潘立酮）等治疗，时轻时重，反复不愈，遂来我院治疗。

检查：患者胃脘部有明显压痛，舌质淡红，苔黄厚腻，脉弦滑。

辨证：脾胃湿热，胃失和降。

治法：辛开苦降，清热消痞。

方药：（半夏泻心汤加减）法半夏15 g，黄连10 g，黄芩15 g，佛手15 g，全瓜蒌15 g，滑石15 g，代赭石30 g，蒲公英30 g，鸡内金15 g，炒麦芽30 g，白及15 g。水煎服，10剂。

二诊：胃痛、胃胀等症状好转，嗳气次数减少，舌苔变薄。上方去代赭石，加党参30 g，继服10剂。

三诊：胃痞症状基本消失，食欲增加，嘱其改服我院制剂"芩连胃康丸"1个疗程，以资巩固。

【按语】胃炎的病因一般由饮食不均、冷热不调，损伤脾胃，导致脾胃虚弱、运化不力，水谷停滞；或由情志不遂、肝气不舒，横逆犯胃，导致胃失和降而胃气上逆，胆汁反流入胃；或由多食肥甘厚味，生痰蕴热，痰热胶结，熏蒸胃体；或由忧思劳倦，耗伤气血，导致胃失濡养，消化功能下降。

在临床治疗中，我根据多年经验，主要以经方半夏泻心汤、二陈汤、温胆汤等为基础，根据辨证加减化裁。常用药物如黄连、黄芩苦寒泻热，以除中焦热邪；法半夏辛温燥热，与苦寒药并用，辛开苦降，畅通气机，使胃气和降，胃气降则顺；佛手、陈皮、枳壳、枳实、瓜蒌、青皮、木香理气化痰，以除痰湿；滑石、代赭石沉降上逆之气；鸡内金、炒麦芽健胃消导以助消化；党参、甘草益气健脾以治本；白及、白芍、延胡索制酸、缓急、止痛以治标。这样，既能消除病因，又能促进和恢复胃的正常消化功能，标本兼治，故能收效。

4. 平坦糜烂性胃炎

许某，男，42岁，漯河市临颍县农民，于2012年4月9日就诊。

主诉：胃脘痛1年余。

现病史：该患者有长期酗酒史，1年前发生胃脘隐痛，心口有阻塞感，伴口干，食欲不振，时作时止。在当地诊所服西咪替丁、阿莫西林等西药，仍时轻时重。在许昌市某医院做胃镜检查，确诊为"平坦糜烂性胃炎"，服用奥美拉唑、硫糖铝、吗丁啉等西药，初有效，几天后症状依然如故。经人介绍，来我院诊治。

检查：舌质红，苔薄黄腻，脉弦滑。

辨证：脾胃湿热，郁结成痞。

治法：清利湿热，开郁消痞。

方药：（半夏泻心汤加减）法半夏 15 g，黄连 10 g，黄芩 15 g，珍珠母 30 g，地榆 15 g，白及 15 g，金银花 15 g，滑石 15 g，鸡内金 15 g，炒麦芽 30 g，佛手 15 g，甘草 10 g。水煎服，5 剂。

二诊：胃脘痛减，食欲好转。效不更方，守上方继服 10 剂。

三诊：胃脘痛消失，但进食稍多胃部仍有阻塞和胀闷感。上方加党参 30 g，枳壳 15 g，继服 10 剂。

四诊：诸症消失，饮食正常。嘱其改服我院制剂"芩连胃康丸"以善后。

【按语】半夏泻心汤寒热平调，消痞散结，用于寒热错杂之痞证。《伤寒论·辨太阳病脉证并治》云："但满而不痛者，此为痞，柴胡不中与之，宜半夏泻心汤。"吴昆《医方考》云："伤寒下之早，胸满而不痛者为痞，此方主之。伤寒自表入里……若不治其表，而用承气汤下之，则伤中气，而阴经之邪乘之矣。以既伤之中气而邪乘之，则不能升清降浊，痞塞于中，如天地不交而成否，故曰痞。泻心者，泻心下之邪也。"患者中气受伤，脾胃、大小肠功能失调，寒热互结其中，清浊升降失常，治疗宜辛开苦降，寒温并用，调中和胃。

方中法半夏化痰散结，和胃降逆；黄芩、黄连、金银花清热，滑石利湿；珍珠母制酸，地榆、白及收敛止血；佛手理气和中，除满止痛；鸡内金、炒麦芽健脾和胃消食；甘草兼能调和诸药。诸药配合，辛开苦降，调中和胃。

由于寒热错杂型消化不良的临床表现或偏于寒，或偏于热，临证时需仔细分辨，做到药证相符。消化不良常以脾虚气滞为基本病机，其治疗宜以健脾理气和胃为基本治则，以改善和消除胃脘部饱胀不适、嗳气、纳差等症状为目的，在此基础上，根据中医辨证结果的不同，灵活选择治则和方药。

5. 隆起糜烂性胃炎

例1 赵某，女，51 岁，许昌市鄢陵县农民，于 2013 年 8 月 4 日就诊。

主诉：胃脘痛 8 个月。

现病史：该患者有慢性胃炎病史，经常服猴头菌片以调养脾胃。近 8 个月来症状明显加重，胃脘胀痛，肋下痞满不舒，伴嗳气、吞酸、口苦，食欲不振，时轻时重。2个月前在当地县医院做胃镜检查，确诊为"隆起糜烂性胃炎"，服用奥美拉唑、硫糖铝、吗丁啉等西药，不见好转，经人介绍，来我院诊治。

检查：舌质红，苔薄黄而燥，脉弦细。

辨证：郁热伤津，胃阴不足，胃失和降。

治法：清热养阴，疏肝降逆。

方药：生地黄15 g，当归30 g，牡丹皮15 g，蒲公英30 g，全瓜蒌15 g，三棱15 g，莪术15 g，香附20 g，代赭石30 g，鸡内金15 g，炒麦芽30 g，地榆15 g，甘草10 g。水煎服，10剂。

二诊：胃痛、嗳气、泛酸等症状稍减轻，仍感闷胀不舒。上方加佛手15 g，继服10剂。

三诊：胃痛明显减轻，嗳气、泛酸等症状消失，但吃饭稍多胃部仍有胀闷感。上方去全瓜蒌、地榆，加党参30 g，枳壳15 g，继服10剂。

四诊：诸症基本消失，饮食正常。嘱其改服我院制剂"芩连胃康丸"以巩固疗效。

【按语】本病例患者首先出现肝气郁结，进而横逆犯胃，导致肝胃不和，郁久化热，热灼津液，导致伤阴，阴虚不能制阳，则火愈热，所以治疗的关键点在于清热养阴。方中重用生地黄清热凉血、护膜疗疡，牡丹皮凉血，蒲公英清热泻火，全瓜蒌化痰散结，代赭石重镇降逆，当归、三棱、莪术、香附理气活血，鸡内金、炒麦芽养胃消积，甘草调和诸药。

例2 贺某，女，43岁，许昌市区餐饮个体户，于2016年7月15日就诊。

主诉：胃脘痛4年。

现病史：该患者有慢性胃炎病史4年，近半年来症状明显加重，胃脘胀痛，胸骨前刺痛，肋下痞满不舒，伴嗳气、吞酸、口苦，食欲不振，体重下降。1个月前在某医院做胃镜检查，确诊为"隆起糜烂性胃炎伴食管乳头状瘤"，兼有轻度抑郁症，服用奥美拉唑、吗丁啉等西药，不见好转，经人介绍，来我院诊治。

检查：患者身体瘦弱，表情抑郁，舌体瘦薄，舌质红，苔薄黄而干燥，脉弦细无力。

辨证：脾胃虚弱，肝胃不和，肝郁化热伤阴。

治法：清热养阴，疏肝理气，健脾和胃。

方药：（香砂六君子汤加减）党参 30 g，黄芪 30 g，白术 15 g，茯苓 30 g，黄连 15 g，佛手 15 g，白及 15 g，香附 20 g，砂仁 10 g，木香 10 g，法半夏 15 g，麦冬 15 g，沙参 15 g，鸡内金 15 g，炒麦芽 30 g，甘草 10 g。水煎服，10 剂。

二诊：胃痛、嗳气、泛酸等症状稍减轻，仍感闷胀不舒，食欲不振。嘱其守上方继服 10 剂，并建议其先治疗胃炎，等胃炎好转后再通过内窥镜手术切除食管乳头瘤，以防止其恶变。

三诊：患者按照上方坚持服药 3 个月后来诊，诉胃痛明显减轻，嗳气、泛酸等症状消失，精神状态亦有明显改善，但吃饭稍多胃部仍有胀闷感。在我院做胃镜复查，结果为"非萎缩性胃炎"，即普通的浅表性胃炎，隆起糜烂性胃炎伴食管乳头状瘤全部消失，病情有极大好转，虽然胃部仍有炎症，但已不足为患。守上方继续治疗。

【按语】本病例患者的"食管乳头状瘤"是当今医学界的一大难题，该病发病原因不明，癌变的可能性很大，除了手术根治，纯粹药物治疗鲜有效者。本病例治疗方案重点是根据辨证，重点治疗"隆起糜烂性胃炎"，方中并没有用化痰散结药物，结果不仅隆起糜烂性胃炎得到了明显好转，逆变为普通胃炎，食管乳头状瘤竟然也消失了。

由此可以说明，中医中药在治疗慢性脾胃病方面有着显著的优势。首先中医辨证不囿于局部病变，而是着眼于全局，从整体系统地分析问题，着手于调理体内环境，协调脏腑间的功能关系，俟气血和畅，阴阳平衡，体内的致病环境改善之后，使致病因素无从存留，则病愈有望。

◀ 萎缩性胃炎（胃痞）▶

例 1 李某，女，67 岁，许昌市人，于 2005 年 6 月 15 日就诊。

主诉：胃脘痞满 5 年余，纳呆，消瘦。

现病史：该患者经常感觉上腹部胀满，食欲不佳，日渐消瘦，曾在北京某著名医院诊断为"萎缩性胃炎"，该医院西医专家表示，此病属临床常见的疑难病，国内外尚没有确切可靠的疗法，只能对症治疗。患者辗转多地求医，效果均不理想，无奈回许昌，来我院诊治。

检查：患者体格瘦弱，面色萎黄，舌质淡红，苔薄白，脉沉细。

辨证：脾胃虚弱，胃络瘀阻。

治法：补中理气，活血化瘀。

方药：黄芪 30 g，肉桂 10 g，吴茱萸 10 g，姜黄 15 g，枳壳 15 g，丹参 30 g，川芎 15 g，三棱 15 g，莪术 15 g，桃仁 10 g，红花 15 g，黄连 10 g，鸡内金 15 g，炒麦芽 30 g，甘草 10 g。水煎服，5 剂。

二诊：诸症如前，患者反映稍感好转。嘱其守方继续服用 10 剂。

三诊：舌、脉略有好转，患者自觉胃脘痞满症状减轻，食欲增加。嘱其本病是疑难病，病程较长，要坚持治疗。原方去黄连，继服 3 个月。

四诊：诸症消失，食欲如常，体重增加，精神、体力有了很大改善，经胃镜复查，萎缩性胃炎指征消失，仅有轻度浅表性胃炎。改服香砂六君子丸成药以巩固善后。

几年后偶遇，患者表示感谢之余，诉胃病早已康复，不再吃药，也未再复发。

例 2 汪某，男，58 岁，工人，于 2004 年 11 月 14 日就诊。

主诉：胃脘痞满、纳呆 10 年余。

现病史：该患者经常饭后胃痛，饭前稍缓解。1 年前在某医院做胃镜并做病理活检，确诊为"慢性萎缩性胃炎伴肠化伴中度不典型增生"，服中西药治疗，症状时轻时重。近来病情日渐加重，食欲减退，消瘦乏力，面色萎黄，故来我院诊治。

检查：舌质淡红，苔薄白，脉细无力。

辨证：脾胃虚弱，气滞血瘀。

治法：益气和中，理脾化瘀。

方药：黄芪 30 g，肉桂 10 g，吴茱萸 10 g，姜黄 15 g，枳壳 15 g，党参 30 g，白术 15 g，川芎 15 g，丹参 30 g，桃仁 10 g，红花 15 g，莪术 15 g，水蛭 10 g，白花蛇舌草 30 g，半枝莲 30 g，露蜂房 10 g，炒麦芽 30 g。水煎服，5 剂。

二诊：胃痞减轻，食欲增加。守上方继服 10 剂。

三诊：胃胀好转，体力明显恢复。守上方继服10剂。

四诊：诸症好转，食欲正常。守上方继服10剂。

五诊：唯觉口干，余症消失。上方加黄连10 g，嘱其坚持长期服用，不要间断，继服6个月。

2005年复诊：患者面色红润，身体已基本康复，胃镜复查显示为"浅表性胃炎"，肠上皮化生及不典型增生均消失。

例3 魏某，男，61岁，许昌市人，图书管理员，于1991年11月1日就诊。

主诉：反复胃脘痛2个月余。

现病史：该患者2个月来持续胃痛，曾在某医院做胃镜确诊为"萎缩性胃炎"，住院采用西药对症治疗月余，疗效欠佳，故来我院诊治。

检查：患者身体消瘦，胃脘处有压痛，舌质淡红，苔薄黄，脉濡缓。

辨证：脾胃不和，气机不畅，兼有湿热。

治法：健脾和胃，化瘀止痛，清利湿热。

方药：黄芪30 g，肉桂10 g，吴茱萸10 g，姜黄15 g，丹参30 g，檀香10 g，砂仁10 g，三棱15 g，莪术15 g，黄连10 g，蒲公英15 g，炙甘草10 g。水煎服，5剂。

二诊：胃痛发作间隔延长，疼痛程度减轻。守上方继服5剂。

三诊：胃脘只偶发隐痛，舌脉正常。上方增减继服3个月。

复诊：患者自觉胃痛消失，精力充沛，食欲正常。胃镜复查，胃黏膜腺体萎缩症状消失。嘱其长期服用香砂六君子丸以巩固疗效，防止复发。

【按语】慢性萎缩性胃炎是内科难治性疾病，特别是萎缩性胃炎伴肠化及不典型增生，医学界普遍认为属癌前病变，目前现代医学尚缺乏特效疗法，中医中药在治疗本病及其并发症等方面积累了一定的经验，使部分患者的病情得到了有效缓解甚至达到临床治愈。

因本病病程漫长，其病机首先是"久病必虚"，大多数患者表现为消瘦乏力，肢冷畏寒，食欲减退，食入则胃脘痞满胀痛，舌淡苔薄，脉濡细无力，一派虚寒之象；其次，胃镜检查可见胃黏膜变薄，充血水肿，粗糙不平或呈结节状突起，表明病变局部长期血液运行不畅，缺血缺氧，以致营养不良，腺体萎缩，符合"久病入络""久病必瘀"的理论。

所以在确定治则时，此种证型要以补气温中、活血化瘀为基本原则，并结合具体情况辨证论治，适当加减化裁。对于有明显炎症反应的病例，仍要加用清化湿热的药物，寒热并用，攻补结合，综合调理，同时要兼顾抗癌，预防病情传变和恶化。

以上3例，皆为脾胃虚寒、气滞血瘀，组方以黄芪、肉桂、吴茱萸、姜黄、丹参、枳壳、川芎、三棱、莪术、桃仁、红花、甘草为基本方，正是体现了本病的治疗原则。黄芪功专益气；肉桂、吴茱萸温中散寒；姜黄、丹参、川芎、三棱、莪术、桃仁、红花活血化瘀，可以改善微循环，促进局部炎症吸收，推陈出新，使萎缩的腺体恢复功能；枳壳、姜黄可以理气消胀；加用消导活胃的炒麦芽、鸡内金、砂仁等，以及具有抗癌解毒作用的白花蛇舌草、半枝莲、露蜂房等，清热的黄连、黄芩、蒲公英等。诸药合用，增强疗效，标本兼治，以期使病获痊愈。

例4 李某，女，50岁，许昌市魏都区人，于2019年4月22日就诊。

主诉：胃脘疼痛6个月余。

现病史：患者半年来经常胃脘疼痛，伴纳呆、痞满，在许昌市某医院做胃镜检查结果显示"慢性萎缩性胃炎伴胃体多发息肉"，来我院门诊就诊。

检查：舌质淡红，苔薄黄，脉滑而无力。

辨证：脾胃虚弱。

治则：健脾和胃。

方药：（六君子汤加减）党参30 g，白术15 g，茯苓30 g，法半夏15 g，香附15 g，枳壳15 g，蒲公英30 g，薏苡仁60 g，水蛭10 g，三棱15 g，莪术15 g，炒麦芽30 g，鸡内金15 g，黄连10 g，甘草10 g，五灵脂15 g。水煎服，7剂。

二诊：余症皆有好转，唯仍感胃脘疼痛。守上方加生蒲黄（包煎）15 g，木香10 g，继服7剂。

三诊：诸症同前，仍胃热、胃痛。守上方加黄芩15 g，延胡索15 g，继服7剂。

患者服药近半年，后因新冠肺炎疫情未再服药，半年后因复感胃脘隐痛来诊，胃镜检查结果显示萎缩性胃炎转为非萎缩性胃炎，息肉已消失，散在有几处糜烂点，另方处理。

【按语】本例患者根据其脉舌症，属脾胃虚弱兼有湿热证，方用六君子汤加减，益气健脾、利气和胃兼清湿热。参照胃镜检查，胃黏膜上皮和腺体萎缩，黏膜变薄及黏膜红白相间以白为主的微观现象，除虚证外尚有微循环障碍血行不畅的血瘀现象，故加活血化瘀之品。益气健脾为本，兼活血化瘀，促进萎缩的胃黏膜逆转恢复正常；并加薏苡仁消除息肉，加入水蛭疗效更佳。

例5　常某，男，54岁，许昌市北郊农民，于2011年5月18日就诊。

主诉：胃脘痛1年。

现病史：该患者1年来经常胃脘疼痛，伴烧心、口苦、嗳气，时轻时重，曾服西药治疗，效果欠佳，反复不愈。后在许昌市某医院做胃镜检查，结果提示"霉菌性食管炎伴红斑性胃炎"，经病理活检，确诊为"霉菌性食管炎、萎缩性胃炎伴中度不典型增生"，已属癌前病变。经西药治疗1个月无效，故来我院门诊求治。

检查：舌质淡红，苔白腻，脉滑无力。

辨证：脾胃湿热，气滞血瘀。

治法：辛开苦降，降逆和胃，清热化瘀。

方药：（半夏泻心汤加减）法半夏15 g，黄连10 g，黄芩15 g，佛手15 g，当归15 g，三棱15 g，莪术15 g，丹参30 g，蒲公英30 g，白花蛇舌草30 g，半枝莲30 g，露蜂房10 g，党参30 g，鸡内金15 g，炒麦芽30 g，甘草10 g。水煎服，5剂。

二诊：服药后诸症减轻，胃痛减轻。嘱其守上方继服3个月。

半年后三诊：诸症消失，面色恢复红润，体重增加，胃镜复查为浅表性胃炎。嘱其常服香砂六君子丸，以调理脾胃，巩固疗效。

【按语】本例患者虽属萎缩性胃炎，但已伴有中度不典型增生，濒临癌变，且湿热之邪已郁久化热成毒，治当以半夏泻心汤清热降逆。加当归、三棱、莪术、丹参活血化瘀，推陈致新；佛手理气化痰，和胃止痛；蒲公英、白花蛇舌草、半枝莲、露蜂房清热解毒、散结抗癌；最后不忘以党参、鸡内金、炒麦芽、甘草固护胃气。全方祛邪扶正，标本兼治。

例6　韩某，女，55岁，许昌市人，于2012年10月31日就诊。

主诉：胃痛21年。

现病史：该患者有慢性浅表性胃炎、慢性尿路感染、乙肝病史20余年，做过多次胃镜检查。自2011年2月至今消瘦15 kg左右。上个月在许昌某医院做胃镜检查确诊为"慢性萎缩性胃炎伴肠上皮化生"，多处诊治无效，脘部经常痞胀，连及右肩背。餐后1小时俯身则有反食，夹有苦味，胃有冷感，噫气频作，舌体麻痛，大便溏泻。

检查：Hp阳性，舌质紫，苔黄薄腻，舌下青筋暴露，脉弦。

辨证：脾胃虚寒，久病络瘀，湿热中阻，和降失司。

治法：寒温并用，和中消痞，活血通络。

方药：（旋覆代赭汤合半夏泻心汤加减）党参30 g，法半夏15 g，黄连10 g，黄芩15 g，藿香15 g，苏叶10 g，制香附20 g，五灵脂15 g，蒲黄（包煎）10 g，代赭石30 g，旋覆花（包煎）15 g，陈皮10 g，竹茹15 g，炮姜6 g，砂仁6 g，白豆蔻6 g，水蛭10 g。水煎服，7剂。

二诊：噫气减少，餐后未见反食，脘腹怕冷好转，大便有时仍溏，有时成形，舌质暗，苔黄薄腻，舌下青筋暴露，脉细弦。上方加姜黄15 g，三棱15 g，莪术15 g，继服7剂。

三诊：餐后反食已平，舌体仍感麻辣，右肩痛，舌质暗红，苔黄薄腻，脉细弦。守上方继服7剂。

四诊：反食未见复发，但腰背酸胀不适，舌面火辣减轻，微有麻感，大便转实，食纳良好，嗳气减少。舌质暗、有瘀斑、苔薄黄，脉细弦。守上方继服3个月，以期根治。

【按语】本例患者以胃脘痞胀多年为主症，故当参"痞证"论治无疑。但又有餐后1小时俯身则有反食、噫气频作的症状，证属肝胃不和、胃气上逆，方用旋覆代赭汤合半夏泻心汤加减，以加强和胃降逆之功。方中党参甘温益气，补虚健脾；旋覆花、代赭石、陈皮、竹茹、制香附降上行之逆气；法半夏、炮姜辛开，黄连、黄芩苦降；佐以藿香、苏叶、砂仁、白豆蔻芳香醒脾，化浊消食；久病入络，故加失笑散、三棱、莪术、姜黄活血通络，水蛭逐瘀散结。

例7 陈某，男，51岁，漯河市临颍县人，于2018年2月10日就诊。

主诉：胃脘痛10年，纳差，时轻时重，缠绵不愈。

现病史：10年来胃脘隐痛，有灼热感，饭后尤甚，曾服用奥美拉唑、兰索拉唑等西药，病情反而加重，食欲更差，消化不良，体重减少。2017年8月5日在当地医院做胃镜确诊为"萎缩性胃炎"，服用过各种西药、中成药，收效甚微，身体素质逐渐低下，故慕名来诊。

检查：体形消瘦，面色萎黄，胃脘处按压有不适感，口干，舌质红而燥，苔少，脉沉细。

辨证：胃阴不足。

治则：养阴清胃。

方药：北沙参30 g，玉竹30 g，生地黄15 g，黄精15 g，麦冬20 g，山药30 g，蒲公英30 g，佛手15 g，枳壳15 g，鸡内金15 g，炒麦芽30 g，甘草10 g。水煎服，7剂。

二诊：口干、胃部灼热感减轻。守上方继服10剂。

三诊：胃部隐痛消失，食欲增加。上方去蒲公英，继服10剂。

四诊：近期由于饭量控制不佳，出现胃胀、嗳气。上方去北沙参，加太子参30 g，柿蒂10 g，槟榔15 g，继服10剂。

五诊：诸症基本消失，感觉精力恢复。上方去槟榔、生地黄，继服15剂。

六诊：自诉身体状况和食欲良好，体重增加，做胃镜复查，显示为"非萎缩性胃炎"，嘱其改服香砂六君子丸，健脾和胃，调理胃气，以作善后。

【按语】本例患者属胃阴不足。脾胃亦分阴阳，阴与阳相互对立又相互统一，阴不足则阳不受制而亢进，表现出胃胀、嗳气，但此"阳亢"是相对的，是"假象"，所以虽看似亢进，却出现纳差、消化不良，并无"多食善饥"之阳明实证。遣方用药的思路，用北沙参、玉竹、生地黄、黄精、麦冬、山药等滋阴之药调整阴阳失衡；以蒲公英清热养胃；佛手、枳壳理气消胀；鸡内金、炒麦芽消食和胃，激发胃之生气。中医治病，重在辨证论治，在西医看来是同一种病，中医仍要分清证型，区别对待，"补其不足，损其有余"，方能取得理想的疗效。

◀ 胃及十二指肠溃疡（胃痛）▶

例1 赵某，女，36岁，许昌市某厂工人，于1988年7月15日就诊。

主诉：胃脘痛半年，症状加重 10 天。

现病史：该患者半年来胃脘疼痛，时轻时重，曾服西药及中成药瓦甘散、左金丸等，不见好转。近几天来病情加重，胃痛难忍，饭后更甚，嗳气、泛酸，大便呈棕色，故来我院诊治。

检查：患者胃脘隐痛，喜按怕寒。胃镜提示为胃溃疡。舌质淡红，苔薄而润，脉弦无力。

辨证：肝郁犯胃，胃失和降。

治法：疏肝健脾，和胃止痛。

方药：（四君子汤加减）党参 15 g，白术 15 g，陈皮 10 g，炒白芍 15 g，茯苓 30 g，干姜 10 g，煅瓦楞子 30 g，乌贼骨 30 g，白及 15 g，仙鹤草 30 g，延胡索 15 g，鸡内金 10 g，甘草 10 g。水煎服，5 剂。

二诊：胃脘痛减轻，大便颜色恢复为黄色。效不更方，守上方继服 5 剂。

三诊：胃痛消失，基本治愈。上方去仙鹤草，继服 5 剂。

患者共服药 1 个月，诸症消失，病获痊愈。3 年后随访未复发。

【按语】本病例的辨证要点在胃脘隐痛、喜按怕寒、舌淡红、脉无力，证属脾胃虚寒、土虚木亢。治以四君子汤健脾和胃为基础，加煅瓦楞子、乌贼骨抑制胃酸，白及敛疡，延胡索理气止痛，鸡内金消导化积，药轻而效著。

例 2 姬某，男，67 岁，许昌县（现许昌市建安区）农民，于 2000 年 12 月 2 日就诊。

主诉：胃脘痛 2 年，症状加重 3 个月。

现病史：该患者 2 年来胃脘经常疼痛不适，夜间痛甚，受凉或饮食稍凉即复发，曾服西药及中成药，症状稍有缓解。近 3 个月来病情加重，胃痛难忍，饭后更甚，在许昌市某医院住院做胃镜检查，诊断为"胃及十二指肠溃疡"，服用吗丁啉、硫糖铝等西药，不能有效控制，故邀我会诊。

检查：舌质淡红，苔薄而润，脉沉细而缓。

辨证：脾胃虚寒。

治法：温中散寒，缓急止痛。

方药：（香砂六君子汤加减）党参 30 g，炒白术 15 g，法半夏 15 g，陈皮 10 g，炒白芍 15 g，茯苓 30 g，木香 10 g，桂枝 15 g，砂仁 10 g，白及 15 g，煅瓦楞子 30 g，乌贼骨 30 g，延胡索 15 g，鸡内金 10 g，炒麦芽 30 g，炙甘草 10 g，生姜 5 片，大枣 5 枚。水煎服，5 剂。

二诊：服药后胃痛稍减，仍夜间胃痛。考虑原方中炒白芍用量不足，遂将其加量至 30 g，继服 5 剂。

三诊：胃痛消失，基本治愈。守上方继服 10 剂，以资巩固。随访 3 年未复发。

【按语】本病例患者胃痛反复发作，夜间痛甚，受凉或饮食稍凉即复发，证属外受寒邪无疑；饭后痛甚，舌质淡红，苔薄而润，脉沉细而缓，证属脾胃虚弱。治疗应以健脾和胃为主，温中散寒为辅，兼以制酸、止痛、缓急，此即《金匮要略》"补用酸，助用焦苦，益用甘味之药调之"之意。但是脾胃虚弱而复受寒邪，绝非一日之过，所以健脾补脾亦非一时可奏效，要坚持治疗方能治愈。

例 3 杨某，男，许昌县（现许昌市建安区）农民，于 2015 年 4 月 18 日就诊。

主诉：胃痛 1 年，症状加重 2 个月余。

现病史：该患者 1 年来经常胃痛，伴口苦、口臭、烧心、嘈杂，饭后即胃胀，曾服西药及中成药可缓解，但不久即复发，时轻时重。近 2 个月来病情加重，胃中灼痛难忍，饭后更甚，大便呈酱色，故来我院诊治。

检查：大便潜血试验（++），胃镜提示为胃溃疡活动期。舌质红，苔黄腻，脉滑数。

辨证：火邪犯胃，损伤胃络。

治法：清火泻热，凉血止血。

方药：（化肝煎加减）白芍 15 g，牡丹皮 15 g，栀子 15 g，黄连 15 g，蒲公英 30 g，白及 15 g，大黄炭 10 g，茜草 15 g，枳实 15 g，延胡索 10 g，煅瓦楞子 30 g，炒麦芽 30 g，甘草 10 g。水煎服，5 剂。

二诊：胃痛减轻，大便恢复为黄色，余症皆减轻。上方去大黄炭、茜草，加太子参 30 g，继服 10 剂。

三诊：口苦、口臭消失，胃痛基本不再发作。守上方继服 15 剂。

该患者共服药 1 个月，诸症消失，病获痊愈。1 年后随访未复发。

【按语】胃及十二指肠溃疡，根据其临床表现，在中医学中应属"胃痛"或"胃反"范畴，其发病原因主要有三个：一是忧思恼怒，肝气郁结，横逆犯胃，治宜疏肝、理气，调和肝胃功能；二是脾胃虚弱，运化失职，气机升降不调，治宜温通、补中、益气，以恢复脾胃功能；三是饮食不节，外邪侵袭，导致阳明热盛，治宜清热泻火。

例4 黄某，女，50岁，许昌市人，家庭妇女，于2016年4月17日就诊。

主诉：胃痛反复发作5年余。

现病史：该患者5年来胃痛反复发作，曾2次解黑便，经胃镜检查诊断为"胃溃疡、十二指肠球炎"。近日来胃脘疼痛发作，痛时喜按，口不渴，不呕，畏寒，面色萎黄，身体消瘦，精神疲倦，不思饮食，大便软，无黑便，心悸，睡眠不好，故来我院诊治。

检查：患者面色萎黄，情绪低落，舌淡苔白，脉右缓弱、左弦细。

辨证：脾胃虚弱，气血不足，肝气偏旺。

治法：补土抑木，健脾和胃。

方药：（黄芪建中汤加减）黄芪30g，党参30g，炒白芍20g，桂枝10g，当归15g，炙甘草9g，饴糖（烊化）60g，大枣10枚。水煎服，7剂。

二诊：服5剂后胃痛即大减。服7剂后精神、饮食转佳，脉仍无力。效不更方，守上方继服10剂。

三诊：胃痛痊愈，可从事家务劳动。嘱其守上方继服20剂以巩固疗效。随访半年余，胃痛未再复发。

【按语】患者胃痛反复发作，历时5年余，病程较长，且痛时喜按，不思饮食，精神疲倦，身体消瘦，面色萎黄，其脾胃虚弱久矣。脾土虚弱，则肝木易亢，疏泄太过，故见脉弦细。治疗应补脾抑肝，补脾为主，抑肝为辅，药用甘温，佐以酸甘，甘温补脾，酸以敛肝。黄芪建中汤甘温酸合用，正好对证。但是饮食伤脾致脾胃虚弱，非一时可挽回，临证时要守方坚持治疗，方能治愈。

例5 沈某，女，44岁，许昌市人，于2016年1月29日就诊。

主诉：胃脘痛20年余。

现病史：患者于20年前开始经常上腹痛，时作时止。5年前曾出现呕血及黑便1次，但X线钡餐检查，胃肠系统未发现器质性病变，临床诊断为

"慢性浅表性胃炎"。从去年开始血压偏高。10 天前开始胃痛加重，胃中有灼热、饥饿、嘈杂感，嗳腐吞酸，饥不欲食，饿时心慌汗出，伴失眠，早晨小腿浮肿，肝区时有疼痛。

检查：肝下缘位于肋下 1.5 cm，肝功能正常，B 超检查肝脏无异常。血压 140 / 110 mmHg。舌质偏红，无苔，脉沉弦。

辨证：肝胃不和，木亢土虚。

治法：疏肝和胃。

方药：（半夏泻心汤加减）法半夏 15 g，黄芩 15 g，黄连 10 g，佛手 15 g，党参 30 g，茯苓 30 g，麦冬 15 g，沙参 15 g，煅瓦楞子 30 g，白及 15 g，甘草 10 g。水煎服，7 剂。

二诊：胃痛、易感饥饿，进食后胃痛稍缓解，但纳食不多，口干苦欲饮，肝区痛，下午腹胀气，心慌，大便干，痔疮出血。脉沉弦，舌苔薄白而干。症状未见减轻。

处方：当归 30 g，白芍 15 g，柴胡 15 g，白术 15 g，党参 30 g，川楝子 15 g，槟榔 15 g，枳壳 15 g，大黄 5 g，白及 15 g，炙甘草 10 g。7 剂。

三诊：胃痛脘胀，大便溏薄，便前腹胀，舌正常，脉弦。血压 120 / 80 mmHg。脉证仍属肝亢胃弱，再用半夏泻心汤加减治之。

处方：法半夏 15 g，黄芩 15 g，黄连 15 g，佛手 15 g，柴胡 15 g，白芍 10 g，白术 15 g，郁金 15 g，太子参 30 g，甘草 10 g。7 剂。

四诊：胃痛脘胀减轻，大便转正常，但容易心悸、汗出，肝区痛，脉弦，舌正常。前法有效，守上方继服 10 剂。

五诊：患者自服半夏泻心汤以来，胃痛逐渐减轻，有时一两天不痛，肝区痛也减轻。但仍口苦，大便成形，日 2 次。舌正常，脉沉弦。血压 120 / 80 mmHg。守上方继服 10 剂以巩固疗效。

【按语】本病例患者脾胃素虚，加之肝气旺盛，木亢则乘土位，肝胃不和，中气受伤，脾胃、大小肠功能失调，寒热互结其中，清浊升降失常，故治以半夏泻心汤加减。原方中法半夏、干姜辛温除寒，和胃止呕；黄连、黄芩苦寒泻降除热，清肠燥湿；人参、大枣、炙甘草补中益气、养胃。本方即小柴胡汤去柴胡、生姜，加黄连、干姜而成，因无半表证，故去解表之柴胡、生姜；痞因寒热错杂而成，故加寒热平调之黄连、干姜，变和解少阳之剂而为调和肠胃之方，广泛应用于中焦寒热错杂、升降失调诸证。

◄ 十二指肠壅积症（胃反）►

贾某，女，33岁，许昌市人，2016年7月17日由住院部介绍来门诊请求中医诊治。

主诉：进食后腹胀，恶心呕吐，打嗝频作，大便不通。

影像检查：上消化道钡餐透视发现胃黏膜有增粗样改变，十二指肠球部呈锥形，水平部见一笔杆样压迹，造影剂呈钟摆样通过。住院部胃肠科诊断为"十二指肠淤滞症"。

检查：患者形体偏瘦弱，面色萎黄，时而嗳气。腹部触诊在脐上扪及一实质包块，光滑，稍硬。舌质暗淡，苔薄白，脉左关弦滑，右关沉弦略涩。

辨证：湿热淤滞，痰饮留伏。

治法：燥湿和中，化痰通络。

方药：（指迷茯苓丸加减）茯苓 30 g，枳壳 15 g，法半夏 15 g，玄明粉 15 g（冲），生大黄 10 g，沉香 5 g，莱菔子 10 g。水煎服，3 剂。

二诊：1剂服完后不久即腹鸣，泻下大量干燥宿便。尽剂后腹胀、呃逆、恶心消失，大便畅通，诸症悉除，病获痊愈。嘱其继服香砂六君子丸以巩固疗效。

【按语】现代医学认为，十二指肠淤滞症主要是由于十二指肠系膜纤维组织增生肥厚或粘连牵拉系膜动脉，压迫十二指肠造成局部梗阻，食糜壅积，故又称为肠系膜上动脉综合征。本病有良性和恶性之分，多发于瘦长体形的中青年女性。

中医认为本病属"胃反""胃痛"范畴，多为脾胃素虚，痰饮内停，气机不调，胃失通降，治疗应从"痰""湿""热"三邪入手。方中茯苓健脾利湿，枳壳理气宽中，法半夏降气化痰，玄明粉、生大黄泻热通腑、荡陈生新，沉香、莱菔子降气止痛消胀，药少力专，见效迅速。

◄ 呕吐（胃反）►

孙某，男，47岁，长葛县（现长葛市）人，部队炊事员，于1983年3月16日就诊。

主诉：发热、恶寒，呕吐4天。

现病史：该患者有胆囊炎病史，5 年前曾因呕吐住院一次，治疗后稍有缓解。近几天来，每天下午到夜间发热恶寒，恶心呕吐，吐出大量黏液，服止呕药和解热镇痛药无效，纳差，大便干燥，连日未解，全身乏力。

检查：体温 38.5 ℃，舌质红，苔薄黄腻，脉弦滑数。

辨证：少阳证未解，内热炽盛。

治法：和解少阳，通腑泻热。

方药：（大柴胡汤加减）柴胡 20 g，黄芩 15 g，法半夏 15 g，白芍 15 g，竹茹 15 g，茵陈 30 g，郁金 15 g，大黄 15 g，枳实 15 g，甘草 10 g。水煎服，3 剂。

二诊：服 1 剂后热退，呕吐次数减少，腹中肠鸣，泻下大量干燥粪便，感觉身体明显轻松。效不更方，守上方继服 3 剂。

三诊：未再发热，每天仍呕吐 1 次，口臭。改用半夏泻心汤加减治疗。

处方：法半夏 15 g，黄连 10 g，黄芩 15 g，陈皮 12 g，竹茹 15 g，代赭石 30 g，佩兰 12 g，栀子 12 g，甘草 10 g。3 剂。

四诊：仍然呕吐，食欲不振。

处方：法半夏 15 g，大黄 15 g，黄连 10 g，黄芩 15 g，橘红 20 g，枳壳 15 g，竹茹 15 g，炒莱菔子 30 g，甘草 15 g。1 剂。

五诊：不再呕吐，但时有恶心之感。守上方继服 1 剂。

六诊：诸症消失，饮食正常。上方去大黄，继服 3 剂以巩固疗效。

【按语】本病例属少阳病变证，《伤寒论》云："伤寒十余日，热结在里，复往来寒热者，与大柴胡汤。"因患者发热恶寒，即寒热往来，呕恶吐涎，大便干燥难下，符合少阳阳明同病的病机，故用柴胡解表热，黄芩清里热，大黄、枳实攻里消结、通便泻热，白芍敛阴益脾，法半夏、竹茹降逆止呕，茵陈、郁金疏肝和胃，甘草缓急和中，以防大黄、枳实损伤胃气，俟热退后再以半夏泻心汤调胃消痞而收功。

‹ 呃 逆 ›

例1 宁某，男，45 岁，许昌县（现许昌市建安区）人，农民，于 2001 年 2 月 13 日就诊。

主诉：频繁呃逆 1 个月。

现病史：该患者 1 个月来不论昼夜频繁呃逆，声音低沉有力，饮食难下，坐卧不安，严重影响生活起居，经中西医治疗，时轻时重，一直未愈，故来我院诊治。

检查：舌质红，苔薄稍黄而燥，脉弦稍滑。

辨证：肝气横逆犯胃，胃气上冲，肺胃气机失调。

治法：疏肝理气，降逆和胃。

方药：（芍药甘草汤加减）炒白芍 30 g，甘草 15 g，代赭石 30 g，黄芩 15 g，竹茹 15 g，清半夏 15 g，枳壳 15 g，威灵仙 30 g，焦栀子 15 g。水煎服，5 剂。

二诊：服药 3 剂呃逆止，5 剂服完症状基本消失。守上方继服 5 剂以巩固疗效。

【按语】方中炒白芍、枳壳疏肝理气，清半夏、代赭石、竹茹降逆止呃，黄芩、焦栀子清热，甘草缓急和中。妙在威灵仙辛散善走，性温通利，通达十二经，既能祛风，又能化湿，还可消痰逐饮。我常用此药治胸膈停痰、咳喘呕逆等证，每收奇效。

例 2 许某，女，28 岁，许昌县（现许昌市建安区）农民，于 2016 年 10 月 2 日就诊。

主诉：频繁呃逆 1 年有余。

现病史：该患者 1 年前突发呃逆，伴头晕、心烦易怒、失眠，经现代医学检查，排除其他疾病，被诊断为"抑郁症、神经性呃逆"，服中西药皆无效，最近日渐加重，遂来我院诊治。

检查：患者体格正常，胃脘部无胀痛、压痛，唯呃逆频繁，每分钟数次，声音响亮，痛苦非常。舌质红，苔薄微黄，脉弦稍滑。

辨证：肝火上炎，肝胃不和。

治法：疏肝理气，降逆和胃。

方药：（芍药甘草汤加减）白芍 30 g，甘草 10 g，代赭石 30 g，旋覆花（包煎）30 g，牡丹皮 15 g，黄连 15 g，竹茹 15 g，法半夏 15 g，威灵仙 30 g，栀子 15 g，沙参 15 g，酸枣仁 30 g。水煎服，5 剂。

二诊：呃逆次数明显减少。守上方继服 10 剂。

三诊：每日呃逆次数稀少，吃饭、睡眠基本正常。守上方继服 10 剂。

四诊：呃逆基本消失。守上方继服 5 剂以巩固疗效。

【按语】呃逆为病，多属实证，虚证少见。在实证中，因受风寒之邪引起的呃逆饮热水即能缓解，无须求医；凡来求中医者，必定是反复发作的顽固性呃逆，服一般药物无效，其病因病机多为肝胃不和，肝气横逆，气机升降失调，胃气上逆而成本病。所以在治疗上首先责之于肝，以疏肝理气、降气止呃为先，其次泻热邪，最后不忘调理肝胃功能。

◀ 脐周痛（腹痛）▶

例1 李某，女，20岁，许昌市人，于2005年8月25日就诊。

主诉：脐周疼痛2个月。

现病史：该患者2个月前开始出现肚脐周围持续性疼痛，时轻时重，饮食、大便均正常。因其当时在广州打工，于当地医院接受西医治疗，不见好转。后赴北京，在某医院做血常规、超声、肝功能、肾功能、肠镜等多项检查，均未查出明确病因，只能对症治疗，但停药后症状即如治疗之前一样，无奈之下，返回许昌来我院诊治。

检查：患者自诉肚脐周围呈阵发性绞痛，同时手脚冰凉，怕冷，喜喝热饮，舌质淡，苔薄白，脉弦。

辨证：外感寒邪，凝结中焦。

治法：温中散寒，理气止痛。

方药：制附子（先煎）10 g，干姜10 g，党参30 g，延胡索20 g，小茴香10 g，桂枝15 g，炙甘草10 g。水煎服，3剂。

二诊：腹痛消失，无其他不适。嘱其改服附子理中丸半个月，以资巩固。

例2 营某，男，47岁，许昌县（现许昌市建安区）农民，于2001年7月27日就诊。

主诉：腹痛1个月余。

现病史：该患者1个多月来脐周疼痛难忍，腹胀如鼓，大便不通，在当地诊所按肠炎治疗无效，前往许昌市某医院住院检查。当时体温37.5 ℃，白细胞15.0×10^9/L，行清洁灌肠一次，大便溏泻，但脐周腹痛依旧，被诊断为"肠麻痹"，采取各种治疗手段均不见效，医生建议行剖腹探查，患者及其家属不同意，故出院来我院中医科诊治。

检查：患者慢性病容，消瘦，乏力，腹胀，叩诊有鼓音，腹痛以脐周为主。舌质淡，苔白厚腻，脉滑。

辨证：脾阳素虚，寒邪凝结于脐腹。

治法：温阳健脾，攻下寒积。

方药：制附子（先煎）10 g，肉桂 10 g，干姜 10 g，大黄 10 g，党参 30 g，槟榔 15 g，炒莱菔子 30 g，枳实 20 g，黄连 10 g，炙甘草 10 g。水煎服，2 剂。

二诊：服药 1 剂腹痛减轻；2 剂服完，不再腹痛，仍有轻微腹胀。上方去大黄，继服 3 剂以资巩固。

随访 1 个月未复发。

【按语】脐周痛属于中医"腹痛"范畴，西医临床上大多用抗生素和止痉药对症治疗，中医认为此证多因脾胃素虚，寒邪乘虚而入，凝结于脐腹，阻滞气血经脉的运行，"不通则痛"，所以在治疗上要以健脾和胃为本，以温阳散寒、理气消胀、缓急止痛为标，标本兼顾，方为上策。方中制附子、肉桂、干姜温中散寒；党参、炙甘草健脾、和中、缓急；槟榔、炒莱菔子、枳实理气止痛；大黄、黄连燥湿清热，有反佐之意。寒热并用，攻邪更快捷。

◄ 急性阑尾炎（肠痈）►

王某，男，37 岁，许昌市人，于 1989 年 1 月 12 日就诊。

主诉：右下腹疼痛 2 天。

现病史：患者 2 天来右下腹剧烈疼痛，不能直腰，伴纳差、恶心，大便秘结。

检查：患者呈疼痛面容，弓腰抚腹，呻吟不断，痛处拒按，有明显压痛和反跳痛。血常规检查白细胞 16.4×10^9 / L，中性粒细胞 8.7×10^9 / L。舌质淡红，苔薄黄，脉滑数有力。

辨证：湿热壅阻。

治法：清热解毒，通腑导滞。

方药：（大黄牡丹皮汤加减）大黄 30 g，牡丹皮 15 g，桃仁 15 g，败酱草 30 g，金银花 30 g，蒲公英 30 g，甘草 10 g。水煎服，3 剂。

二诊：腹痛稍减，大便仍秘结，血常规检查白细胞 11.6×10^9 / L，中性粒细胞 7.7×10⁹/L。守上方继服 3 剂。

三诊：仍有阵发性腹痛，但已较轻微，可以忍受，不发作时无任何症状，大便干硬如羊粪，血常规正常。

处方：大黄 30 g，牡丹皮 12 g，桃仁 15 g，制没药 15 g，制乳香 15 g，延胡索 15 g，白芍 30 g，五灵脂 10 g，甘草 10 g。3 剂。

四诊：3 剂服完，泻下大量宿便，腹痛不再发作，感觉浑身轻松，病获痊愈。

【按语】肠痈属内科急症，多由饮食不节、寒温不适、劳伤过度、跌仆损伤等，致使湿热结滞肠内，气血蕴集，聚而成痈。肠痈的辨证施治，首先应根据临床证候，判断痈是否成脓，根据不同情况区别对待。方中大黄大苦大寒，走而不守，功专通腑泻热，涤荡肠道淤积之热毒；加败酱草、金银花、蒲公英以增强清热解毒的功效；桃仁破血化瘀；牡丹皮凉血，清血分之热邪；甘草缓和药之烈性，以护胃气。

◀ 小儿鼠伤寒（疫毒痢）▶

例 1 汪某，男，8 个月，许昌市人，于 1986 年 6 月 5 日就诊。

家长代诉：泄泻 4 个月。

现病史：该患儿于今年 2 月因肺炎在许昌某医院住院，治疗期间，肺炎治愈后出现腹泻，日行数十次，便稀薄，夹有黏液。经细菌培养，确诊为"鼠伤寒"，用抗生素治疗无效，即转院到省级某综合医院儿科、某儿童医院、某中医院诊治，疗效仍然不佳，后又前往北京某医院找儿科专家会诊，被告知其医院已收住同样患者 6 例，此病国际上尚无有效办法，只能对症治疗。经人介绍，来我院邀余诊治。

检查：患儿哭闹、烦躁，腹胀，肛周红，指纹紫暗，舌质淡红，苔薄白稍黄。

辨证：湿热下注。

治法：清热利湿，健脾止泻。

方药：（葛根黄芩黄连汤加减）葛根 10 g，黄芩 6 g，黄连 6 g，滑石 10 g，车前子（包煎）6 g，金银花 10 g，炒扁豆 10 g，茯苓 10 g，桔梗 6 g，甘草 3 g。水煎服，3 剂。

二诊：3剂服完，泄泻止，基本痊愈。嘱继服3剂，以资巩固。

例2 郭某，男，11个月，临颍县人，于1995年1月14日就诊。

家长代诉：泄泻、脓血便10天。

现病史：10天前该患儿因肺炎在当地某医院治疗，肺炎治愈后出现泄泻，大便带血，一日行20次左右，色黄黏，带有黏液，西医检查确诊为"鼠伤寒"，用抗生素、激素治疗无效，只能补液以维持生命。

检查：舌质红，苔薄白而燥，指纹青紫透气关。

辨证：湿热下注，毒邪入里之危证。

治法：清热解毒，利湿止泻。

方药：（葛根黄芩黄连汤加减）葛根8g，黄芩6g，黄连6g，滑石6g，车前子（包煎）4g，金银花8g，炒扁豆6g，黑地榆6g，甘草3g。水煎服，3剂。

二诊：3剂服完，便血减少，大便次数每日减至10次左右。上方加鸡内金6g，继服3剂。

三诊：便血消失，大便日行3～4次，不见黏液，基本痊愈。上方去黑地榆，加神曲10g，白术5g，茯苓10g，继服2剂，以资巩固。

【按语】鼠伤寒根据临床表现，应属中医学"疫毒痢"范畴，多由外受湿热疫毒之气，内伤饮食生冷，损及脾胃与肠而形成。湿热之毒阻滞肠胃，不仅壅塞气血，还会与气血互相搏结，化为脓血，具有发病骤急、病势危重、传染性强等特点，正如《丹溪心法》云："时疫作痢，一方一家之内，上下传染相似。"治疗本病，当在明确辨证的基础上，清热解毒、利湿止泻，急则治其标（祛邪），缓则治其本（健脾），用药及时、准确，快速控制病情，防止出现危证。且上两例患者皆为小儿，脏气清灵，疾病转变迅速，所以用药要准确、及时、轻灵、温和。

◀ 急性胰腺炎（结胸）▶

胡某，男，32岁，漯河市临颍县农民，于1989年5月16日就诊。

主诉：左上腹剧烈疼痛3天。

现病史：该患者于3天前因晚饭过量，半夜醒后突发左上腹部剧烈疼痛，呈持续性、刀绞样，难以忍受，伴恶心呕吐，大便干燥。在当地诊所按照"急性肠胃炎"治疗无效，故来我院诊治。

检查：患者呈痛苦面容，面色苍白，左上腹部有明显压痛，体温37.8 ℃，血常规：白细胞 17.3×10^9 / L，中性粒细胞 9.3×10^9 / L。西医影像学检查报告：急性胰腺炎。舌质红，苔黄腻，脉弦滑。

辨证：热结于腑，气机阻遏。

治法：通腑泻热，化积导滞。

方药：大黄 30 g，枳实 15 g，黄芩 15 g，法半夏 15 g，金银花 30 g，金钱草 30 g，蒲公英 30 g，柴胡 15 g，延胡索 15 g，甘草 10 g。水煎服，3 剂。

二诊：服 2 剂后腹中雷鸣，泻下大量宿便，腹痛即减轻；3 剂服完，诸症消失，病去大半。上方去大黄、枳实，加党参 15 g，继服 5 剂，以资巩固。

【按语】经云："有故无殒，亦无殒也。"有病者，病承之。所以在本病例的治疗中，大黄、金银花、金钱草、蒲公英均采用重剂，以勇猛之力通腑泻热、化积导滞，使邪气去而正气安，推陈方能出新。方中诸药虽然剂量较大，但只要辨证准确，中病即止，亦无妨碍。

◀ 胆囊炎 ▶

例1 姜某，女，39 岁，许昌县（现许昌市建安区）农民，于 2016 年 2 月 21 日就诊。

主诉：胃脘胀痛 1 周。

现病史：该患者在市区打工，因不满意自己的工作环境，终日忧闷不乐。近 1 周来感胃脘胀痛，痛连两胁，食欲不振，胸闷太息，大便不爽，四肢欠温，睡眠不安，月经滞后。在某医院经 B 超检查诊断为"胆囊结石并胆囊炎"，服消炎利胆片、黄连素片等无效，故来我院诊治。

检查：患者形体略胖，舌质红，苔薄白，脉弦。

辨证：肝郁脾虚。

治法：疏肝和胃，理气止痛。

方药：（逍遥散加减）柴胡 15 g，赤芍 15 g，炒白芍 10 g，鸡内金 15 g，当归 30 g，郁金 15 g，茯苓 30 g，焦白术 15 g，薄荷 6 g，炙甘草 10 g，生姜 3 片。水煎服，7 剂。

二诊：胃脘胀痛减轻，食欲稍增。效不更方，守上方继服7剂，胃痛基本消失，食欲好转，月经正常。

【按语】本例患者病起于忧郁，为情志所伤，忧思日久，致肝气郁结，肝气疏泄不及，则影响脾胃的运化功能，脾土阴凝板滞。故治疗应以疏肝为主，健脾为辅，药用辛甘，辛以疏肝，甘以健脾，即《素问》云："肝欲散，急食辛以散之。"

方中当归、炒白芍养血柔肝，柴胡疏肝散郁，郁金疏肝和胃，焦白术、茯苓、炙甘草健脾渗湿，生姜温中化湿，薄荷清消风热，鸡内金消食导滞，赤芍活血化瘀。全方以疏肝散郁为主，使肝血充足，肝气舒畅，脾胃功能恢复，症状自然消失。

例2 张某，女，57岁，许昌县（现许昌市建安区）农民，于1991年10月19日就诊。

主诉：胃及右胁部疼痛伴呕吐5天。

现病史：该患者1周前患急性痢疾，经治疗好转后出现胃及右胁部疼痛，伴发热恶寒、恶心呕吐，大便4日未解。

检查：患者呈痛苦面容，面色萎黄，巩膜黄染，烦躁不安。血常规检查白细胞 11.2×10^9 / L。超声检查提示：胆道蛔虫病、急性胆囊炎。舌质红，苔薄白，脉弦滑。

辨证：寒热错杂，蛔虫作祟。

治法：清热化痰，温胃安蛔，理气止痛。

方药：（乌梅丸加减）乌梅15 g，花椒10 g，细辛6 g，当归15 g，党参30 g，制附子（先煎）6 g，干姜10 g，黄柏15 g，金银花30 g，黄芩15 g，法半夏10 g，竹茹10 g，大黄10 g，甘草6 g。水煎服，3剂。

二诊：服完1剂后胃及右胁部疼痛即止；3剂服完后诸症消失，血常规及超声波检查正常。以大柴胡汤加槟榔15 g、苦楝根皮15 g组方，水煎服，10剂，以驱虫而善后。

【按语】本病例属"急腹症"，患者痛苦不堪，治当从权而治标。因虫得酸则伏，得苦则安，方用乌梅丸杀虫平厥，加金银花、黄芩、法半夏、竹茹、大黄促进胆囊收缩和胆汁排空，使蛔虫退回肠道，腹痛等症得以缓解。不过从杀虫效果来说，中药确实不及西药，所以临床还是应以西药杀虫、驱虫，中药调理肠胃，这样更为妥当。

‹ 便 秘 ›

例1 张某，男，76岁，许昌市某单位退休干部，于1996年3月5日就诊。

主诉：便秘1年余。

现病史：该患者初起大便难解，凡二三日一行，干结不爽。头昏食少，脘腹痞闷不适，时常哕气上逆，冲口而出。前诊治医生断为阴虚肠燥，胃腑有热，连续治以清热苦寒、滋润通下之剂，每服1剂，大便通泻1次，其后又复秘结如故，脘腹痞闷终不见减。如此往复施治数月之久，愈见便秘，甚者六七日始一行，口苦咽干，纳呆食减，不欲饮水。

检查：面黄肌瘦，倦怠乏力，舌苔厚腻，色黄少津，口气微臭，脉细弱。

辨证：脾肾气虚，寒积肠腑，阴盛里实。

治法：寒热并用，攻补兼施。

方药：（温脾汤加减）制附子（先煎）15 g，大黄（后下）5 g，芒硝（冲服）5 g，党参15 g，当归15 g，厚朴10 g，杏仁10 g，干姜10 g，甘草10 g。水煎服，3剂。

二诊：服药1次后，腹中肠鸣，气窜胸胁，自觉欲转矢气而不得；继服2次，则矢气频作，便意迫肛，旋即解出大量粪便，干黑硬结如板栗，奇臭无比，顿觉腹中舒缓，如释重负，呕哕已不再作，大便隔日可解。口苦咽干已愈，食欲转佳，腹中痞胀消去。厚腻黄苔已退，呈现薄白润苔，脉仍沉缓。上方加肉桂9 g，增其温化运转之力，继服5剂。

三诊：大便通调如常，精神、饮食明显好转，面色润泽。为巩固疗效，继以吴茱萸汤加肉桂、甘松温中健胃，调理20余日，并嘱其常服桂附理中丸。

3年后相遇，询及便秘之证，告早已痊愈，迄今未复发。

【按语】本病例并非肠胃阴虚燥热之证，乃是气虚之便秘。因长期服用苦寒通下之品，脾肾之阳受戕，脾气虚弱，无力运化，肾气不足，难以化气生津，气机壅滞，胃肠传化失司，遂成便秘。

温脾汤是四逆汤（姜、附、草）加人参、当归、大黄、芒硝四药所组成。四逆汤可温脾祛寒，加大黄、芒硝，是取其泻下除积，加人参、当归，是取其益气养血。由于四逆汤性属温热，可以改变硝、黄苦寒之性，所以本方功专驱逐寒积，属于"温下"的范畴。同为大黄，因配伍与药量都不同，作用也就各有侧重，可见遣药组方中选择配伍、酌定用量，皆须与证法切合，才能不犯"实实虚虚"之戒。

例2 辛某，男，81岁，许昌市某单位退休干部，于2013年12月30日就诊。

主诉：便秘近12年。

现病史：该患者近12年来一直便秘，每次如厕努挣良久，大便并不干燥，却非常艰难，必须服用酚酞片、芦荟胶囊等药，并用开塞露才能勉强大便。伴神疲乏力，头晕目眩，食少纳差。

检查：患者面色㿠白，语声低微，舌质淡，苔薄，脉沉细无力。

辨证：年高体弱，气血不足，津亏肠燥。

治法：益气补血，润肠通便。

方药：（润肠丸合麻子仁丸加减）黄芪30 g，当归30 g，生地黄15 g，火麻仁15 g，柏子仁15 g，桃仁10 g，杏仁10 g，枳实10 g，白芍10 g，大黄3 g。水煎服，5剂。

二诊：5剂服完，患者可不用服泻药而正常大便，因熬药麻烦，嘱其按照上方配制成蜜丸，长期服用。

【按语】方中麻子仁丸主清热润肠，润肠丸主养血润肠。加黄芪以培补肺脾之气，益气润肠。去厚朴是嫌其燥烈，恐患者体虚，服后腹胀。

例3 王某，女，70岁，许昌市退休工人，2018年12月9日就诊。

主诉：大便困难3年。

病史：患者原为黎明泄泻5年，渐渐转为大便困难、干燥、秘结，逐渐加重，有时解下黄臭水样便，经外院诊治，用大黄30 g及芒硝等峻剂，方解下水样便，此方服后身体虚弱乏力，又用黄芪30 g等补气剂，最后仍便秘难解。遂前来我院诊治。

检查：痛苦面容，舌质暗红，苔黄腻少津，脉沉滑。

辨证：湿热壅滞，热结旁流。

治则：清利湿热，行气导滞。

方药：（葛根黄芩连汤加减）葛根30g，黄芩15g，黄连15g，木香10g，枳实15g，茯苓30g，滑石20g，甘草10。7剂。

嘱患者饮食清淡，忌辛辣、肥腻。

二诊：诸症大减，大便通畅成形，犹如香蕉样，患者喜述"一辈子没解过这么好的大便"。效不更方，守上方继服7剂。

三诊：效不如前，有时大便困难，但不重，舌质红，少津，苔薄黄腻，脉象稍细涩。乃津亏肠燥证。

处方：葛根15g，黄连15g，黄芩15g，生地黄15g，生地榆15g，木香10g，枳实15g，大黄5g，桃仁15g，甘草10g。7剂。

四诊：诸症好转。守上方再服5剂，未再来诊。

【按语】治便秘必须审证求因，依因论治，方能见效，不能见大便困难就用下法、通便之法，应辨证施治。

◀ 泄 泻 ▶

1. 普通泄泻

例1 李某，女，40岁，许昌市移动公司干部，于2004年3月2日就诊。

主诉：腹泻3年余。

现病史：该患者3年多来经常腹泻，日行5～6次，在郑州某医院住院检查治疗1个月不见好转，又赴北京某医院治疗，经各种繁杂项目检查，未得出结果，花费6万余元，而病情日渐严重，泄泻不止，食欲减退，体质更弱，故回许昌来我院就诊。

检查：患者骨瘦如柴，面色萎黄灰暗，舌质淡红，苔薄白，脉细无力。

辨证：脾胃、气血虚衰，有将脱之势。

治法：益气健脾，调补气血，止泻固脱。

方药：（参苓白术散加减）黄芪30g，党参30g，炒白术15g，茯苓15g，陈皮10g，炒扁豆20g，炒薏苡仁30g，砂仁10g，煨诃子15g，莲子10g，芡实 20 g，桔梗 10 g，神曲 15 g，炙甘草 10 g。水煎服，5 剂。

二诊：病情稍有起色，大便次数减少为每日 3 次。守上方继服 10 剂。

三诊：上方连服 30 剂后，大便已成形，减为每日 1 次，体重增加。改服本院制剂"健脾资生丸"，连服 4 个月，病获痊愈。体重增加，面色红润，判若两人。随访 10 年未复发。

【按语】本案系饮食失节，损伤脾胃，脾胃运化无权导致泄泻，加之失治误治，久泄不已，脾胃愈虚，生化精微亦受影响，气血来源不足，身体日渐亏虚，其病为气血亏虚之证。方用黄芪、党参、炒白术、茯苓益气健脾，炒薏苡仁、莲子、芡实、炒扁豆、煨诃子健脾渗湿、收涩止泻，陈皮、桔梗、砂仁、神曲利气和胃，炙甘草补中、调和诸药，药证合拍，病获痊愈，身体康复。

例2 金某，男，23 岁，许昌县（现许昌市建安区）人，于 1986 年 6 月 2 日就诊。

主诉：发热、泄泻近 1 年。

现病史：该患者去年 6 月因夜宿户外乘凉，翌日发热，体温 38 ~ 39 ℃，日泄泻 3 ~ 5 次，大便呈水样。在许昌某医院经治疗病情得到暂时控制，但经常复发，每天午后发热，便溏，夜间盗汗。今年 3 月曾便血一次，色如酱，脐周阵发性疼痛，病情逐渐加重。在郑州某省级医院住院治疗，先后按照"肠结核、十二指肠溃疡、溃疡性结肠炎、克罗恩病"等治疗，无效，慕名来我院诊治。

检查：患者消瘦、疲倦，症如前述，体温 38 ℃。舌体瘦薄，舌质红，苔黄厚腻，脉沉细数。

辨证：寒湿外邪侵袭，困阻脾阳，郁久化热伤阴。

治法：益气健脾，利湿止泻，寒热兼清。

方药：党参 30 g，白术 15 g，茯苓 30 g，炒扁豆 20 g，诃子 15 g，黄连 10 g，黄芩 15 g，黄芪 15 g，知母 10 g，银柴胡 12 g，地骨皮 15 g，赤石脂 30 g，甘草 10 g。水煎服，5 剂。

二诊：服药后未再发热，但大便泄泻如故。上方加葛根 15 g，鸡内金 15 g，继服 5 剂。

三诊：诸症好转，不再发热，大便次数减少为日 2 ~ 3 次，稍溏。上方去银柴胡、地骨皮，再服 5 剂。

四诊：大便日行 2 次，精力改善。守上方继服 5 剂。

五诊：大便正常，食欲、体力恢复，基本痊愈。嘱其服用参苓白术散一段时间，以资巩固。

【按语】本案系外感表邪、邪热内陷，邪热下利，肠道血络受损，故有血便，日久阴血亦虚，则午后发热、夜出盗汗。病机初为外感表邪，内夹湿热，日久湿热未解，气血损伤，成为虚实夹杂之证。方用黄芪、党参、白术、茯苓益气健脾；炒扁豆、诃子、赤石脂、鸡内金收涩止泻；更用黄芩、黄连清热燥湿；葛根解表退热，又升发脾胃清阳而治下利；知母、银柴胡、地骨皮养阴清热；甘草甘缓和中。诸药相合，邪去正安。

例 3 齐某，女，58 岁，登封市农民，于 1996 年 4 月 13 日就诊。

主诉：反复腹泻 3 年。

现病史：该患者于 3 年前患泄泻，日行 3 ~ 4 次，服诺氟沙星胶囊、黄连素片等药得到控制，但不久又复发，时轻时重，缠绵不愈，身体逐渐消瘦。近来每天黎明即溏泻，日行五六次，腹部隐痛，形寒肢冷，泛吐清水，经当地医院肠镜检查无异常，慕名来我院诊治。

检查：患者形体瘦弱，面色㿠白，舌质淡红，苔薄白腻，脉沉细无力。

辨证：脾肾阳虚。

治法：温补脾肾，固肠止泻。

方药：（参苓白术散合四神丸加减）党参 30 g，炒白术 20 g，茯苓 30 g，肉豆蔻 15 g，煨诃子 15 g，补骨脂 10 g，吴茱萸 10 g，五味子 10 g，炒山药 30 g，炒薏苡仁 30 g，炒麦芽 30 g，鸡内金 15 g，炙甘草 10 g，大枣 5 枚。水煎服，10 剂。

二诊：诸症缓解，大便日行 2 ~ 3 次。守上方继服 15 剂。

三诊：大便成形，日行 1 ~ 2 次，感觉体力恢复。守上方继服 15 剂。

1 个月后患者打电话告知，大便正常，体重增加，咨询是否继续服药。嘱其常服人参健脾丸以巩固疗效。

【按语】本例患者身体瘦弱，泄泻日久，导致脾肾阳虚，方用参苓白术散益气健脾、渗湿止泻，更合四神丸温补脾肾之阳，固摄收涩。诸药合用，使命门火旺，脾运得健，大肠得固，泄泻治愈。

例4 田某，男，62岁，许昌市退休工人，于2007年3月25日就诊。

主诉：腹痛泄泻5年。

现病史：该患者5年来经常腹痛，随即泄泻，日行10余次，大便后腹痛稍有缓解，伴食欲不振，全身无力，逐渐消瘦，几年来不敢远行，害怕找不到厕所。曾服用过各种中西药物，但收效甚微，故来我院中医科诊治。

检查：舌质淡红，苔薄白，脉弦细无力。

辨证：肝郁脾虚。

治法：抑木扶土，健脾止泻。

方药：（痛泻要方加减）炒白术20g，炒白芍15g，陈皮10g，防风10g，炒薏苡仁30g，炒扁豆20g，煨诃子20g，鸡内金15g，炒麦芽30g，炙甘草10g。水煎服，5剂。

二诊：腹痛消失，大便每天减少到5次左右，较以前稍黏稠。上方加党参30g，继服5剂。

三诊：诸症消失，大便每日1次，基本成形，嘱其改服我院制剂"健脾资生丸"调理3个月。1年后该患者因高血压来院诊治，告知腹痛、泄泻早已治愈，停药后未再复发。

【按语】本例证属肝郁脾虚，肝失调达，横逆乘脾，则气机失调，脾失健运，清气不升，故腹痛泄泻。方用炒白术、炒薏苡仁、炒扁豆、煨诃子健脾燥湿涩肠，炒白芍疏肝缓急，伍陈皮、鸡内金、炒麦芽和中消食，防风升腾脾胃之清气，炙甘草补中、调和诸药。诸药相合，抑肝扶脾，气机调和，痛泻自愈。

例5 计某，男，57岁，河南省水利局干部，于1988年7月5日就诊。

主诉：泄泻1年余。

现病史：该患者1年来经常腹痛泄泻，大便不成形，带黏液，日行二三次，曾服用多种治疗肠炎的药物，但收效甚微，时轻时重，缠绵不愈，身体逐渐消瘦。近来每天黎明即腹痛溏泻，伴形寒肢冷、泛吐清水，经当地医院肠镜检查无异常，故来我院诊治。

检查：患者面白无华，舌质淡红，苔薄白，脉沉细无力。

辨证：脾肾阳虚，命门火衰，寒湿之邪阻滞中焦。

治法：温肾健脾，固肠止泻。

方药：（四神丸加减）炒白术20 g，茯苓30 g，肉豆蔻15 g，煨诃子15 g，补骨脂15 g，吴茱萸10 g，五味子10 g，神曲30 g，炙甘草10 g。水煎服，5剂。

二诊：诸症缓解，黎明不再腹痛泄泻，大便先干后溏，乏力。上方加黄芪15 g，炒山药30 g，继服15剂。

三诊：诸症消失，大便正常，日行1次，感觉体力恢复。上方去补骨脂、肉豆蔻，继服10剂，以资巩固。

【按语】四神丸是《普济本事方》中的二神丸和五味子散二方组合而成。原方中补骨脂温肾暖脾为君；吴茱萸温中散寒，肉豆蔻温脾暖胃、涩肠止泻为臣，二者相配，脾肾兼治，使命门火足则脾阳得以健运，温阳涩肠之力倍增；五味子酸敛固涩，合生姜温胃散寒，大枣补脾养胃，共为佐使。本例中，在原方基础上加健脾祛湿的炒白术和茯苓，并加用消导药神曲，特别是煨诃子一味，兼顾肺气的开阖，有培土生金之意。

例6 赵某，男，63岁，许昌县（现许昌市建安区）农民，于1993年3月24日就诊。

主诉：腹泻1周。

现病史：患者1周前开始腹泻，无明确原因，大便稀薄，日行二三次，肠蠕动增加，无腹痛，大便常规化验阴性。在当地卫生院经西医诊断为"急性肠炎"，用庆大霉素、颠茄、复合维生素B等治疗3日，仍然腹泻，并开始出现腹痛肠鸣，里急后重，伴口干苦，纳差，嗳气，两胁轻微胀痛，手足不温。

检查：血压120/80 mmHg，心肺检查无异常。腹软，肝脾肋下未及，肠鸣音亢进。舌苔白腻略黄，脉弦滑。

辨证：肝郁脾虚，肝脾失调。

治法：疏肝解郁，健脾止泻。

方药：（四逆散加减）柴胡15 g，炒白芍10 g，枳壳15 g，法半夏15 g，炒薏苡仁30 g，神曲15 g，山楂炭15 g，茯苓30 g，甘草10 g。水煎服，3剂。

二诊：患者3剂服完，腹泻停止，以为病已痊愈。时隔一天，吃油腻较多，又出现腹泻，大便日行3次。舌苔薄白，干燥不润，脉弦。原方略做更改。

处方：柴胡15 g，炒白芍10 g，枳壳15 g，法半夏15 g，山楂炭15 g，茯苓30 g，甘草10 g。10剂。

三诊：半个月后患者来诊，告知腹痛、腹泻已止，大便成形，咨询是否继续服药。嘱其改服人参健脾丸半个月以巩固疗效，并忌食生冷、辛辣和油腻、刺激之物。随访2个月未复发。

【按语】本病例为肝郁脾虚，肝脾失调之证，治当疏肝解郁，调和肝脾。四逆者，乃手足不温也。其证缘于外邪传经入里，气机为之郁遏，不得疏泄，致阳气内郁，不能达于四末，而见手足不温。此种"四逆"与阳衰阴盛的四肢厥逆有本质区别。正如李中梓云："此证虽云四逆，必不甚冷，或指头微温，或脉不沉微，乃阴中涵阳之证，唯气不宣通，是为逆冷。"故治宜透邪解郁、调畅气机为法。

四逆散原方中取柴胡入肝胆经，升发阳气，疏肝解郁，透邪外出，为君药。炒白芍敛阴养血柔肝为臣，与柴胡合用，以补养肝血，条达肝气，可使柴胡升散而无耗伤阴血之弊。佐以枳实理气解郁，泻热破结，与柴胡为伍，一升一降，加强舒畅气机之功，并奏升清降浊之效；与白芍相配，又能理气和血，使气血调和。使以甘草，调和诸药，益脾和中。综合四药，共奏透邪解郁、疏肝理脾之效，使邪去郁解，气血调畅，清阳得伸，四逆自愈，而泄泻自止。

例7 沈某，男，39岁，许昌市人，于1999年4月13日就诊。

主诉：腹泻3年。

现病史：该患者于3年前因受凉引起大便溏薄次频，时作时瘥。病发则腹鸣隐痛，日四五行，不夹脓血；缓解时则先硬后溏，日二三行。伴畏寒，纳差，神疲乏力。近月来每天黎明即腹痛腹鸣，亟须如厕，甚则粪中夹见未消化之宿食，伴脐周隐痛，形寒肢冷，腰膝酸软，性事违和。

检查：患者面黄形瘦，面色少华，语声低微，舌淡红，舌体胖嫩见齿痕，苔薄白，脉沉细。

辨证：中焦虚寒，命门火衰。

治法：温中散寒，健脾止泻。

方药：（四神丸合理中丸加减）补骨脂10 g，吴茱萸10 g，肉豆蔻15 g，五味子 15 g，制附子（先煎）10 g，炒白术 15 g，干姜 10 g，党参 30 g，茯苓 30 g，炒薏苡仁 30 g，炒山药 30 g，炙甘草 15 g。水煎服，7 剂。

二诊：黎明泻好转，便次减半，仍未成形。效不更方，守上方继服 15 剂。

该患者加减服用上方近 1 个月，诸恙悉除。精神振作，面色红润，性事和谐。

【按语】腹泻一证，以暴泻为实，久泻属虚。初为脾土虚弱，运化失司；延久及肾，命火渐亏。土运不及，寒湿浸淫，脾肾阳虚，为寒湿之主客气所困，法当温补以添薪助运，俾脾胃阳复，运化归常，则诸恙自愈。

天阳地阴，人处其中，审症疗疾，需明运气，且察禀赋。又内伤症不同于外感六淫，只宜缓图，不可孟浪，否则欲速而不达。又凡久泻，必与肝、脾、肾三脏相关，其病因不出寒、热、滞，每见虚实夹杂，病机或为肾阳虚衰、阴寒内盛，或为脾虚失运、水湿不化，或为肝旺脾虚、木郁乘土，其治应在健脾复运的前提下针对病因病机，于抑肝、温肾、燥脾、升提、固涩、淡渗、清凉、疏利、甘缓、酸收诸法中，随证立法，处方遣药，方可中机，不可一味固摄收涩。

例 8 杨某，女，42 岁，许昌市人，于 1986 年 4 月 20 日就诊。

主诉：腹痛泄泻 2 个月。

现病史：该患者 2 个月前因参加亲戚婚宴大量饮用啤酒，回家后当晚突发腹痛泄泻，一日 7～8 次，夹杂白冻，里急后重，伴身热自汗、胸中烦闷、口干。服诺氟沙星胶囊无效，故来我院诊治。

检查：患者痛苦面容，弓腰捧腹，大便化验沙门菌阳性。舌质红，苔薄黄，脉滑数。

辨证：湿热之邪留滞肠胃，表里俱病。

治法：清热利湿，健脾止泻。

方药：（葛根黄芩黄连汤加减）葛根 30 g，黄连 10 g，焦枳实 15 g，焦神曲 15 g，炒黄芩 15 g，防风 15 g，炒薏苡仁 30 g，炒白芍 15 g，桔梗 10 g，茯苓 30 g，炒鸡内金 15 g，砂仁 10 g，炙甘草 10 g。水煎服，5 剂。

二诊：泄泻稍有好转，但仍身热，大便带有黏冻，腹不甚痛，但苦于里急后重。舌苔薄，脉滑数。原方进行更改。

处方：葛根 30 g，炒黄芩 15 g，黄连 10 g，马齿苋 20 g，焦神曲 15 g，厚朴 15 g，炒薏苡仁 30 g，苦参 15 g，滑石 15 g，炒枳壳 15 g，山楂炭 9 g，生甘草 10 g。5 剂。

三诊：不再发热，脉象亦平缓，但仍然便溏，舌苔白腻。肠腑未清，继续清导。

处方：葛根 30 g，炒黄芩 15 g，焦神曲 15 g，厚朴 15 g，山楂炭 9 g，胡黄连 15 g，炒枳壳 15 g，马齿苋 20 g，佛手 15 g，炒薏苡仁 30 g。5 剂。

四诊：不再腹痛泄泻，大便成形，舌根微黄，脉滑。守上方继服 5 剂。

五诊：食欲好转，但便秘，舌苔薄白腻，脉细滑。需健脾和胃。

处方：白术 15 g，白芍 10 g，神曲 15 g，枳壳 15 g，陈皮 10 g，茯苓 30 g，当归 30 g，佛手 15 g，山楂炭 15 g，佩兰 15 g。5 剂。

几天后患者来诊，大便正常，舌苔薄而润，脉和缓。病获痊愈，不再处方。随访 1 个月未复发。

【按语】《伤寒论》曰："太阳病，桂枝证，医反下之，利遂不止，脉促者，表未解也，喘而汗出者，葛根黄芩黄连汤主之。"本病例患者原有外感表证未解，又暴饮寒凉，导致邪热入里，陷于阳明，与寒饮胶结，壅滞肠胃腑道，湿热扰心，升降失调，津液外泄，故身热心烦、下利臭秽。此证与《伤寒论》所述近似，故以葛根黄芩黄连汤加减治之。方中葛根甘凉为君，能入阳明胃经，外解肌表之邪，内清脏腑之热，兼能升发脾胃清阳之气以止泻生津；炒黄芩、黄连苦寒为臣，能清热燥湿，厚肠止痢；炙甘草甘缓止痛；加炒白芍敛阴止痛，炒制以防寒凉；炒薏苡仁、茯苓健脾止泻，焦神曲、炒鸡内金、焦枳实、砂仁健胃消导；桔梗、防风祛邪止泻。故清代王子接云："是方即泻心汤之变，治表寒里热……清上则喘定，清下则利止，里热解，而邪亦不能留恋于表矣。"

例9 寇某，男，38 岁，许昌市某单位干部，于 2014 年 6 月 12 日就诊。

主诉：腹泻 2 年。

现病史：该患者罹患"慢性结肠炎"2 年，腹泻反复发作，发则腹痛肠鸣，痛则欲便，便则痛减，便中夹有白冻，日行二三次或五六次，饮食如常。曾做大便培养，未见致病细菌生长。曾服土霉素、氯霉素等药，初有效，后无效。

检查：患者形体壮实，精神尚好，舌质红，苔薄白，脉弦见于右关。

辨证：肝郁脾虚，肝木乘土。

治法：疏肝健脾，抑木扶土。

方药：（痛泻要方加减）炒白芍 20 g，焦白术 15 g，防风 15 g，陈皮 10 g，炒石榴皮 15 g，煨诃子 15 g，炙甘草 15 g。水煎服，5 剂。

二诊：5 剂服完，泻止痛除，大便成形，便中白冻亦减少。守上方继服 10 剂，白冻全除，食欲增加，基本痊愈。嘱其常服健脾丸，并忌食生冷、辛辣、刺激食物。随访 1 年未见复发。

【按语】本例患者形体壮实，饮食如常，精神尚好，脾胃未虚，然腹痛腹泻，泻后痛减，右关脉弦，知肝木偏旺，久则乘克脾土。《金匮要略》云："见肝之病，知肝传脾。"治疗应抑肝为主，扶脾为辅，药用酸甘，酸以敛肝，甘以补脾。即《素问》云："肝苦急，急食甘以缓之……酸泻之。"痛泻要方一般被认为是扶土抑木的方剂，而我认为是抑木扶土，抑木为主，扶土为次，治疗以肝实为主而脾虚不甚的痛证。若以脾虚为主，导致肝气偏旺者，非本方所宜。

2. 溃疡性结肠炎（肠癖）

例1 姚某，男，43 岁，禹州市人，于 2001 年 4 月 11 日就诊。

主诉：大便脓血 3 年余。

现病史：该患者 3 年前在出差途中罹患"痢疾"，大便带脓血，经治疗好转，半年后大便又出现脓血。经郑州一家省级医院检查确诊为"溃疡性结肠炎"，多方治疗效果不理想，缠绵不愈。后又发现患有右肾结石，在某医院接受手术治疗，术后便中脓血情况加重，日泻 6～7 次，伴纳差、腹痛、小腹下坠感、里急后重，遂来我院治疗。

检查：患者消瘦，面色萎黄，痛苦病容，乙状结肠镜检查结果显示结肠多处糜烂。舌质淡红，苔薄白，脉细无力。

辨证：脾虚挟湿，损及脉络。

治法：健脾燥湿，固肠止血。

方药：石榴皮 15 g，干姜 10 g，炒薏苡仁 30 g，土茯苓 30 g，赤石脂 30 g，木香 10 g，诃子 20 g，黑地榆 30 g，党参 30 g，黄连 10 g，白及 15 g，炙甘草 10 g。水煎服，10 剂。

二诊：诸症减轻，脓血便消失，每日大便 3 ~ 4 次。上方加白术 15 g，继服 10 剂。

三诊：诸症消失，纳差好转，大便成形，每日 1 次。该患者连服 30 剂，病获痊愈。

【按语】方中石榴皮、黑地榆、赤石脂、诃子、白及涩肠止泻止血以治标，土茯苓、黄连清热燥湿，薏苡仁健脾渗湿止泻，木香行气和中、实肠止泻，党参、干姜、炙甘草温中健脾以治本。全方祛邪扶正，标本兼治，疗效自然明显。

例 2 申某，女，38 岁，许昌县（现许昌市建安区）农民，于 2009 年 6 月 1 日就诊。

主诉：大便溏泻带脓血 5 年余。

现病史：该患者 5 年来时常腹痛泄泻，日行 5 ~ 10 次，大便黏腻不爽，带脓血，曾服用中西药治疗，病情时好时坏，故来我院住院诊治。经肠镜检查发现，乙状结肠多处溃疡，确诊为"溃疡性结肠炎"，采用抗生素加激素灌肠治疗，疗效不甚理想，邀余诊治。

检查：患者体形消瘦，面色萎黄，下腹部有压痛。舌质淡红，苔薄白腻，脉滑无力。

辨证：脾虚湿盛，伤及腑络。

治法：健脾燥湿，固肠止泻。

方药：土茯苓 30 g，黄连 10 g，干姜 10 g，人参 10 g，石榴皮 15 g，薏苡仁 30 g，木香 5 g，炒白芍 15 g，炒扁豆 20 g，黑地榆 30 g，葛根 30 g，炙甘草 10 g。水煎服，5 剂。

二诊：便血消失，大便次数减少为日行 3 次，腹痛减轻。守上方继服 10 剂。

三诊：不再腹痛，大便每日 2 次。上方加白及 10 g，鸡内金 15 g，炒麦芽 30 g，继服 20 剂。

四诊：诸症消失，食欲增加，体力恢复，基本治愈。守上方继服 10 剂，以资巩固。

【按语】方中土茯苓清热祛湿，黄连清热燥湿，葛根清热升阳，薏苡仁健脾渗湿；又用人参补气，炒扁豆健脾止泻，木香行气和中、实肠止泻，炒白芍养血柔肝、缓急止痛，干姜温中健脾，石榴皮、黑地榆收敛止泻；炙甘草缓中和药。全方祛邪扶正，有收有散，标本兼治。

例3 郑某，女，30岁，禹州市农民，于2013年6月24日就诊。

主诉：慢性腹泻伴大便脓血3年。

现病史：患者3年来经常腹泻，大便带脓血，伴腹部隐痛，纳差，消瘦，曾服用过各种中西药治疗，然时轻时重，反复不愈，故来我院诊治。

检查：肠镜检查提示全结肠多处溃疡，确诊为"溃疡性结肠炎"。舌质淡红，苔薄白稍黄，脉滑无力。

辨证：脾虚湿盛，寒热错杂。

治法：健脾燥湿，固肠止泻。

方药：党参30g，炒白术20g，土茯苓30g，黄连10g，黄芩15g，干姜10g，石榴皮15g，防风10g，木香5g，煨诃子20g，炒薏苡仁30g，黑地榆30g，白及15g，炒麦芽30g，炙甘草10g。水煎服，10剂。

二诊：诸症减轻。上方去黑地榆、黄芩，加黄芪15g，嘱其按照此方连服1个月。

3个月后，患者来院，诉大便正常，食欲和体重增加，停药2个月未复发，病获痊愈。

【按语】方中党参、炒白术、炙甘草健脾益气，黄连、黄芩、土茯苓清热燥湿，木香、炒薏苡仁、炒麦芽理气健脾，加石榴皮、煨诃子酸收止泻，黑地榆凉血止血，白及收敛止血，干姜温脾散寒，另伍少量辛香之防风，有胜湿止泻之功。诸药相合，共奏健脾固肠止泻之效。

例4 严某，女，41岁，驻马店市正阳县农民，于2006年1月6日就诊。

主诉：大便脓血6个月。

现病史：该患者半年来大便溏泻带赤白脓血，日行3～5次，在当地医院用中西药治疗效果不佳，时轻时重，经治愈的患者介绍，专程来许昌诊治。

检查：肠镜检查提示全结肠散在性溃疡，诊断为"溃疡性结肠炎"。舌质淡红，苔薄黄，脉沉滑无力。

辨证：脾虚湿盛，虚实夹杂。

治法：健脾祛湿，固肠止泻。

方药：党参30 g，炒薏苡仁30 g，焦白术15 g，赤石脂30 g，土茯苓30 g，臭椿皮10 g，石榴皮15 g，黄连10 g，干姜10 g，木香10 g，白及15 g，炙甘草10 g。水煎服，10剂。

10剂服完，患者诸症好转，按照上方在当地买药继服1个月，大便减至每日2次，基本成形，没有脓血出现，打电话咨询是否停药。嘱其守上方继服10剂以巩固疗效，并忌食生冷、刺激之物。

随访10年，患者身体一直很好，未再复发。

【按语】方中党参、焦白术、炙甘草益气健脾，炒薏苡仁、土茯苓、黄连、木香清热燥湿、理气健脾，干姜温中散寒，石榴皮、赤石脂涩肠止泻，臭椿皮、白及收敛止泻、止血。药证合拍，其效自显。

例5 孙某，女，40岁，许昌市工人，于2006年6月25日就诊。

主诉：大便脓血3个月。

现病史：该患者3个月来经常大便溏泻与便秘交替，带大量脓血，在某医院经肠镜检查诊断为"溃疡性结肠炎"，用中西药治疗不见好转，又到郑州某医院，口服其制剂并采用中药保留灌肠，治疗效果仍然不佳，时轻时重，故来我院诊治。

检查：舌质淡红，苔黄腻，脉弦滑。

辨证：湿热之邪熏灼肠道，脉络损伤。

治法：清热、利湿、导滞、解毒、止血。

方药：（白头翁汤加减）地榆炭30 g，茜草炭20 g，白头翁30 g，秦皮15 g，黄芩15 g，大黄5 g，木香10 g，蒲公英30 g，黄柏15 g，白及15 g，甘草10 g。水煎服，5剂。

二诊：大便顺畅，脓血消失，余症好转。守上方继服5剂。

三诊：诸症消失，基本痊愈。嘱其守上方继服5剂以巩固疗效，并忌食生冷、刺激之物。

随访1年，未再复发。

【按语】方用白头翁汤加减，清热解毒，凉血止泻。配伍地榆炭、茜草炭、白及收敛止血；大黄、木香祛邪导滞；蒲公英加强清热解毒之功，并可利湿消痈。共奏清热解毒、凉血止泻之功。

例6 于某，女，46岁，许昌市某鞋厂工人，于1987年5月20日就诊。

主诉：间歇性泄泻10余年。

现病史：患者10余年来经常腹痛、畏冷，继而出现腹泻，泻下大量稀便带黏液，每3～5天发作一次，发病常在午后，身体逐渐消瘦，体力下降，严重影响生活和工作。在许昌市某医院经肠镜检查，确诊为"慢性结肠炎"，但服西药治疗无效，故来我院治疗。

检查：舌质淡红，苔薄白，脉弦细无力。

辨证：肝郁脾虚。

治法：疏肝健脾，固涩止泻。

方药：（痛泻要方加减）炒白芍30g，焦白术15g，陈皮10g，防风10g，党参30g，炒扁豆20g，炒薏苡仁30g，煨诃子20g，炙甘草10g。水煎服，5剂。

半个月后二诊：患者服药后腹痛及泄泻止，以为病已痊愈，几日后因吃水果而出现胃脘冷痛，腹痛泄泻。上方加干姜10g，木香5g，继服5剂，并嘱其一定要禁食辛辣、刺激及生冷、油腻食物。

7月29日，患者介绍其他患者来诊，经询问得知，腹痛泄泻症状早已消失，停药后一直未复发。

【按语】结肠炎属中医学中的慢性"泄泻"。致泻的病因是多方面的，主要有感受外邪、饮食所伤、情志失调、脾胃虚、命门火衰等。这些病因导致脾虚湿盛，脾失健运，大小肠传化失常，升降失调，清浊不分，而成泄泻。

（1）感受外邪：引起泄泻的外邪以暑、湿、寒、热较为常见，其中又以感受湿邪致泻者最多。脾喜燥而恶湿，外来湿邪最易困阻脾土，以致升降失调，清浊不分，水谷杂下而发生泄泻，故有"湿多成五泄"之说。寒邪和暑热之邪除侵袭皮毛肺卫之外，亦能直接损伤脾胃肠，使其功能障碍，但若引起泄泻，必夹湿邪才能为患，即所谓"无湿不成泄"，故《杂病源流犀烛·泄泻源流》说："湿盛则飧泄，乃独由于湿耳。不知风寒热虚，虽皆能为病，苟脾强无湿，四者均不得而干之，何自成泄？是泄虽有风寒热虚之不同，要未有不原于湿者也。"

（2）饮食所伤：或食滞肠胃；或恣食肥甘，湿热内生；或过食生冷，寒邪伤中；或误食腐馊不洁，食伤脾胃肠，化生食滞、寒湿、湿热之邪，致运化失职，升降失调，清浊不分，而发生泄泻。正如《景岳全书·杂证谟·泄泻》所说："若饮食失节，起居不时，以致脾胃受伤，则水反为湿，谷反为滞，精华之气不能输化，乃致合污下降而泻痢作矣。"

（3）情志失调：烦恼郁怒，肝气不舒，横逆克脾，脾失健运，升降失调；或忧郁思虑，脾气不运，土虚木乘，升降失职；或素体脾虚，逢怒进食，更伤脾土，引起脾失健运，而成泄泻。故《景岳全书·杂证谟·泄泻》曰："凡遇怒气便作泄泻者，必先以怒时挟食，致伤脾胃，故但有所犯，即随触而发，此肝脾二脏之病也。盖以肝木克土，脾气受伤而然。"

（4）命门火衰：命门之火，助脾胃之运化以腐熟水谷，若年老体弱，肾气不足；或久病之后，肾阳受损；或房室无度，命门火衰，致脾失温煦，运化失职，而成泄泻。且肾为胃之关，主司二便，若肾气不足，关门不利，则可发生大便滑泄、洞泄。如《景岳全书·杂证谟·泄泻》曰："肾为胃关，开窍于二阴，所以二便之开闭，皆肾脏之所主，今肾中阳气不足，则命门火衰，而阴寒独盛，故于子丑五更之后，当阳气未复，阴气盛极之时，即令人洞泄不止也。"

泄泻的治疗原则，应以运脾祛湿为首要原则，当予运脾补虚，辅以祛湿，并根据不同证候，分别施以益气健脾升提、温肾健脾、抑肝扶脾之法，久泻不止者，尚宜固涩。同时还应注意急性泄泻不可骤用补涩，以免闭留邪气；慢性泄泻不可分利太过，以防耗其津气；清热不可过用苦寒，以免损伤脾阳；补虚不可纯用甘温，以免助湿。若病情处于寒热虚实兼夹或互相转化时，当随证而施治。慢性溃疡性结肠炎痊愈后易复发，如有反复，可坚持服用黄连止泻丸和参苓白术丸，以资巩固疗效。

＜ 便　血 ＞

例1　焦某，男，56岁，许昌市工人，于2009年10月8日就诊。

主诉：大便带血1年。

现病史：该患者1年前发现大便呈褐色，并带有黏液，身体消瘦。在许昌某医院住院，粪检发现大便中有血细胞，胃肠镜检查均无异常发现，禁食并对症治疗10余天不见好转。又到郑州某省级医院住院检查，仍未发现身体器质异常，禁食并治疗半个月，大便仍然带血，身体状况更差。无奈之下，患者接受医生建议，先后进行两次腹部手术，花费 10 余万元，但仍便血如故，且身体极度衰弱，每天靠输液维持。返回许昌后，来我院住院并邀余会诊。

检查：舌质淡红，苔薄白，脉细无力。

辨证：气虚不能摄血。

治法：益气健脾止血。

方药：黄芪 30 g，人参 10 g，三七粉（冲服）6 g，地榆炭 30 g，白及 15 g，仙鹤草 30 g。水煎服，2 剂。

二诊：患者家属反映，患者服药困难，喝下即吐，甚至喝水亦吐。胃气大伤，脏腑功能衰弱至极，遂改处方。

处方：法半夏 10 g，黄连 10 g，苏叶 10 g，竹茹 10 g，白及 10 g，三七粉（冲服）6 g，北沙参 30 g，仙鹤草 30 g，西洋参 10 g，甘草 10 g。3 剂。

并嘱咐患者家属，要温服，徐徐咽下，减少对食管和胃的刺激。

三诊：患者家属反映，本次服药没有呕吐，服药后患者自觉病情缓解，并能饮少量流质食物，但便血依旧。嘱其守方继服 5 剂。

四诊：饮食基本正常，亦不再呕吐，但仍便血。反复斟酌认为，此为脾不统血之故，改用归脾汤加减治之。

处方：黄芪 15 g，党参 15 g，白术 15 g，当归 20 g，茯苓 15 g，木香 3 g，酸枣仁 10 g，远志 10 g，白及 10 g，三七粉（冲服）6 g，仙鹤草 30 g，甘草 6 g。3 剂。

五诊：便血止，但出现大便溏泻。此应为脾胃虚弱所致，上方加煨诃子 20 g，怀山药 30 g，继服 3 剂。

六诊：泄泻止，但又出现便血。守上方继服 3 剂。

七诊：不再便血，病情基本痊愈，出院。嘱其守方继续服用半个月，以资巩固。

例 2 陈某，女，74 岁，许昌市人，于 1990 年 5 月 18 日就诊。

主诉：大便下血 20 天。

现病史：该患者 20 天来每次大便中皆夹有鲜血，以为是痔疮，未在意。近几天下血量增加，伴四肢发冷、畏寒、全身无力。

检查：乙状结肠镜检查显示为"慢性结肠炎"。舌质淡红，苔薄黄，脉弦细无力。

辨证：脾阳不足，中焦虚寒。

治法：温阳散寒，健脾止血。

方药：（黄土汤加减）焦白术 15 g，制附子（先煎）12 g，阿胶（烊化）12 g，黄芩 15 g，熟地黄 30 g，荆芥炭 10 g，地榆炭 30 g，炒山药 30 g，升麻炭 10 g，乌贼骨 30 g，黄芪 15 g，三七粉（冲服）3 g，赤石脂 30 g，炙甘草 10 g。水煎服，5 剂。

二诊：肉眼观察已没有大便带血情况。效不更方，守上方继服 10 剂。

三诊：患者共服药半月，大便正常，粪检红细胞为阴性，基本痊愈。嘱其常服参苓白术散，并注意饮食起居，防止复发。

【按语】《证治要诀》云，便血"血清而色鲜者为肠风，浊而暗者为脏毒"。大便下血，与肝、脾直接相关，因脾统血、肝藏血，脾虚统摄失权，则血不能循经而行，流溢于大肠。例 1 为脾虚不能统血，例 2 为脾阳虚，治疗上首先要分清阴阳虚实，根据辨证，在健脾止血的基础上施以清热或者温阳，灵活加减，仙鹤草、三七、茜草、白及、地榆炭、荆芥炭等止血药可据证酌情使用。

◀ 脱　肛 ▶

曹某，女，42 岁，许昌县（现许昌市建安区）农民，于 1989 年 6 月 17 日就诊。

主诉：脱肛 7 年。

现病史：该患者 7 年前经受雨淋后引起急性痢疾，大便脓血，未得到及时治疗，久而出现脱肛，每次大便前先腹痛，大便后肛门有物脱出，需以手纳之方能复位。最近病情加重，走路过快或者咳嗽、打喷嚏也会脱出，在某医院服用中药 20 余剂无效，故来我院诊治。

检查：患者身体瘦弱，舌质淡红，苔薄白，脉沉细无力。

辨证：中气不足，气虚下陷。

治法：补中益气，升阳举陷。

方药：（补中益气汤加减）黄芪 30 g，白术 15 g，陈皮 10 g，升麻 10 g，柴胡 15 g，党参 15 g，当归 15 g，桃仁 15 g，枳壳 30 g，甘草 6 g。水煎服，

6 剂。

二诊：腹痛、脱肛等诸症减轻。效不更方，守上方继服 5 剂。

三诊：诸症明显好转，只有月经期间出现脱肛，平时不再发作。守上方继服 10 剂，彻底治愈。随访 1 年未复发。

【按语】补中益气汤具有补中益气、升阳举陷之功效，主治脾虚气陷证。饮食劳倦，损伤脾胃，以致脾胃气虚，清阳下陷。脾胃为营卫气血生化之源，脾胃气虚，受纳与运化不及，故饮食减少、少气懒言、大便稀薄；气虚下陷，清阳不升，故脱肛、子宫下垂等。

原方中黄芪补中益气、升阳固表为君；人参、白术、甘草甘温益气，补益脾胃，为臣；陈皮调理气机，当归补血和营，为佐；升麻、柴胡协同参、芪升举清阳，为使。综合全方，一则补气健脾，使后天生化有源，脾胃气虚诸症自可痊愈；一则升提中气，恢复中焦升降之功能，使下脱、下垂之症自复其位。

◀ 食管癌（噎膈）▶

例 1 孙某，女，78 岁，漯河市临颍县农民，于 2003 年 3 月 30 日就诊。

主诉：吞咽食物困难 2 个月余。

现病史：该患者 2 个月来吞咽食物困难，日渐加重，饮食不下。在某医院做胃镜及病理切片检查，确诊为"食管癌"二期。因年岁已高，无法手术，亦不能承受放、化疗之苦，故来我院治疗。

检查：患者体形略瘦，神气尚可，面色略萎黄，舌质暗红，苔白腻，脉沉而无力。

辨证：痰气瘀阻，气机不利。

治法：化痰散结，化浊降逆。

方药：黄芪 30 g，北沙参 30 g，王不留行 20 g，白花蛇舌草 30 g，代赭石 30 g，山慈姑 10 g，浙贝母 15 g，牡蛎 30 g，甘草 10 g。水煎服，10 剂。

另用"抗癌散"：水蛭 30 g，壁虎 10 g，生半夏 10 g，山慈姑 10 g，共研细粉，每次 0.5 g，温开水送服，徐徐咽下，每日 10 次。

二诊：患者自觉病情明显好转，能吃流质食物。嘱其守上方坚持服用。

服药 8 个月后，患者家属告知，服上方及粉药 3 个月后，经胃镜复查显示食管癌肿消失，食管完整有瘢痕，病理检查未发现癌细胞，已获痊愈。

10年后患者家属因感冒来院诊治，问及患者情况，回答仍然健在，饮食起居一如常人。

例2 吕某，女，54岁，许昌县（现许昌市建安区）农民，于1996年4月10日就诊。

主诉：进行性吞咽困难6个月余。

现病史：患者于1995年10月出现进食吞咽困难，食入即吐，呕出大量白色黏液，日渐消瘦，在许昌某医院经胃镜检查确诊为"食管癌"。因身体虚弱，行走困难，无法手术，更难以忍受反复化疗，遂来我院住院，要求采用中医保守治疗。

检查：患者呈恶病质，面色㿠白，少气懒言，舌质暗红，苔薄黄，脉细无力。

辨证：痰气胶结，壅阻食道。

治法：化痰散结，开郁润燥。

方药：黄芪30 g，北沙参30 g，代赭石30 g，王不留行20 g，白花蛇舌草30 g，半枝莲30 g，山慈姑10 g，蜈蚣2条，党参30 g，炙甘草10 g。水煎服，5剂。

另用"抗癌散"：水蛭30 g，壁虎10 g，生半夏10 g，山慈姑10 g。共研细粉，每次0.5 g，温开水送服，徐徐咽下，每日10次。

二诊：患者无不良反应，自觉精神明显好转。守上方继服5剂。

三诊：患者吞咽困难症状缓解，能吃流质食物，不再呕吐涎沫。嘱其守上方坚持服用。

四诊：吞咽不再困难，能吃少量软食，出院。后根据上方随证加减，坚持服药1年以上，病情逐渐好转。

2010年5月，患者因其孙子有病而前来就诊，观其面色红润，语音响亮，经询问，方知其食管癌早已痊愈，14年来身体健康，食欲正常，能从事一般性劳作，从未复发。

例3 冯某，男，76岁，许昌市烟厂退休工人，于2020年3月21日就诊。

主诉：饮食不下、吞咽困难1年。

现病史：患者 1 年前饮食吞咽困难，在某医院检查诊为"食管癌"，因其不愿手术，采取保守治疗，效果不佳。近来病情加重，水米难进，经人介绍来我院就诊。

检查：精神欠佳，面色暗黄，消瘦乏力，舌质淡，苔薄白，脉沉细无力。

辨证：脾胃虚弱。

治则：益气健脾。

方药：党参 30 g，黄芪 30 g，白花蛇舌草 30 g，白英 30 g，蜈蚣 2 条，山慈姑 15 g，王不留行 20 g，柿蒂 15 g，炒麦芽 30 g，鸡内金 10 g，甘草 10 g。水煎服，7 剂。

另用"抗癌散"：水蛭 30 g，壁虎 10 g，生半夏 10 g，山慈姑 10 g。共研细粉，每次 0.5 g 温开水送服，每日 10 次。

二诊：服药 5 剂后即可少进流食，效果显著。守上方加三棱 15 g，莪术 15 g，继服 15 剂。

三诊：一般家常便饭均可进食。守上方加半枝莲 30 g，佛手 15 g，枳壳 15 g，15 剂。

四诊：服药 3 个月后患者感觉良好，面色逐渐红润，体重稍有增加。嘱其坚持服药，以期痊愈。

【按语】经长期临床观察，白花蛇舌草、半枝莲、山慈姑、蜈蚣对消化道肿瘤确有明显的抑制作用，水蛭、壁虎、生半夏则能消肿散结、通关开郁，不过以上几味毕竟药性猛烈有毒，应用时要谨慎，注意剂量。

◄ 贲门癌（胃痛）►

田某，女，82 岁，许昌县（现许昌市建安区）人，农民，于 2002 年 10 月 2 日就诊。

主诉：胃脘痛、吞咽食物时有阻塞感 2 个月余。

现病史：患者于 2 个多月前出现胃脘痛，经常呃逆上气，以为是慢性胃炎，未曾在意。后出现吞咽困难，逐渐加重，甚至连稀粥都难以下咽，去某三甲医院经胃镜检查，确诊为"贲门癌"晚期。因年岁已高，无法手术，亦不适合做放、化疗，故来我院治疗。

检查：患者体形瘦削，神气尚可，反应正常，面色略红，胃脘处触诊有明显肿块。舌质暗红，苔白腻，脉弦细无力。

辨证：痰瘀气滞，阻塞胃脘。

治法：逐瘀散结，降逆开郁。

方药：黄芪 30 g，西洋参 10 g，王不留行 15 g，白花蛇舌草 30 g，代赭石 30 g，山慈姑 10 g，蜈蚣 2 条，甘草 10 g。水煎服，10 剂。

另用"抗癌散"：水蛭 30 g，壁虎 10 g，生半夏 10 g，山慈姑 10 g。共研细粉，每次 0.5 g，温开水送服，徐徐咽下，每日 10 次。

二诊：自觉病情明显好转，能吃流食。嘱其守上方长期服用。

3 个月后患者感觉胃脘痛消失，饮食如常，体重增加，自行停药。不久病情反复，前来求医。嘱其仍按照上方坚持服用 1 年以上，以防病情恶化。

3 年后，该患者在我院做胃镜复查，胃部癌肿消失，局部光滑，病理检查未发现癌细胞，已获痊愈。患者及其家属在感谢之余甚至怀疑起初贲门癌是不是误诊，因为他们认为，凡是癌症根本无法治愈，既然最终被治愈了，说明也许自己得的根本不是癌症。对此，只能一笑置之。

【按语】贲门癌肿堵塞食道，可导致胃气不降而上逆，不能进食而气血无从化生。癌症肿物亦属"癥瘕积聚"范畴，多为有形之痰浊、瘀血凝结而成，抗癌散专为此而设，水蛭破血逐瘀，善治各种癥瘕积聚；壁虎善祛风活络而散结，生半夏化痰散结。本病之基本病机为正虚邪实，故治疗以扶正祛邪（抗癌）为主，方中黄芪、西洋参益气养阴以扶正，白花蛇舌草、山慈姑、蜈蚣、抗癌散共奏抗癌之功；王不留行善行血脉、走而不守，助诸药散结而消癥；代赭石苦寒沉降，善通降胃腑气机，可通关开闭，引诸药达病所；甘草调和以为使，并可缓和诸药之毒性。癌症属于顽症，非峻猛之药难以获效，故抗癌药多为药性猛烈有毒之品，乃"以毒攻毒"之法，但需谨慎控制药量。

◂ 胃 癌 ▸

李某，男，75 岁，许昌县（现许昌市建安区）农民，于 1999 年 5 月 21 日就诊。

主诉：反复上腹部不适 1 年，黑便 1 个月。

现病史：该患者1年前开始无明显诱因出现上腹部不适感，以餐后饱胀、隐痛为主，初起程度轻未予特别注意，发作时自服药物后好转。半年前开始上腹饱胀感与隐痛加剧，影响工作与睡眠，餐后明显，影响食欲，体重略有下降。在附近诊所按照"慢性胃炎、胃溃疡"给予抑制胃酸、保护胃黏膜和止痛等治疗，症状有所缓解，但体重逐渐下降。1个月前开始出现黑褐色大便，初未予重视，后发展为排柏油样稀便，同时患者家属发现其面色较之前苍黄，患者自觉疲劳、乏力，注意力不集中，有时伴有眼前发黑，到许昌某医院做胃镜检查，初步诊断为"胃腺癌"晚期。因不愿接受手术和放化疗，故来我院就诊。

检查：患者明显消瘦，面色苍白，腹部软，无压痛，未触及包块。舌质淡红，苔薄白，脉细弱。

辨证：癌毒犯胃，脾胃不和，正气大亏。

治法：健脾益气，理气和胃，兼攻癌毒。

方药：黄芪25 g，党参15 g，茯苓15 g，白术15 g，阿胶（烊冲）10 g，木香9 g，北沙参10 g，神曲15 g，陈皮15 g，鸡内金10 g，白花蛇舌草20 g，龙葵20 g，山慈姑10 g，石见穿20 g。水煎服，7剂。

另用"抗癌散"：水蛭30 g，壁虎10 g，生半夏10 g，共研细粉，每次0.5 g，温开水送服，徐徐咽下，每日10次。

二诊：3周后诸恙好转，脘腹作胀明显减轻，已能进半流质饮食。守上方继服15剂。

三诊：3个月后体力增强，体重增加，肤色转红润，精神好转，能操劳家务。嘱其仍要坚持服药，每个月来院复查一次。

此后间歇服药3年，临床症状消失，体力、精神恢复如前，能参加正常工作。触胃脘柔软，腹部无肿物，全身未见异常体征，病情得到控制。6年后，该患者一次因饮食不周，病情暴发（可能为癌肿溃破），吐大量黑血块，经抢救无效死亡。

【按语】此病例属癌症晚期，甚至肿瘤已经扩散，医者能做之事，只有鼓舞正气，补充元气，尽量延长患者的生存期，改善生存质量。所以根据辨证组方用药，以扶正为主，兼消癌肿。

◀ 心律失常（心悸）▶

例1 田某，男，70岁，许昌县（现许昌市建安区）退休医生，于1987年4月14日就诊。

主诉：心慌、胸闷、气短2个月。

现病史：该患者2个月来经常心慌、心烦，气短、胸闷，动则益甚，昼轻夜重，伴四肢拘挛、口干、少寐。在当地乡卫生院检查，血压正常，心电图显示二尖瓣回流，T波倒置，诊断为频发性室性早搏，采用西药治疗，不能控制症状，故来我院诊治。

检查：舌质暗红，少苔，脉弦细促。

辨证：心阴不足，心阳被遏。

治法：益气养阴，通阳复脉。

方药：（炙甘草汤合生脉散加减）炙甘草20g，生地黄25g，酸枣仁15g，阿胶（烊化）10g，党参20g，麦冬15g，五味子15g，桂枝10g，丹参30g，柏子仁15g，生姜5片，大枣5枚。水煎服，5剂。

二诊：早搏出现次数减少，睡眠时间延长，诸症好转。效不更方，守上方继服5剂。

三诊：诸症继续好转，能正常入睡。守上方继服5剂。

四诊：心慌、气短、胸闷、乏力、倦怠、早搏等症消失，心电图检查正常，病获痊愈。

【按语】炙甘草汤，又名复脉汤，出自《伤寒论》，主治心阴心阳两虚所致的"脉结代，心动悸"。临床上用于功能性心律不齐、早搏、房颤、传导阻滞等引起的"脉结代，心动悸"证有较好疗效。原方中以炙甘草为主药，用以养脾胃补中气，益气血生化之源；党参、生地黄、阿胶、麦冬、酸枣仁、柏子仁滋阴补血；桂枝通心阳，丹参护心阴，生姜、大枣调和脾胃。全方甘润、辛燥并用，使滋阴而不致腻滞，通阳而不致伤阴，此其配伍之妙。

例2 王某，男，58岁，许昌地区舞钢区（现平顶山市舞钢市）干部，于1981年2月24日就诊。

主诉：心慌、胸闷、气短半年余。

现病史：该患者半年前曾发生过心肌梗死，经抢救和治疗病情得到缓解。近来不时出现房颤，心慌、胸闷、气短，活动时加重，伴头晕、自汗、口干。

检查：舌体瘦薄，舌尖红赤，苔薄黄，脉细无力。

辨证：气阴两虚，心失所守，虚阳外越。

治法：益气养阴。

方药：（生脉散加减）太子参30 g，麦冬20 g，五味子15 g，白芍10 g，酸枣仁15 g，柏子仁15 g，丹参30 g，川芎12 g，当归30 g，菊花15 g，白蒺藜15 g，炙甘草10 g。水煎服，3剂。

二诊：心慌、胸闷、气短、头晕等症减轻。上方加黄芪15 g，桂枝10 g，继服5剂。

三诊：面目浮肿，心悸、气短，胸闷尤甚，肝区疼痛不适。自诉上方继服2天后，夜间突发全身水肿，怀疑药不对证，转而找其他医生诊治，根据该医生建议服补中益气汤，1剂服完全身水肿更甚，胸中烦闷欲狂，故仍来邀余诊治。经仔细询问，原来该患者曾有慢性肝炎病史5年。此为气阴两虚，肝郁犯脾，脾虚不能制水，水气凌心之证，应在原来治法基础上加疏肝、健脾、利湿药物。

处方：太子参30 g，麦冬20 g，五味子15 g，郁金15 g，炒白术15 g，大腹皮30 g，薏苡仁30 g，茯苓皮30 g，川芎10 g，酸枣仁15 g，柏子仁15 g，丹参30 g，当归30 g，枳壳15 g，炙甘草10 g。5剂。

四诊：水肿消，房颤未发作。效不更方，继服10剂。

五诊：水肿、房颤均未发作，体力增加，但仍头晕。上方加白芍15 g，石决明30 g，珍珠母30 g，菊花15 g，继服5剂。

六诊：诸症消失，基本治愈。嘱其改服天王补心丹和保肝养肝之类药物以善后。

【按语】本病例患者心阴不足，故出现房颤、自汗、口干、舌尖红赤、脉细、舌体瘦薄、苔薄黄；心气不足，故出现心慌、胸闷、气短，活动时加重，脉象无力。治当收敛心气，涵养心阴，兼顾活血祛瘀、调和心律。方用生脉散益心气、养心阴，其中不用党参而用太子参者，有顾护津液之意；丹参活血祛瘀，清心凉血而降虚火；川芎、当归增强活血化瘀之力；白芍养血敛阴，酸枣仁、柏子仁增强养心安神之效；加菊花、白蒺藜兼顾头目，缓解头晕、自汗等症。

◀ 心动过速（心悸、怔忡）▶

例1 王某，女，许昌市某高中学生，于1996年6月11日就诊。

主诉：心慌、胸闷3日。

现病史：该患者因为高考过于紧张，突然出现阵发性心慌、胸闷、休克，面色苍白，发热，自汗，数分钟后苏醒，约1小时发作一次。在市某医院采用抗生素、安定（地西泮）和脑复康（吡拉西坦）等药物治疗，发热消退，但心慌、胸闷发作亦然。遂来我院诊治。

检查：患者发育正常，病态面容，神情恍惚，血压正常，心率105次/分，心电图检查无异常发现。舌质淡红，苔薄白，脉细数。

辨证：心血不足，心神失守。

治法：养心安神定志。

方药：（生脉散合定志丸加减）太子参30 g，麦冬15 g，五味子10 g，远志12 g，酸枣仁15 g，茯神30 g，龙骨30 g，朱砂（冲服）3 g，当归20 g，炙甘草15 g。水煎服，5剂。

二诊：服药5天来未再休克过，心慌、胸闷消失，唯余心中偶有不适感，但每次仅有几秒。服药后有大便溏泻现象。原方加山药30 g，砂仁10 g，继服5剂。

三诊：诸症消失，唯感乏力，精神不济。原方加龙眼肉30 g，木瓜15 g，继服5剂。

1年后患者因感冒前来诊治，告知心动过速的情况未再出现过。

例2 李某，男，39岁，许昌地区舞钢区（现平顶山市舞钢市）干部，于1982年9月11日就诊。

主诉：心慌、全身乏力1个月余。

现病史：该患者1个多月前因出差押运货物，两昼夜未眠，回家后当晚突发心慌，全身无力。到当地某医院就诊，经心电图检查诊断为"室上性心动过速"，但住院治疗数天病情无好转，心动过速不时发作。转院继续治疗，仍然不见起色，故邀余会诊。

检查：患者神志清醒，情绪低沉，脉搏120次/分，舌质淡红，苔薄白而燥，脉浮数无力。

辨证：心血损耗，心气不足。

治法：益气养血，稳心定志。

方药：（生脉散合补心汤加减）太子参30g，麦冬15g，五味子15g，远志10g，柏子仁30g，酸枣仁15g，当归15g，生地黄15g，珍珠母30g，龙骨30g，甘松10g，丹参30g，炙甘草10g。水煎服，3剂。

另用琥珀3g，朱砂1.5g，水飞研末冲服，每日2次。

二诊：心慌及心动过速发作次数明显减少，精神有所振作。守上方继服3剂。

三诊：心慌未再发作，体力有所恢复。上方去甘松，继服3剂。诸症再未发作，病愈。

【按语】心动过速从中医学角度辨证，当属"惊悸""怔忡"范畴，该病的形成，主要由于精神因素，引起心神不安，或与心血不足、心阳不振、水气凌心有关。《素问·举痛论》云："惊则心无所倚，神无所归，虑无所定，故气乱矣。"《医学正传》亦云："夫惊悸怔忡之候，或因怒气伤肝，或因惊气入胆，母能令子虚，因而心血为之不足，又或遇事繁冗，思想无穷，则心君亦为之不宁，故神明不安而怔忡惊悸之证作矣。"因木能生火，大怒伤肝，肝气虚无以生心火，则心气虚，虚则怔忡、易惊悸。另外，心主血，心血不足，则心神不安，常能引起惊悸。治疗方面当辨证准确，找对病因，以养血安神为主，疏肝理气、柔肝敛阴为辅，兼以活血、定惊、缓急等法，综合调理，安心静养一段时间，有望复原。

◀ 心动过缓（胸痹）▶

韩某，男，75岁，许昌市某单位干部，于2006年7月20日就诊。

主诉：胸闷、气短2年余。

现病史：该患者身体肥胖，有高血压、糖尿病、冠心病病史。近2年来经常感觉胸闷、气短，全身虚弱，心率从60次/分逐渐降至32次/分。曾服用中药1个月，心率增至54次/分，但不久因患感冒心率又降至42次/分。某医院心肺科建议安装心脏起搏器，患者不愿接受，故来我院中医科诊治。

检查：患者体形肥胖，面色苍白，语声低微，心率33次/分，血压91/56mmHg。舌质淡，苔薄白，脉滑而迟。

辨证：痰湿阻滞，心阳不振。

治法：化痰祛湿，温通心阳。

方药：黄芪 30 g，红参 15 g，白术 30 g，茯苓 30 g，法半夏 15 g，桂枝 30 g，制附子（先煎）10 g，石菖蒲 15 g，甘松 15 g，丹参 30 g，赤芍 20 g，炙甘草 10 g。水煎服，5 剂。

二诊：诸症好转。守上方继服 5 剂。

1 个月后三诊：上方共服 35 剂，心率逐渐上升至 63 次 / 分。嘱其守上方继服。

5 个月后四诊：上方共服 3 个月，停药 2 个月，心率一直保持在 57 ～ 65 次 / 分，比较稳定，基本达到临床治愈。

【按语】方中黄芪、红参大补元气；附子为补火助阳之要药，合桂枝以通血脉、振心阳，心阳得振，痰湿等阴邪得化，其中桂枝宜重用方获效；白术、炙甘草温中健脾；茯苓、法半夏清化痰饮；石菖蒲、甘松开通心阳；丹参、赤芍活血化瘀。全方共奏化痰祛湿、温通心阳之功效。

◀ 冠心病（胸痹）▶

例 1 韩某，男，38 岁，许昌地区舞钢区（现平顶山市舞钢市）干部，于 1980 年 10 月 13 日就诊。

主诉：胸闷、胸痛 1 个月余。

现病史：患者 1 个多月前出现胸闷，接着出现胸痛，表现为心前区针扎样刺痛。近几日胸痛发作频繁，在当地医院做心电图确诊为冠心病，不愿服西药，故邀余诊治。

检查：患者体形较胖，舌质暗红，边有紫色瘀斑，脉轻取无力，重按稍滑。

辨证：瘀阻心脉，不通则痛。

治法：涤痰化瘀，宣痹通脉。

方药：（血府逐瘀汤合瓜蒌薤白半夏汤加减）当归 15 g，川芎 15 g，赤芍 15 g，桃仁 12 g，红花 10 g，枳壳 10 g，全瓜蒌 30 g，薤白 10 g，丹参 30 g，檀香 10 g，砂仁 10 g，甘草 10 g。水煎服，5 剂。

二诊：胸痛、胸闷症状减轻，但出现频发早搏，询问后告知，几天前因感觉病情好转，与他人饮酒 2 次。脉细数结代。乃心气不足，心脉痹阻之证。

处方：当归 15 g，川芎 15 g，赤芍 20 g，丹参 30 g，生山楂 30 g，白檀香 10 g，五灵脂（酒炒）15 g，生蒲黄（包煎）15 g，苦参 15 g，甘松 15 g，太子参 30 g，炙甘草 10 g。水煎服，3 剂。

三诊：早搏不再发作，偶有胸闷，食欲不佳。上方加砂仁 10 g，炒麦芽 30 g，继服 7 剂。

四诊：早搏、胸闷、胸痛消失，食欲增加，体力恢复，达到临床治愈。嘱其按照上方继服 10 剂以资巩固，并严格戒酒，忌食油腻之物，以防复发。

例 2　常某，女，60 岁，许昌市人，于 2005 年 4 月 11 日就诊。

主诉：胸闷疼痛 3 年，加重 20 余天。

现病史：该患者近 3 年每年冬、春季均发胸闷疼痛、痰多，重则喘咳，持续月余，甚至更长时间不愈。此次因忧郁愤怒又出现胸部刺痛，以左侧为甚，入夜加重，有时向左腋下放射，发作时间可持续数分钟。伴咳嗽，咳声重浊，痰多黏厚。心烦不寐，头痛昏晕，肢体沉重，脘痞食少。经许昌市某医院 X 线胸片检查，提示肺纹理增粗，心电图检查诊为"冠心病"。

检查：形体肥胖，唇甲青紫，呼吸音粗，血压 150 / 80 mmHg，舌质紫暗，苔浊腻，脉弦涩。

辨证：痰瘀互结，痹阻于胸。

治法：通阳豁痰，活血化瘀，兼以平肝。

方药：（自拟通痹活血汤）瓜蒌皮 20 g，薤白 10 g，丹参 30 g，郁金 20 g，延胡索 10 g，红花 10 g，枳实 10 g，赤芍 15 g，玄参 15 g，麦冬 10 g，钩藤 20 g，石决明 15 g，夜交藤 20 g。水煎服，5 剂。

二诊：胸痛、头痛、失眠等诸症均减轻，但过食肥厚、辛辣饮食后咳痰仍多，口干，舌脉如前。上方去钩藤、石决明、夜交藤，加桔梗 10 g，射干 10 g，浙贝母 10 g，炙紫菀 15 g，僵蚕 10 g，继服 10 剂。

三诊：患者服药 2 周后，自诉劳累后心前区偶有疼痛，但一过即逝，余症皆除。为了巩固疗效，嘱其守上方间断服用 1 个月。

【按语】冠心病患者一般病延数年，久病入络，血滞为瘀。情志失调，气滞痰阻，脉络不利而痰瘀交结，胸阳不运，心脉痹阻，不通则痛，而发为胸痹，治宜豁痰与化瘀并用。此类患者非短期用药即愈，须守方久服。正如朱丹溪所说："久得涩脉，痰饮胶固，脉道阻滞也，卒难得开，必费调理。"

通痹活血汤为我在瓜蒌薤白半夏汤的基础上，加活血化瘀、行气通脉等药物而得来，常用于痰瘀痹阻之胸痹。

例3 王某，男，30岁，许昌市某单位职工，于2005年4月15日就诊。

主诉：胃脘疼痛半年余。

现病史：该患者半年前因患感冒，发热、头痛、咳嗽未愈，逐渐引发胸脘胀痛痞满，每因用力咳嗽、深吸气而疼痛加重，痛如针刺，经对症治疗，症状时轻时重。逐渐疼痛局限于上胸脘，以夜间为甚。X线胸片、胃镜、肝肾功检查均正常，心电图检查结果为冠状动脉供血不足，即"冠心病"。

检查：双肺呼吸音清，未闻及干湿啰音。上胸脘压痛（+），未触及包块，舌质暗红，苔黄腻，脉沉弦涩。

辨证：结胸，证属痰热瘀血互结。

治法：化痰清热，理气活血。

方药：（小陷胸汤合小柴胡汤加减）瓜蒌皮20 g，清半夏10 g，黄芩10 g，枳实15 g，柴胡12 g，桔梗15 g，浙贝母10 g，郁金20 g，丹参20 g，延胡索20 g，生甘草6 g。水煎服，5剂。

二诊：胸脘痞满疼痛减轻，仅在劳作时隐隐作痛，舌脉如前。上方延胡索减为10 g，郁金增为30 g，继服7剂，诸症悉平。

【按语】本例患者因外感而起，外邪内陷，气郁不通，则津聚为痰，痰气胶结阻于脉道则血瘀，病变在胸脘，其痛如针刺，舌质暗，具有瘀血为患的特点，且伴有胸闷、苔黄腻之痰热证特征，故从痰热瘀血互结辨治，且先痰后瘀。痰重瘀轻，故以原治伤寒表证误下、邪热内陷、痰热结于心下的小结胸病所用的小陷胸汤合小柴胡汤加减，重在化痰清热，宽胸散结，适佐丹参、延胡索、郁金等活血理气之品，则气顺、痰消、瘀祛，诸症自消。

例4 韩某，女，60岁，舞钢市某局退休职工，于1993年12月8日就诊。

主诉：心慌、胸闷1年余。

现病史：该患者1年来经常心慌、胸闷，劳则加重，在当地医院做心电图检查显示心脏下壁心肌缺血、心律不齐，诊断为"冠心病"，曾服用西药治疗，但疗效不佳，症状时轻时重，故来我院门诊治疗。

检查：舌质红，边有瘀斑，苔薄白，脉细涩。

辨证：心阴不足，气滞血瘀。

治法：益气养阴，活血化瘀。

方药：（生脉散合血府逐瘀汤加减）党参 30 g，麦冬 15 g，五味子 15 g，远志 12 g，茯神 30 g，当归 30 g，丹参 30 g，桃仁 15 g，红花 15 g，酸枣仁 15 g，柏子仁 15 g，川芎 15 g，枳壳 15 g，薤白 15 g，甘草 10 g。水煎服，15 剂。

二诊：上方连续服用半个月，诸症好转，气力增加，心慌发作次数减少。守上方继服 15 剂。

三诊：诸症消失，无不适感觉，心电图检查正常，达到临床治愈。嘱其常服复方丹参片和冠心苏合香等药，以防止复发。

【按语】血府逐瘀汤出自王清任的《医林改错》，方中以桃红四物汤活血化瘀而养血，防纯化瘀之伤正；四逆散疏理肝气，使气行则血行；加桔梗引药上行达于胸中（血府）；牛膝引瘀血下行而通利血脉。从原方中药物组成来看，王氏立法重在行气活血祛瘀。分而观之，当归、川芎、赤芍、红花、桃仁化瘀活血，牛膝通血脉、祛瘀血并引血下行，为方中主要药物；"气为血帅""气行则血行"，故又配伍柴胡疏肝解郁、升达清阳，枳壳、桔梗开胸行气，使气机调达，则血行通畅；生地黄凉血清热，配当归又有养血润燥，使瘀祛而不伤阴血；甘草调合诸药。诸药相合，构成理气活血之剂。本方以活血化瘀而不伤正、疏肝理气而不耗气为特点，达到行气活血、祛瘀止痛的功效。

综观全方，气血兼顾，攻中寓补，升降同施，从而使气血流畅，瘀去新生。本方制方巧妙，妙在血药与气药的恰当配伍，升药和降药（应注意桔梗与牛膝的比例）的有机结合，活血化瘀而不伤元气，祛邪而兼顾扶正，组方合理，疗效显著，是王清任所创活血祛瘀方中应用最广的方剂。临床应用要注意抓住本方的主导病机，即气血、升降关系的失调。

◂ 病毒性心肌炎（胸痹）▸

例1 吕某，男，39 岁，漯河市临颍县农民，于 1986 年 9 月 16 日就诊。

主诉：心慌、气短、胸闷半年。

现病史：患者在半年前偶患感冒，治愈后即出现心慌、气短、胸闷、乏力、倦怠，每因劳累而加重。在当地医院做心电图检查，显示偶发性早搏、S-T段轻度低压，被确诊为感冒引起的"病毒性心肌炎"，采用西药对症治疗，但效果不理想，故来我院诊治。

检查：舌质淡，苔薄白，脉细弱。

辨证：心气不足，心失所养。

治法：补气血，安心神。

方药：（生脉散合当归补血汤合炙甘草汤加减）党参30 g，麦冬20 g，五味子15 g，白术15 g，远志12 g，柏子仁15 g，茯神15 g，黄芪60 g，丹参30 g，当归15 g，炙甘草15 g。水煎服，5剂。

二诊：早搏消失，余症减轻。守上方继服5剂。

三诊：患者自觉浑身力气恢复，心慌、气短、胸闷等症减轻，但有时心烦。上方加朱砂3 g，琥珀4 g，两味药单独冲服。

四诊：患者近期感觉良好，心慌、气短、胸闷等症消失，心电图检查正常。上方加苦参15 g，甘松10 g，继服5剂，以资巩固。

【按语】本病例患者心慌、气短、胸闷、乏力、倦怠，且每因劳累而加重，又有舌质淡、苔薄白、脉细弱，当属心气不足、心失所养之虚证无疑。所以用生脉散养心阴，营阴复则血脉得以濡养，以助心肌尽快修复；用当归补血汤温心阳，使心得温煦，即所谓"阳生阴长"；用炙甘草汤调和阴阳，使心律趋于正常。三方合用，使血府阴平阳秘，则心气复、心神安，诸症皆消。

例2 李某，男，16岁，临颍县学生，于1984年11月24日就诊。

主诉：低热15天，心慌、胸闷7天。

现病史：该患者15天前出现低热，全身无力，大便秘结，小便黄赤，在本村卫生所按普通感冒治疗无效，到县医院用抗生素、激素、解热镇痛类西药输液1周仍然不见好转，故来我院诊治。

检查：体温38.3 ℃，血常规白细胞$14.7×10^9$/L，中性粒细胞$7.5×10^9$/L，心电图检查提示心动过缓、右束支传导阻滞，胸透显示心脏扩大，西医诊断为"病毒性心肌炎"。舌质红，苔薄黄，脉浮大而缓。

辨证：热结阳明，耗伤气阴，心脉失养。

治法：清湿热，通阳明，安心神。

方药：（大柴胡汤加减）柴胡 15 g，大黄 10 g，法半夏 10 g，金银花 30 g，蒲公英 30 g，板蓝根 30 g，黄芩 15 g，白芍 15 g，连翘 15 g，竹叶 10 g，柏子仁 10 g，甘草 10 g。水煎服，5 剂。

二诊：发热消退，心悸、胸闷症状减轻，二便通畅，但小便仍黄，苔黄腻。上方略做调整。

处方：法半夏 10 g，滑石 20 g，通草 10 g，厚朴 12 g，金银花 30 g，蒲公英 30 g，板蓝根 30 g，黄芩 15 g，白芍 15 g，连翘 15 g，竹叶 10 g，柏子仁 10 g，酸枣仁 10 g，党参 15 g，炙甘草 10 g。5 剂。

三诊：心慌、胸闷症状大减，小便正常。上方去连翘，加茯神 15 g，继服 5 剂。

四诊：上方共服 10 剂，诸症消失，血常规和心电图正常，基本痊愈。嘱其改服生脉饮和复方丹参片半个月以资巩固。

【按语】《伤寒论》："伤寒十余日，热结在里，复往来寒热者，与大柴胡汤。"本例患者低热 15 天，便秘、溲赤为热结在里之表现，大柴胡汤证无疑。热结在里，耗气伤阴，故而脉浮大而缓，当下之以存阴，热去则气阴自复，故而初诊以祛邪为主。二诊辨证属于药后热去而未净，结于下焦，故投以清利之剂以去除余邪。三诊巩固疗效。四诊予以生脉饮益气养阴，复方丹参片理气化瘀以通心络、养心血，共作善后。

例 3 郭某，女，22 岁，禹州市人，于 1990 年 5 月 13 日就诊。

主诉：反复低热 3 个月。

现病史：该患者在 3 个月前因感冒出现低热，体温一直徘徊在 37～38 ℃，伴心慌、胸闷、全身无力、稍感恶心，在当地医院按照感冒治疗 1 个月仍然不见好转，故来我院诊治。

检查：体温 38.3 ℃，血常规白细胞 8.9×10^9/L，中性粒细胞 8.5×10^9/L，心电图检查提示心动过速（120 次/分）、S-T 段低下，T 波倒置，西医诊断为"病毒性心肌炎"。舌质红，散布瘀斑，苔薄白腻，脉细数。

辨证：温热挟湿，营阴亏耗。

治法：清热解毒，活血化湿，宁心安神。

方药：（三仁汤加减）杏仁 15 g，通草 10 g，竹叶 15 g，薏苡仁 30 g，法半夏 10 g，滑石 15 g，金银花 30 g，蒲公英 30 g，连翘 15 g，板蓝根 30 g，桃仁 15 g，赤芍 20 g，酸枣仁 15 g，柏子仁 15 g，甘草 10 g。水煎服，7 剂。

二诊：发热消退，心悸、胸闷症状减轻，心率 76 次 / 分，舌体瘀斑大部分消退。改用清热养阴复脉之法治疗。

处方：北沙参 30 g，党参 15 g，麦冬 15 g，五味子 15 g，黄芩 15 g，滑石 15 g，通草 10 g，金银花 30 g，蒲公英 30 g，板蓝根 30 g，赤芍 15 g，丹参 30 g，柏子仁 10 g，酸枣仁 10 g，炙甘草 10 g。7 剂。

三诊：心慌、胸闷等症全部消失，血常规和心电图正常，唯身体较虚弱，劳累时心慌，基本痊愈。嘱其改服生脉饮和天王补心丹半个月，以资巩固。

【按语】本病例患者长期低热、胸闷心慌、舌苔白腻，证属痰湿化热之邪，内掣于心，以三仁汤祛除湿热，加金银花、蒲公英、连翘、板蓝根等清热解毒，赤芍活血化瘀，酸枣仁、柏子仁安抚心神，随后辨证加减，疗效尚属满意。

◀ 慢性支气管炎（咳喘）▶

寇某，男，70 岁，许昌市某运输公司退休工人，于 1991 年 3 月 1 日就诊。

主诉：咳嗽、哮喘 10 年。

现病史：该患者十多年来咳嗽、哮喘反复发作，时轻时重，每遇寒冷天气尤甚。近来病情加重，咳嗽、喘息不能平卧，只能端坐呼吸，全身无力，畏寒肢冷，自觉胸中胀闷，喉中漉漉有声，咳出大量白色黏稠痰液，方能轻松片刻。

检查：患者身体衰弱，言语无力，呈胸式呼吸，频繁咳嗽喘息。X 线胸片显示，两肺有湿啰音，确诊为慢性支气管炎、肺气肿。舌质淡红，苔白腻，脉浮大无力。

辨证：肺肾虚衰，痰饮壅盛。

治法：温肾益气，祛痰平喘。

方药：（二仙汤合小青龙汤合二陈汤加减）仙茅 15 g，淫羊藿 30 g，补骨脂 10 g，麻黄 10 g，细辛 5 g，半夏 15 g，五味子 10 g，化橘红 15 g，白芍 10 g，桂枝 10 g，沉香 3 g，苏子 10 g，炒莱菔子 15 g，茯苓 15 g，黄芪 15 g，党参 30 g，干姜 10 g，炙甘草 10 g。水煎服，5 剂。

二诊：咳嗽、喘息次数减少，余症减轻。效不更方，守上方继服 30 剂。

三诊：诸症消失，达到临床治愈，嘱其改服金匮肾气丸和橘红丸 1 个月以资巩固。

【按语】本病例患者年高体弱，久病肺肾气虚，气失所主，则短气喘促，即《证治准绳》云："肺虚则少气而喘""真元耗损，喘生于肾气之上奔"。此外，肾阳虚衰，水无所主，水气上逆，干肺凌心，以致肺气上逆，心阳不振，也会导致咳喘、心悸。综合辨证，治当肺肾同治。二仙汤中仙茅、淫羊藿、巴戟天温肾阳，补肾精；小青龙汤发汗解表、温化水饮；二陈汤合苏子、炒莱菔子和中化痰，理气降逆；沉香温肾纳气平喘。肺肾之气得以温补，水饮痰瘀得以清化，则喘促自消。

◀ 胸膜炎（胸痹）▶

孙某，男，44 岁，许昌地区舞钢区（现平顶山市舞钢市）水利局职工，于 1980 年 5 月 20 日就诊。

主诉：不明原因阵发性胸痛 3 个月。

现病史：患者有高血脂病史，在春节期间一次酒醉后突发胸痛，伴胸闷气短，上楼梯即喘促、呼吸困难，胸部疼痛难忍，后发展成大笑、吃饭时亦胸痛，服硝酸甘油片可缓解，在当地医院做心电图检查，结果无异常，排除心脏器质性疾患。邀余会诊。

检查：患者体形肥胖，面色红。体温略高（37.5 ℃），血常规正常，胸部听诊心音正常，有轻微摩擦音，考虑为非感染性胸膜炎。舌质淡红，苔白腻，舌根黄，脉沉无力，关脉弦滑。

辨证：中气不足，痰湿痹阻。

治法：益气祛痰，理气逐痹。

方药：（瓜蒌薤白半夏汤加减）太子参 30 g，茯苓 20 g，郁金 15 g，降香 10 g，全瓜蒌 30 g，薤白 10 g，清半夏 15 g，化橘红 15 g，丹参 30 g，砂仁 10 g，甘草 10 g。水煎服，5 剂。

二诊：体温降至正常，胸痛减轻，上楼梯略有喘促。守上方继服 5 剂。

三诊：诸症消失，病获痊愈。

【按语】杨仁斋曾说："唯夫邪气伏藏，痰涎浮涌，呼不得呼，吸不得吸，于是上气促急。"饮食不节，脾失健运，积湿生痰，或素体痰湿偏盛，日渐积累，由中焦而上干于肺，以致肺为痰壅，不得宣扬，气机失调，难以下降，导致呼吸窘迫。该患者体形肥胖，素有饮食不节，关脉弦滑，是为痰湿之证；上楼即喘，是为气虚。治当益气祛痰，以祛痰为主。

◢ 肺 癌 ◣

杨某，女，67 岁，许昌市人，于 2013 年 5 月 16 日就诊。

主诉：咳嗽、消瘦 3 个月。

现病史：患者 3 个月来经常咳嗽，身体逐渐消瘦，肺部拍片有块状阴影，在许昌某医院经检查确诊为"肺癌"。本人不愿手术，故来我院门诊治疗。

检查：舌质淡红，苔薄白腻，脉沉滑无力。

辨证：肺气不足，痰、湿、毒胶结于肺，正虚邪实。

治法：补正气，祛邪毒，化痰饮。

方药：黄芪 30 g，人参 10 g，白花蛇舌草 30 g，白英 30 g，蜈蚣 2 条，半枝莲 30 g，冬凌草 30 g，山慈姑 10 g，生牡蛎 30 g，浙贝母 15 g，水蛭 10 g，炒麦芽 30 g，甘草 10 g。水煎服，5 剂。

二诊：患者服药后无不良反应。守上方继服 10 剂。

三诊：上方连续服药 2 年后不再咳嗽，体重增加。经 CT 扫描检查，肺部肿块消失，又赴郑州某省级医院复查，一切正常。该患者认为已经痊愈，自我感觉良好，加之家庭经济条件不好，停止治疗，也未再定期复诊，失去联系。3 年后肺癌复发，转由西医治疗，未几而亡。

【按语】肿瘤早期常无症状，大凡一经查出已到晚期，癌肿扩散，难以手术根除，无论西医之放、化疗还是中医中药，都只能尽量遏制肿瘤发展，延长生存期，所以治疗上一般用扶正气、健脾胃、抗癌肿之法。取得疗效后要坚持治疗，定期复查，万万不可大意。患者若积极配合，心态乐观，经过长期治疗和锻炼，亦有出现奇迹而康复的可能。

◀ 急性黄疸型肝炎（黄疸）▶

例1 孟某，男，23岁，许昌地区舞钢区（现平顶山市舞钢市）农民，于1981年12月7日就诊。

主诉：右胁痛、胃脘胀满不适20天。

现病史：该患者20天前出现右胁痛、胃脘痞满，饮食不佳，而后眼结膜及全身皮肤发黄，小便黄赤，体倦乏力，大便溏薄。在舞阳工区（现舞阳县）某医院经检查诊断为"急性黄疸型肝炎"，用西药治疗无效，故邀余诊治。

检查：患者营养中等，神志清醒，舌质淡红，苔薄白稍腻，脉弦滑。

辨证：肝胆湿热，湿盛于热。

治法：疏肝健脾，清热解毒。

方药：茵陈60 g，栀子15 g，白术15 g，麦芽30 g，郁金15 g，枳壳15 g，蒲公英30 g，陈皮10 g，甘草10 g。水煎服，6剂。

二诊：腹胀、便溏减轻，但口干，黄疸如前。

处方：茵陈60 g，栀子15 g，虎杖15 g，板蓝根30 g，麦芽30 g，郁金15 g，黄芩15 g，茯苓30 g，猪苓15 g，藿香10 g，蒲公英30 g，大枣5枚，甘草10 g。6剂。

三诊：腹胀消失，大便正常，但仍口干，黄疸如前。上方去藿香，加白茅根60 g，继服5剂。

四诊：黄疸渐退，食欲增加，复查肝功能基本正常，病情大有好转。上方中茵陈减为30 g，继服10剂，病获痊愈。随访1年未复发。

例2 王某，女，65岁，许昌地区舞钢区（现平顶山市舞钢市）农民，于1982年2月12日就诊。

主诉：全身黄染1个月。

现病史：该患者于春节前开始出现胃脘痞闷，有塞胀感，全身乏力，不欲饮食，误以为是胃病，听从他人建议吃橘饼治疗，第二日即出现眼结膜及全身皮肤发黄，口干、口苦，在舞阳县某医院经检查诊断为"急性黄疸型肝炎"，服药治疗无效，故邀余诊治。

检查：患者全身皮肤发黄，舌质红，苔黄厚腻，脉弦数。

辨证：湿热蕴蒸，肝胃不和，热盛于湿。

治法：疏肝和胃，清热利湿。

方药：茵陈 60 g，栀子 12 g，板蓝根 30 g，白芍 15 g，茯苓 30 g，麦芽 30 g，郁金 15 g，枳壳 15 g，白茅根 60 g，大枣 5 枚，甘草 10 g。水煎服，3 剂。

二诊：胃脘胀闷症状好转，黄疸减轻，食欲增加，仍口干。守上方继服 10 剂。

三诊：仍口干，余症如前。上方加黄芩 15 g，继服 5 剂。

四诊：皮肤黄染基本消失，唯余眼结膜仍略有发黄。上方去茯苓，继服 10 剂。

五诊：诸症消失，基本痊愈。嘱其注意饮食清淡，保持情绪稳定。随访半年未复发。

【按语】急性黄疸型肝炎临床证型以肝胆湿热、肝胃不和为常见，治当清热利湿、疏肝健脾和胃，用大剂量茵陈配伍栀子、郁金、板蓝根、虎杖、黄芩等清热解毒和健脾利湿药物，常能很快缓解症状，逆转肝功能数据。

◀ 慢性病毒性乙型肝炎（胁痛）▶

张某，女，40 岁，许昌市人，于 1993 年 7 月 20 日就诊。

主诉：右胁痛、腹胀 2 年。

现病史：该患者 2 年来经常右胁疼痛，伴腹胀、口干、口苦、纳呆，食欲不振，全身无力，容易疲劳，西医诊断为"慢性病毒性乙型肝炎"。经西药及中药治疗，效果欠佳，慕名来我院诊治。

检查：症见面色黧黑，牙齿出血。血常规检查白细胞 28.0×10^9 / L，红细胞 2×10^{12} / L，血红蛋白 80 g / L，血小板 6.0×10^9 / L，肝功能检查各项指标均异常，舌质红绛无苔，脉弦细无力。

辨证：肝气郁结，郁而化火伤阴，肝肾阴虚，血燥津亏。

治法：疏肝理气，补肝益肾，养阴润燥，清热凉血。

方药：（一贯煎加减）北沙参 30 g，山茱萸 15 g，山药 30 g，当归 30 g，生地黄 30 g，女贞子 15 g，旱莲草 20 g，川楝子 15 g，黄芪 30 g，白花蛇舌草 30 g，板蓝根 30 g，穿山甲 10 g（穿山甲已列入国家野生动物保护名录，医者应用其他药品代替。下同——编者注），牡丹皮 15 g，枸杞子 15 g，鸡内金 15 g，甘草 10 g。水煎服。

二诊：上方服用 20 剂后，患者诸症大减，已有舌苔，肝功能和血常规各项数据均有好转。守上方继服 20 剂。

三诊：1 个月后复查，肝功能和血常规各项指标基本正常，患者无不适感觉，达到临床治愈。将上方加工成水丸，嘱其长期服用，以防止复发。

【按语】肝脏体阴而用阳，其性喜条达而恶抑郁。肝肾阴亏，肝失所养，则疏泄失常，气郁而滞，进而横逆犯胃，故胸脘胁痛、吞酸吐苦。阴虚液耗，津不上承，故咽干口燥、舌红少津。肝气不舒，肝脉郁滞，久则结为疝气瘕聚。《中风斠诠》云："胁肋胀痛，脘腹撑撑，多是肝气不疏，刚木恣肆为病。"治宜滋养肝肾之阴血为主，配伍疏达肝气之品。

一贯煎具有滋阴疏肝之功效，是治疗肝肾阴虚、肝气郁滞所致脘胁疼痛的常用方。原方中重用生地黄为君，滋阴养血，补益肝肾。北沙参、麦冬、当归、枸杞子为臣，益阴养血而柔肝，配合君药以补肝肾，滋水涵木。佐以少量川楝子，疏肝泻热，理气止痛，疏肝木条达之性，该药性虽苦寒，但与大量甘寒滋阴养血药配伍，则无苦燥伤阴之弊。诸药合用，使肝体得以濡养，肝气得以条畅，则胸脘胁痛等症可解。本方配伍特点，是在大队滋养肝肾阴血药中，少佐一味川楝子以疏肝理气，使滋阴养血而不遏滞气机，疏肝理气又不耗伤阴血。

本病例以一贯煎为基础，去麦冬，加山茱萸、女贞子、旱莲草以大补肝肾，凉血清热；加白花蛇舌草、板蓝根清热解毒，抗乙肝病毒；穿山甲（现已禁用）、丹皮活血化瘀，通经消癥；山药、黄芪、鸡内金顾护脾胃，益气扶正；甘草调和诸药。全方紧扣病机，配伍得当，效果显著。

◀ 脂肪肝（胁痛）▶

代某，男，55 岁，许昌市人，于 1999 年 11 月 29 日就诊。

主诉：腹胀胁痛时时发作 5 年余。

现病史：该患者嗜好饮酒，喜吃肥腻肉食，身体素健。从 5 年前开始腹胀胁痛，经常发作，伴身体沉重，下肢无力，大便黏腻不爽。因体检时查出罹患"脂肪肝"，故慕名来诊。

检查：面色赤红，体形肥胖。血压 125 / 90 mmHg，胆固醇、甘油三酯、低密度脂蛋白数据皆高于正常值。谷丙转氨酶升高，肝脾B超提示脂肪肝、脾略大。舌质暗红，苔薄白，脉弦滑。

辨证：肝失疏泄，湿热痰瘀壅滞。

治法：祛痰化湿，活血消脂。

方药：（复方消脂汤）生山楂30 g，泽泻20 g，丹参30 g，生首乌15 g，决明子30 g，黄精20 g，虎杖15 g，白芍15 g，醋柴胡15 g。水煎服，15剂。

并嘱其平时适当多吃核桃，以帮助化解肝内脂肪。

二诊：腹胀胁痛减轻，感觉身体轻松许多，无其他不适。守上方继服20剂。

三诊：患者自诉体重有所减轻，心情颇佳，胆固醇、甘油三酯、低密度脂蛋白数据略有下降，转氨酶正常。嘱其守上方再坚持服用1个月。

四诊：患者连续服上方2个月后复查，胆固醇、甘油三酯、低密度脂蛋白各项数据基本正常，B超检查，肝、脾回声均匀，体积正常，达到临床治愈。

【按语】脂肪肝是现代疾病中较为常见的一种病，男性居多，且集中于肥胖的30～60岁男性。患病后患者会出现某些类似慢性肝炎的体征，如肝功能异常、肝区不适等。脂肪肝代谢异常往往还能加速和加重冠心病、高血压、糖尿病、胆石症的发生或恶化。

脂肪肝可归属于中医学"胁痛""积聚"等范畴。多数学者认为其病因与过食肥甘厚味、饮酒过度、久卧久坐、体丰痰盈、感受湿热毒邪、情志失调、久病体虚等有关。病机方面，常见肝失疏泄，脾失健运，湿热内蕴，痰浊郁结，瘀血阻滞，最终形成湿痰瘀热互结，痹阻肝脏脉络。治疗以疏肝健脾、理气活血、祛痰化湿为主要方法。总之，本病属本虚标实之证，病位在肝、脾、肾三脏，虽然虚实兼夹，但以邪实为主。水湿、痰浊、瘀血在脂肪肝的发生发展过程中起关键作用。

脂肪肝的中医治法，一般为清痰利湿、疏肝理气、补气健脾、养阴柔肝、养血活血、温阳益肾等，临床常用白芥子、莱菔子、茯苓、山楂、三七、何首乌、丹参、决明子、芦荟、泽泻、炒麦芽、陈皮、黄精、虎杖、柴胡等。饮食清淡、多吃蔬菜水果、多参加体育锻炼，对脂肪肝的治疗和康复有着积极的辅助作用。

◀ 肝硬化腹水（鼓胀）▶

例1 李某，男，28岁，临颍县农民，于1975年11月10日就诊。

主诉：腹部痞满胀闷5个月。

现病史：该患者有肝炎病史，5个月前出现腹部痞满，食欲减退，食则鼓胀不适，伴四肢不温，大便溏薄，小便短少，疲乏无力。在当地医院检查确诊为"肝硬化腹水"，经西医治疗效果不佳，故来我处治疗。

检查：患者面色萎黄，形体消瘦，头项部可见散在蜘蛛痣，腹部膨隆，皮肤青筋暴露，双侧下肢水肿。舌质淡红，苔薄白腻，脉沉细。肝功能检查谷丙转氨酶120 U／L；血清总蛋白64 g/L，白蛋白23 g/L，球蛋白41 g/L；超声显示腹部有液平面，肝上界在第5胸椎，肝下界在肋缘下1.5 cm，分隔波明显。

辨证：脾肾阳虚，运化无权，湿阻中焦。

治法：温中扶阳，健脾行水。

方药：（真武汤合五苓散加减）党参15 g，猪苓15 g，炒白术30 g，大腹皮30 g，车前子（包煎）30 g，炒薏苡仁30 g，茯苓皮60 g，制附子（先煎）12 g，泽泻20 g，鸡内金15 g，桂枝10 g，陈皮10 g，大枣5枚。水煎服，5剂。

二诊：服药后稍有缓解。守上方继服5剂。

三诊：患者连服20剂后，腹水渐消，腹胀痞满症状减轻，下肢水肿消退，食欲增加，面色转红润，大便仍溏，舌质淡红，苔薄白不腻，脉沉弦。说明脾肾之阳气渐复，湿邪渐除，遂加强扶正健脾之力。

处方：党参15 g，炒白术30 g，炒薏苡仁30 g，茯苓30 g，山药30 g，炒麦芽30 g，炒扁豆15 g，制附子（先煎）10 g，鸡内金15 g，甘草10 g。10剂。

四诊：腹水全消，大便成形，精神状态良好，体力恢复，病情日趋好转，改用健脾养血、柔肝软坚之法。

处方：党参30 g，当归30 g，白芍10 g，郁金15 g，土鳖虫10 g，白术15 g，茯苓30 g，炙鳖甲15 g，枳壳15 g，三棱15 g，莪术15 g，鸡内金15 g，陈皮10 g。制成水丸。

嘱其坚持服用半年，以资巩固。

随访 5 年，病情稳定，能从事一些轻体力劳动。

【按语】本病例其发病根源乃脾肾阳虚所致，脾阳虚则土不制水，肾阳虚则输布不利，水饮得不到运化和制约，即泛滥成灾，积聚腹中，难以发泄，殆成祸患。"益火之源，以消阴翳"，方用真武汤合五苓散，温阳化气以行水，阳光照耀则蒸腾水气，再健土以坚固堤坝，防止水邪流溢，待正气恢复后再柔肝调脾、软坚散结，巩固战果，摒除后患。

例 2 刘某，男，34 岁，舞阳县农民，于 1976 年 1 月 2 日就诊。

主诉：腹部胀满、肝区疼痛 20 天。

现病史：该患者有肝炎病史，6 年前出现过腹水，在当地医院检查确诊为"肝硬化腹水"，经中西医治疗腹水消退。近 20 天感觉腹部胀满不舒，小便短赤，肝区隐隐疼痛，请余诊治。

检查：患者全身浮肿，精神委顿，面色萎黄，唇赤而干，腹部膨隆，皮肤青筋暴露。舌质红，苔薄白，脉滑数无力。

辨证：肝郁犯脾，水饮积聚日久，化热伤阴。

治法：益气健脾，利水消肿。

方药：太子参 30 g，茯苓 30 g，薏苡仁 30 g，炒麦芽 30 g，神曲 30 g，麦冬 30 g，茵陈 30 g，败酱草 30 g，白术 15 g，黄芪 15 g，郁金 15 g，枳壳 15 g。水煎服，5 剂。

二诊：水肿略消，腹胀依旧，但口干、口臭，心情烦躁，舌尖红，苔薄黄。此乃肝郁化热未除之象，上方去黄芪，加黄连 10 g，继服 5 剂。

三诊：腹胀又加重，便溏。考虑此为黄连苦寒折阴，可能伤及脾阳之故，去黄连，加茯苓皮 60 g，大腹皮 60 g，继服 5 剂。

四诊：腹水如故，唇干舌红，苔薄黄，脉细数。仔细斟酌，此应为肝肾阴虚、虚热内生，改用滋养肝肾、利水消胀之法。

处方：（一贯煎合五苓散加减）北沙参 30 g，麦冬 30 g，茯苓皮 30 g，猪苓 15 g，泽泻 15 g，当归 15 g，白术 15 g，枸杞子 15 g，生地黄 20 g，阿胶（烊化）10 g，川楝子 10 g，白茅根 60 g。5 剂。

五诊：腹水已消，腹胀减半，食欲增加，舌质红，苔薄黄，脉滑无力。上方加炙鳖甲 30 g，土鳖虫 15 g，继服 10 剂。

随访半年，病情一直稳定。

【按语】本病例初误诊为肝郁脾虚、内热伤阴，二诊出现苔黄、口臭，又误诊为肝郁化热而加黄连，结果腹胀不消反增，犯了"虚虚实实"之戒，最后按肝肾阴虚之证滋养肝肾而获效，充分说明"临证如用兵"，差之毫厘则谬以千里，一时不察即祸不旋踵。

例3 石某，男，29岁，许昌地区舞钢区（现平顶山市舞钢市）农民，于1980年11月23日就诊。

主诉：腹部鼓胀3个月余。

现病史：患者在1976年因肾炎住院治疗，继发血清转氨酶增高，被诊断为肝炎，经治疗好转出院，后不断复发，虽服用各种中西药治疗，但肝炎时轻时重，迁延不愈。3个月前患者腹部开始出现鼓胀，饭后尤甚，伴纳差，便溏，日行2～3次，在省某大型医院经检查被确诊为"肝硬化腹水"，经治疗效果不理想，故邀余诊治。

检查：患者体形消瘦，腹部凸起，肚脐怒张，青筋暴露，面部及胸部有散在蜘蛛痣。体温37.6℃，肝功能检查数据异常，超声检查可见脾脏体积显著增大，肝脏体积缩小，腹水（++），乙肝表面抗原（HBsAg）阳性。舌质暗红，苔薄黄腻，脉沉细数。

辨证：肝郁脾虚，瘀结水留，郁而化热。

治法：清热利湿，健脾逐水，化瘀软坚。

方药：（参苓白术散合五皮饮加减）党参30 g，白术30 g，茯苓皮30 g，大腹皮30 g，冬瓜皮90 g，薏苡仁30 g，郁金20 g，车前子（包煎）30 g，川牛膝15 g，鸡内金15 g，炒麦芽30 g，丹参30 g，土鳖虫15 g，茵陈30 g，金钱草30 g。水煎服，3剂。

二诊：服药后腹部开始松软，饭后不再鼓胀，病情有转机。守上方继服3剂。

三诊：腹部继续松软，肚脐已经可以形成凹陷，食欲增加。上方加山药30 g，三棱15 g，继服3剂。

四诊：患者几天前因吃饭过量，加之劳累过度，又出现腹胀，午后低热。上方加败酱草30 g，继服3剂。

五诊：腹部不再鼓胀，腹壁松软，体力有所恢复，但近2天经常恶心欲呕，舌苔白厚腻，脉弦数无力。

处方：党参30 g，白术30 g，茯苓20 g，薏苡仁30 g，白豆蔻10 g，大腹皮30 g，郁金20 g，鸡内金15 g，炒麦芽30 g，神曲30 g，茵陈30 g，金钱草30 g，三棱15 g，土鳖虫15 g，陈皮10 g。3剂。

六诊：恶心欲吐症状消失，余症如前。守上方继服3剂。

七诊：患者几天前与人发生口角，郁怒之下，腹部又开始鼓胀，饭后胸闷。腹水有重起之势。

处方：太子参30 g，白术30 g，茯苓30 g，大腹皮30 g，薏苡仁30 g，郁金20 g，枳壳15 g，炒麦芽30 g，神曲30 g。3剂。

八诊：腹胀消失，但小便黄赤，脉细涩。

处方：当归15 g，白芍20 g，郁金20 g，三棱15 g，莪术15 g，枳壳15 g，茯苓30 g，茵陈30 g，金钱草30 g，太子参30 g。3剂。

九诊：患者共服药2个月，诸症消失，饮食如常，体力增加，二便正常，达到临床治愈。嘱其改服一贯煎加减以善后。

【按语】肝硬化腹水属中医"鼓胀"的范畴，多由肝病日久，渐及脾肾，肝脾肾功能失调，导致气血阴阳失衡，水液代谢失调，气滞、血瘀、水停致腹胀如鼓。本病特点为本虚标实，虚实并见，临床未见到纯虚纯实者，故而治疗上需攻补兼施，虚实并治。因本病病机错综复杂，辨证难度较大，故而辨证时应抓主要矛盾，遣方用药时突出重点，以点破面。针对其基本病机，根据具体病例正邪盛衰的不同，将本病分为气虚、阳虚、阴虚、湿热四个类型，注意恰当处理正邪关系，合理使用行气、利水、化瘀、祛湿、清热等方药。本病病程日久，治疗周期较长，整个疗程可分为两个阶段，前期以祛邪为主兼顾扶正，后期腹水消退后，治疗重点转为扶正以固本。

本病例辨证属肝郁脾虚，水湿内停，郁而化热。肝主情志，喜条达而恶抑郁，本病患者病情日久不愈，情志不舒，肝气郁结，横逆乘脾，则脾失健运，水湿内停，气滞血瘀交阻，渐成鼓胀。体形消瘦、纳差、便溏均为脾气虚之典型表现，郁怒而病重则为情志主病之典型表现。根据其病机，投以健脾祛湿之参苓白术散，配合大剂量利水剂，兼以化瘀散结、疏肝行气、清热等，腹水渐消、饮食渐复。后期逐渐减少利水剂，侧重健脾扶正、改善饮食以固本，诸症消失之后，仍以疏肝养肝之一贯煎以善后。本病例为抓主要矛盾、以点破面之典型，治疗中病情虽略有变化和反复，但其基本病机不变，故能守方获效。肝硬化复杂多变，迁延难愈，所以治疗过程中应当仔细分析，紧抓病机后注意守方，切不可自乱阵脚、改弦易辙。

◀ 急性肾炎（水肿）▶

例1 唐某，男，14岁，许昌市学生，于1988年8月17日就诊。

主诉：全身水肿4天。

现病史：4天前患者因胃部不适、嗳气频作，服西药治疗，而后即出现全身水肿症状。

检查：血压140/100 mmHg。尿常规：蛋白（++）、红细胞0～2个/HP。生化：血清总蛋白64 g/L、白蛋白40 g/L，球蛋白24 g/L，胆固醇7.24 mmol/L。舌质淡红，苔薄白，脉浮滑略数。

辨证：脾虚湿盛。

治法：健脾利水。

方药：（越婢加术汤合五苓散加减）麻黄10 g，杏仁10 g，生石膏30 g，白术12 g，黄芩10 g，车前子（包煎）10 g，泽泻15 g，猪苓10 g，茯苓15 g，大腹皮15 g，滑石10 g，甘草10 g。水煎服，5剂。

二诊：全身水肿消退，血压110/70 mmHg，尿蛋白（+）。守上方继服5剂。

三诊：诸症消失。守上方继服5剂，以资巩固。

四诊：因感冒颜面又出现浮肿，尿蛋白（++）。

处方：猪苓10 g，茯苓15 g，白术10 g，泽泻12 g，黄芩10 g，芡实15 g，蝉蜕10 g，益母草15 g，车前子（包煎）10 g，淫羊藿15 g，甘草6 g。5剂。

五诊：诸症消失，病获痊愈。守上方继服5剂以巩固疗效。

例2 刘某，男，24岁，禹州市农民，于1988年8月20日就诊。

主诉：全身水肿10天。

现病史：患者10天前突发咽喉红肿疼痛，继而眼睑及全身水肿，在禹州市某医院尿常规示，白细胞（++++），红细胞（++++），诊断为"急性肾炎"，经采用大剂量青霉素治疗，病情稍有好转，前来我院请求中医治疗。

检查：血压156/90 mmHg。尿常规：蛋白（++++），红细胞满视野，管型2～5个/HP。血常规：白细胞14.0×10^9/L，中性粒细胞6.8×10^9/L，

血红蛋白120 g/L。舌质淡红，苔薄白，脉弦滑数。

辨证：风水相搏，肺气失宣。

治法：疏风清热，宣肺行水。

方药：（越婢加术汤加减）麻黄10 g，生石膏30 g，白术12 g，苍术15 g，茯苓30 g，小蓟30 g，滑石15 g，牵牛子10 g，泽泻15 g，车前子（包煎）15 g，猪苓15 g，荆芥10 g，防风10 g，大黄5 g，生甘草10 g，生姜5片，大枣3枚。水煎服，3剂。

二诊：服药后面部水肿消退，但身肿依旧。守上方继服10剂。

三诊：全身水肿消退。尿常规：蛋白（++），脓细胞（++），管型0～2个/HP。上方加白茅根30 g，蝉蜕10 g，继服10剂。

四诊：诸症消失，尿常规正常。守上方继服5剂以资巩固。

【按语】本病属中医的"风水""皮水"范畴，治宜越婢加术汤。《金匮要略》云："风水，恶风，一身悉肿，脉浮，不渴，续自汗出，无大热，越婢汤主之。"原方中以麻黄配生姜宣散水湿，配石膏清肺胃之热，合甘草、大枣补益中气，因而可散皮表之水。又云："里水者，一身面目黄肿，其脉沉，小便不利，故令病水。假如小便自利，此亡津液，故令渴也，越婢加术汤主之。"越婢加术汤除有越婢汤的功效以外，还可以健脾以除外湿，兼治里水，故为表里通治之剂，后世医家多用于治疗水肿性疾病。越婢加术汤即是在越婢汤中加白术一味，而病例2苍术和白术同用，在健脾利湿的基础上加强了祛湿的力度，更利于祛除病邪。方中又少加荆芥、防风等解表之药，大黄、牵牛子、车前子、小蓟等通利之药，滑石、茯苓、泽泻等利湿之药，可使湿邪被清除时能够从肌表、大便、小便三路分而消之，其去势更速。

◀ 慢性肾炎（水肿）▶

黄某，男，27岁，长葛市农民，于1993年3月5日就诊。

主诉：全身水肿5个月。

现病史：该患者有慢性肾炎病史，从去年10月发生全身水肿，面色灰暗，经当地医院检查诊断为"肾炎"，但中西药治疗不见好转。特来我院中医科治疗。

检查：尿常规示，蛋白（+++），上皮细胞1～2个/HP，白细胞0～1个/

HP，管型 2 ~ 4 个 / HP，血压 135 / 105 mmHg。舌质淡红，苔薄白腻，脉沉滑而弦。

辨证：脾肾两虚，水湿泛滥。

治法：健脾补肾，温阳利水。

方药：制附子（先煎）10 g，党参 30 g，熟地黄 30 g，牡丹皮 12 g，山茱萸 15 g，泽泻 30 g，淫羊藿 30 g，茯苓皮 30 g，枸杞子 12 g，肉桂 10 g，赤芍 15 g，大腹皮 30 g，炙甘草 10 g。水煎服，10 剂。

二诊：症状如前，收效不大。更改上方。

处方：麻黄 10 g，生石膏 30 g，白术 15 g，泽泻 30 g，淫羊藿 30 g，猪苓 15 g，茯苓 30 g，浮萍 30 g，车前子（包煎）20 g，黄芩 15 g，滑石 20 g。10 剂。

三诊：水肿明显消退。效不更方，守上方继服 10 剂。

四诊：全身水肿消退大半，唯余两足仍水肿，疲乏无力。上方去生石膏、车前子，加党参 30 g，蝉蜕 10 g，继服 10 剂。

五诊：水肿全部消退。尿常规复查：尿蛋白（++），血压 135 / 105 mmHg。上方做调整。

处方：黄芪 30 g，芡实 30 g，白术 15 g，泽泻 20 g，淫羊藿 30 g，茯苓 30 g，浮萍 30 g，黄芩 15 g，滑石 20 g，益母草 30 g，赤芍 15 g，蝉蜕 10 g。10 剂。

1 个月后六诊：诸症消失，尿常规、血压正常。嘱其改服八味肾炎片半年至 1 年，防止复发。10 余年后该患者来诊治其他疾病，告知肾炎一直未再复发。

【按语】但凡慢性病，一般都是病程日久，正气不足，正邪相交，甚至正虚邪实，导致病情复杂，治疗困难，缠绵难愈。治疗此类疾病，首要任务是匡扶正气，在此基础上酌情兼顾祛邪和消除症状的问题。补正气多从肺、脾、肾三脏入手，祛邪多从水饮、瘀血、寒湿入手，多方兼顾，方算稳妥。

◄ 慢性肾盂肾炎（淋证）►

例1 黄某，女，62 岁，许昌市某单位退休干部，于 1998 年 8 月 23 日就诊。

主诉：尿频、尿痛 3 年。

现病史：该患者于 30 年前妊娠期患急性泌尿系感染，恐伤及胎儿，仅口服少量消炎药，未彻底治疗，分娩后逐渐转为慢性，西医诊断为"慢性肾盂肾炎"。每由于感受寒凉、过度劳累、情志刺激，病情则有不同程度发作，发作时尿路刺激症状明显：尿频、尿急、尿痛、尿道灼热难忍。静脉滴注青霉素、注射庆大霉素等药物可以逐渐缓解症状。随着年龄增长，病情逐年加重。自述尤其在 51 岁绝经之后，发作次数明显增加，症状明显加重。开始时应用青霉素、氧氟沙星、甲硝唑之类尚可缓解，随着病情频繁发作，抗生素逐渐失去作用，依次试用各种高效抗生素，效果均不明显，甚至静脉滴注抗生素的同时，症状仍然有明显发作，西医无奈推荐其求治于中医。

检查：尿常规示，尿蛋白（++），白细胞 > 50 个 / HP，中段尿细菌培养计数 $> 1 \times 10^8$ 菌落 / L，红细胞 20 ~ 30 个 / HP。泌尿系 B 超显示双肾大小基本正常，肾盂肾盏有瘢痕形成，双侧肾盂变形并有少量积水，膀胱、尿道有慢性炎性改变。舌质红，苔白而滑润，脉沉滑无力。

辨证：气阴两虚，肾气不固，膀胱湿热。

治法：益气养阴，清热解毒，温阳利湿。

方药：（清心莲子饮加减）黄芪 50 g，党参 20 g，莲子 15 g，茯苓 15 g，麦冬 15 g，车前子（包煎）20 g，地骨皮 15 g，瞿麦 20 g，萹蓄 20 g，败酱草 20 g，白花蛇舌草 50 g，益智仁 20 g，桑螵蛸 15 g，生山药 20 g，柴胡 15 g，鹿角霜 20 g，白茅根 30 g，熟地黄 20 g，甘草 15 g。水煎服，10 剂。

二诊：服上方 15 剂后，尿频、尿道灼热均有减轻，体力增加，时值雨天，一昼夜排尿仅 10 次左右。尿常规显示：尿蛋白（+），白细胞 12 ~ 15 个 /HP，红细胞消失。腰痛有所减轻，但活动后仍觉腰痛明显；气短、乏力有所改善，但每次上楼后仍觉气短、汗出明显。上方去白茅根，加蒲公英 30 g，半枝莲 30 g，橘核 15 g，砂仁 15 g，淫羊藿 15 g，继服 10 剂。

三诊：尿频、尿急、尿道灼热进一步减轻，如不过量饮水，一昼夜仅排尿四五次；腰痛、乏力进一步减轻，可以从事简单的家务劳动，但是活动量稍微加大，则腰痛、乏力明显。舌质淡红，苔薄白、尿常规：白细胞 3 ~ 5 个 /HP，中段尿培养阴性，尿蛋白消失。上方去瞿麦、萹蓄、败酱草，加狗脊 20 g，桑寄生 15 g，继服 10 剂。

四诊：尿路症状基本消失，舌质淡红，苔薄白，尿常规均正常，唯劳力后仍觉腰酸、乏力。嘱其守上方继服 10 剂，诸症皆除。随访半年，未闻复发。

【按语】本病例属于中医"劳淋"范畴，为本虚标实之证。清心莲子饮以人参、黄芪、甘草益气，地骨皮、麦冬养阴；石莲子交通心肾；黄芩清热；茯苓、车前子导湿热从小便出。全方配伍严谨得当，为治疗气阴两虚湿热蓄留，标本合治之良方。本病例以清心莲子饮为基础，去苦寒之黄芩，重用党参（因人参昂贵，我常以党参代替）、黄芪以益气扶正而求本；以白花蛇舌草、败酱草、萹蓄、瞿麦清热解毒、利湿消痛，导浊邪外出；桑螵蛸、益智仁、莲子、生山药、鹿角霜、熟地黄共补肾阴肾阳、收敛固涩；柴胡升举阳气；白茅根凉血止血。全方标本兼治、虚实兼顾而又主次有序，使浊邪渐去而正气渐复。

另外应该强调的是，本病好发于女性，究其发病原因可能与感染、外伤、性交损伤、局部刺激有关，尤其是绝经后，雌激素水平下降，肾脏功能降低，膀胱出现小梁导致残余尿增多，尿余沥加重；尿道上皮萎缩，防御功能下降，更利于致病菌入侵；泌尿系周围组织明显松弛，导致膀胱口关闭不严，尿频、尿余沥等症状出现或原有症状加重明显。这一过程正好符合《素问·上古天真论》："女子……七七，任脉虚，太冲脉衰少，天癸竭地道不通，故形坏而无子也。"雌激素水平降低导致系列症状，中医辨证大多为气阴两虚，益气养阴能有效提高其雌激素水平，改善妇女更年期后出现的各种症状，尤其对于增强机体抗病能力，提高生活质量，延缓衰老具有重要意义。

例 2 宋某，女，44 岁，许昌市某学校教师，于 1999 年 5 月 15 日就诊。

主诉：尿频、尿痛 20 年。

现病史：该患者 20 年前新婚时去海边度蜜月，在过凉海水中长时间游泳，患急性尿路感染，因当时条件所限，未予充分治疗，仅口服少量抗生素，症状基本控制。后妊娠分娩，因胎儿过大，分娩出血过多，体质明显下降，尿路刺激症状时有发作，因当时急于哺乳，仍未予彻底治疗，逐渐转为慢性。经常由于外感风寒、过度劳累、情志刺激而诱发，用青霉素、甲硝唑之类有所缓解。近 3 年来发作次数增多，1 年前因过劳受凉后出现尿频、尿急、尿痛，诊断为"慢性肾盂肾炎"，静脉滴注抗生素虽可缓解症状，但停药 1 周后必复发，且症状呈进行性加重。

近 3 个月以来，病情反复发作，药敏试验无敏感药物。现自觉腰部冷痛如折，小腹坠胀冷痛，双足冰冷，虽时值初夏仍穿棉鞋。尿频，每半小时必排尿一次，不能完整讲授一节课，自觉尴尬不堪，尿急，尿痛。手足及双下肢轻度浮肿，畏寒喜暖，倦怠乏力。

检查：尿常规示，尿蛋白（+），白细胞 20～30 个 / HP，中段尿细菌培养计数 $> 1 \times 10^8$ 菌落 / L。舌苔白滑，脉沉弱无力。

辨证：肾阳虚衰，膀胱湿热。

治法：温补肾阳，清利湿热。

方药：（桂附地黄丸加减）熟地黄 30 g，山茱萸 15 g，肉桂 10 g，制附子（先煎）10 g，小茴香 5 g，杜仲 25 g，续断 25 g，补骨脂 15 g，泽泻 15 g，白花蛇舌草 30 g，黄柏 15 g，萹蓄 15 g，瞿麦 20 g，蒲公英 30 g，益智仁 20 g，生山药 20 g，石韦 15 g，花椒 10 g，威灵仙 15 g，白茅根 30 g，大黄 5 g，甘草 10 g。水煎服，5 剂。

二诊：仍觉腰痛、小腹坠痛，但程度较前明显减轻；尿频、尿痛减轻，约 2 小时排尿一次；手足及双下肢仍有浮肿。上方中加乌药 20 g，车前子（包煎）15 g，茯苓 20 g，去掉白花蛇舌草、黄柏，继服 10 剂。

三诊：浮肿、尿频、尿急、尿痛消失。过劳后觉腰痛，小腹坠痛，舌苔薄白，脉沉滑。尿常规和中段尿培养正常。嘱其守上方继服 10 剂以巩固疗效。

四诊：患者唯恐前症复发，自行服药 30 剂，遂觉口苦咽干，心烦喜冷饮，尿道灼热疼痛。此为过服辛燥，化热伤阴所致，予八正散 5 剂，应手而愈。

随访 1 年余，无复发。

【按语】本病例患者属先天禀赋不足，肾阳久虚，虚则不耐房劳，易受外邪侵扰，治当标本兼治，温补肾阳，清利湿热。桂附地黄丸原方中茯苓、泽泻，非仅为通利小便而设。仲景制方有出神入化之妙，故用方之时，更需斟酌尽善，不宜随便删除泽泻，易以他药。泽泻具止、通两种功能，除利水、固精止遗之外，还善治前列腺肥大之排尿不畅以至癃闭，既能降上升之浮阳，又可摄下流之阴精，然肾虚兼见津液损伤者，则不用苓、泽为宜。

◀ 肾病综合征（水肿）▶

例1 王某，女，8岁，漯河市临颖县人，于1996年7月26日就诊。

主诉：全身水肿6天。

现病史：该患者既往曾出现过水肿3次，但都自行消退，没有引起家长的重视。近6天来全身水肿，眼睛睁不开。在当地医院检查，尿常规示：蛋白（++++），颗粒管型2～3个/HP。血常规：白细胞12.4×10⁹/L，中性粒细胞8.5×10⁹/L。诊断为"肾病综合征"。但因该医院床位已满，无法住院，特来我院门诊治疗。

检查：患者体温37.5℃，面色虚白，头面部及全身水肿，按之如泥，苔薄黄，脉浮数而滑。

辨证：肺肾气虚，风水相搏，溢于肌表。

治法：疏风清热，宣肺行水。

方药：（越婢加术汤合五皮饮加减）麻黄6g，生石膏15g，白术6g，泽泻15g，茯苓皮15g，大腹皮15g，猪苓10g，黄芩10g，金银花15g，滑石10g，车前子（包煎）10g，甘草3g。水煎服，10剂。

二诊：体温恢复正常，全身水肿消退大半。效不更方，守上方继服10剂。

三诊：水肿全部消退，尿常规、血常规恢复正常。基本治愈，嘱坚持服用肾炎四味片以善后。

【按语】本病例亦属中医的"风水"和"皮水"范畴。越婢加术汤除外湿，兼治里水，在健脾利湿的基础上加强了祛湿的力度，更利于祛除病邪。与五皮饮合用，增强利水消肿的力度，使病邪去势更速。

例2 黄某，男，7岁，许昌地区（现许昌市）内燃厂职工家属，于1985年5月29日就诊。

主诉：全身水肿2个月余。

检查：患儿2个月前患肾炎性肾病，在许昌市中心医院住院治疗1个月余（具体药物不详，有激素冲击疗法），不见好转，建议其转上级医院治疗，家属前来我院中医治疗。

检查：全身水肿，发热，体温37.9℃，血压90/60mmHg。血浆总蛋白

54.5 g/L，白蛋白 31.5 g/L。尿常规示：蛋白（+++），白细胞（++），红细胞（+）。舌质淡红，苔薄黄腻，脉滑数。

辨证：脾肾两虚，湿热内蕴。

治法：健脾化湿，利水渗湿。

方药：（越婢加术汤加减）麻黄 5 g，杏仁 6 g，白术 6 g，生石膏 10 g，泽泻 10 g，猪苓 6 g，黄芩 6 g，浮萍 15 g，牛蒡子 5 g，滑石 10 g，车前子（包煎）10 g，金银花 15 g，生甘草 5 g。水煎服，3 剂。

另服中成药肾气丸，停服激素。

二诊（6 月 1 日）：舌苔已退，体温 37.2 ℃，尿常规示，蛋白（+），白细胞 1～5 个/HP，红细胞 0～2 个/HP。上方去生石膏、黄芩，加茯苓 10 g，连翘 10 g，3 剂。

三诊（6 月 4 日）：已无发热，面色红润，尿常规示，蛋白（+），白细胞 0，颗粒管型 0～1 个/HP。守一诊方，去石膏、黄芩，加茯苓 10 g，菟丝子 10 g，3 剂。

四诊（6 月 7 日）：近 3 天睡眠欠佳，眼睑水肿。

处方：麻黄 5 g，杏仁 6 g，白术 6 g，泽泻 10 g，猪苓 6 g，黄芩 6 g，浮萍 15，牛蒡子 6 g，滑石 10，车前子（包煎）15 g，金银花 15 g，甘草 5 g。3 剂。

五诊（6 月 9 日）：睡眠好转，尿常规示，蛋白（+），白细胞（+）。守上方 4 剂。

六诊（6 月 15 日）：水肿消失，尿常规同上。原方继服 5 剂。

七诊：病情稳定，尿常规同上。

处方：玄参 6 g，白术 6 g，土茯苓 10 g，泽泻 10 g，车前子（包煎）10 g，枸杞子 10 g，滑石 10 g，白茅根 15 g，蝉蜕 5 g，黄芩 6 g，浮萍 10 g，甘草 5 g。3 剂。

八诊（6 月 25 日）：小便次数减少，尿量大增，尿蛋白（±）。守上方 5 剂。

九诊（6 月 29 日）：病情稳定，尿常规示，蛋白（+），红细胞 0。守上方加白茅根至 30 g，3 剂。

十诊（7 月 2 日）：病情同前。守上方 3 剂。

十一诊（7 月 5 日）：患儿因食生冷致泄泻，日行 3～4 次，带沫。

处方：党参 6 g，白术 6 g，茯苓 10 g，炒扁豆 10 g，车前子（包煎）10 g，枸杞子 6 g，滑石 10 g，白茅根 30 g，蝉蜕 5 g，夏枯草 10 g，泽泻 10 g，甘草 5 g。3 剂。

十二诊（7 月 8 日）：泄泻止，余症同前，尿常规示，蛋白（＋），上皮细胞（＋）。上方加菟丝子 6 g，4 剂。

十三诊（7 月 13 日）：病情好转，尿蛋白（±）。上方去菟丝子，加淫羊藿 6 g，5 剂。

十四诊（8 月 6 日）：病情稳定。上方每日服 1 剂。

十五诊（1986 年 2 月 18 日）：病情稳定，改服：茯苓 10 g，车前子（包煎）6 g，枸杞子 6 g，滑石 10 g，白茅根 15 g，土茯苓 10 g，蝉蜕 6 g，甘草 6 g。10 剂。

十六诊（1986 年 6 月 5 日）：上次就诊至今，患者一直坚持服药未更方。诸症渐好，尿常规正常，未再反复。为巩固起见，上方继服 10 剂，病情痊愈。随诊 30 年，体健。

【按语】越婢加术汤用其味之甘温以入中土，用其气之寒热以和阴阳，用其性之走散而发越水气，通行水道，法度严谨，遣药精纯。方中麻黄不仅发汗消肿，且因其宣通肺气，通调水道而有利尿之功。白术健脾运化，燥湿利水，现代研究证明其具有明显而持久的利尿作用。因而，该方的消肿效果，其实是通过发汗与利尿的双重作用而产生的。方中石膏用量达半斤之重，又说明了该方主治在于外有风邪犯肺，内有郁热蕴肺，肺失通调而致之水肿等症。

◀ 慢性肾功能衰竭（水肿）▶

例 1　宋某，男，77 岁，长葛市农民，于 2011 年 2 月 23 日就诊。

主诉：全身水肿 3 个月。

现病史：患者 3 个月来全身出现水肿，纳差，长期不愈，曾在某医院住院治疗，被确诊为"肾功能衰竭"，治疗效果不佳，医生动员其回家准备后事，患者慕名来我院治疗。

检查：患者全身水肿，面色萎黄，少气懒言，舌质淡红，苔薄白腻，脉沉滑无力。

辨证：脾肾阳虚，虚不制水。

治法：温阳利水，健脾补肾。

方药：（济生肾气丸加减）黄芪 30 g，杜仲 15 g，熟地黄 30 g，牡丹皮 15 g，茯苓 30 g，怀牛膝 20 g，车前子（包煎）15 g，泽泻 30 g，山茱萸 15 g，肉桂 10 g，制附子（先煎）10 g，丹参 30 g，当归 20 g，川芎 15 g，酸枣仁 30 g，鸡内金 15 g，炒麦芽 30 g。水煎服，10 剂。

10 月 1 日二诊：患者按照上方坚持服用数月，诸症消失，面色红润，经化验肾功能基本恢复正常，唯感胃满。上方加佛手 15 g，砂仁 10 g，继服 15 剂，以资巩固。

【按语】肾气丸中熟地黄、山茱萸滋补肾阴而摄精气，山药、茯苓健脾渗湿，泽泻泄肾中水邪，牡丹皮清肝胆相火；金匮肾气丸在肾气丸的基础上加桂、附则补命门真火，引火归原；济生肾气丸在金匮肾气丸的基础上再加车前子、怀牛膝，利水的功能进一步加强，所以能治疗脾肾阳虚，不能制水化气，小便不利、腰腿水肿之类的病症。本例中再加黄芪益气，杜仲壮腰，丹参、当归、川芎活血化瘀，酸枣仁养心安神，鸡内金、炒麦芽健脾胃。立足于脾、肾、肝，着手于水、气、血，对于慢性肾功能衰竭有可靠的疗效。

例 2 王某，男，85 岁，许昌市建安区教委退休职工，于 2018 年 8 月就诊。

主诉：全身水肿 5 年余。

现病史：患者于 5 年前无明显诱因出现双下肢水肿，并逐渐加重至全身水肿，曾在许昌县（现许昌市建安区）人民医院检查提示肾功能异常（具体不详），诊断为"肾功能衰竭"，住院治疗（具体不详）后好转。3 年前患者病情出现反复，并逐渐加重，在许昌市人民医院治疗，但效果不理想，今来我院门诊治疗。

查体：患者全身水肿，按之没指，面色萎黄不华，体弱倦怠，舌质淡红，苔薄而白腻，脉滑重取无力。

辨证：脾肾阳虚，土不制水（阳虚水泛）。

治法：健脾补肾，温阳利水。

方药：（济生肾气丸加减）黄芪 30 g，猪苓 30 g，泽泻 30 g，熟地黄 30 g，牛膝 20 g，茯苓 30 g，赤小豆 30 g，肉桂 10 g，制附子（先煎）10 g，杜仲

15 g，丹参 30 g，大黄 5 g，山茱萸 15 g，车前子（包煎）15 g。水煎服，7 剂。

二诊：水肿略消。上方去车前子，7 剂。

三诊：家属代诉，全身水肿消除大半。上方加炒麦芽 30 g 以顾护脾胃，7 剂。

四诊：家属代诉，全身水肿基本消除，查肾功能好转。守上方加红参 10 g，7 剂。

五诊：查肾功能好转，饮食增加，水肿消失。上方去赤小豆，泽泻减至 15 g，15 剂。

六诊：精神大有好转，面色转红润。肾功能基本正常（2019 年 3 月 20 日许昌市人民医院检查结果）：尿素氮 6.61 mmol / L，肌酐 98.9 μmol / L，尿酸 524.8 μmol / L，胱抑素 C 1.60 mg / L，肾小球滤过率 53.30 mL / min，β_2-微球蛋白 3.29 mg / L（正常值 0.8 ~ 30 mg / L）。其他结果佚失。

【按语】水肿属于水液代谢失调的一种病症，人体的水液代谢是五脏六腑共同参与的过程，但其中最核心的是肺、脾、肾三脏，所以治水一般从肺、脾、肾三脏入手。《素问·经脉别论》云："饮入于胃，游溢精气，上输于脾，脾气散精，上归于肺，通调水道，下输膀胱，水精四布，五经并行。"患者肾功能异常，尿量减少，从中医角度讲，属小肠泌清别浊功能失调。《素问·逆调论》云："肾者水脏，主津液。"人体内经过脾胃运化后的水液在肾的气化作用下，被泌别成清者和浊者两部分。其清者，通过肾中阳气的蒸腾气化作用，又复上归于肺，而布散于全身；其浊者，则通过肾中阳气的温化和推动作用，不断化生成尿液，下输至膀胱，最后排出体外。

《金匮要略·水气病脉证并治》云："诸有水者，腰以下肿，当利小便；腰以上肿，当发汗乃愈。"患者双下肢水肿逐渐加重至全身水肿，肾功能异常，治疗当从肾入手利小便可矣，然患者面色萎黄、体弱倦怠，为脾虚之征象，结合其舌、脉，属脾肾两虚之证，故而治疗当脾肾同治。分析其病因病机，患者年老体衰，肾中阳气不足，气化失司，导致水液留滞体内，水为阴邪，湿性黏滞，善遏阳气，本就因衰老不足之脾阳被水湿困遏，运化失司，气血生化之源，后天之本受损，故而面色萎黄、体弱倦怠。脾为土脏，制化水液，脾土不足则加重水湿泛滥，而致全身水肿。治疗当脾肾同治，健脾以制水，益气以行水，温肾阳以化气行水，使水去而肿消。

◀ 肾积水（腰痛）▶

胡某，女，23岁，许昌市人，于2009年11月20日初诊。

主诉：右侧腰部剧痛3天。

现病史：患者怀孕8个月，因胎位不正，久行膝胸卧位操效果不好而情志郁闷。3天前晨起做操，膝刚着床趴下时，突感右侧腰部疼痛，并逐渐加剧，痛重时恶心呕吐。在某医院做彩超示"右侧肾盂积水"，予以输液治疗无效，求治。

检查：患者呈痛苦病容，阵发性右侧腰部剧痛，口干不苦，心烦，纳差，眠差，二便可，舌质淡嫩，苔黄腻水滑，脉弦细滑。

辨证：太阴、厥阴合病，肝脾失调，血虚水盛。

治法：疏肝健脾，利水渗湿，解痉止痛。

方药：（芍药甘草汤加味）白芍30 g，炙甘草15 g，茯苓30 g，白术18 g。水煎服，3剂。

二诊：腰痛程度减轻，恶心呕吐消失，仍日痛多次。上方加泽泻30 g，车前子（包煎）15 g，3剂。

三诊：症状逐日减轻。守上方又服6剂，诸症消失。

【按语】该案患者因怀孕而阴血不足，水饮内盛，饮阻气机，又加之情志怫郁不舒，气机郁结，诸因致使气血阻滞腰部经脉，筋脉失濡，挛急疼痛，因患者为孕妇，如不尽快止痛，久则易伤胎气，所以，当务之急是柔筋缓急，解痉止痛。故以大剂芍药甘草汤养血敛阴，补中缓急。加茯苓以健脾和中，利水渗湿，"伐肾邪"（《本草纲目》引《名医别录》）；加白术以补脾益气，"主风寒湿痹……痉"（《神农本草经》），"利腰脐间血，益津液"（《本草纲目》引《名医别录》），方证、药症相应，投之即效。

芍药甘草汤出自《伤寒论》，主治误汗后伤及阴血而出现的脚挛急不伸之证，药物组成为白芍、炙甘草各四两。方中白芍酸苦入厥阴，敛阴和营，《神农本草经》谓其"主邪气腹痛，除血痹，破坚积寒热、疝瘕，止痛，利小便，益气"；炙甘草甘平入太阴，补脾生津，《神农本草经》谓其"主五脏六腑寒热邪气，坚筋骨，长肌肉，倍力，金创尰，解毒"。二者相伍，酸甘化阴，益气和血，养血通痹，缓急止痛，证治要点在于调和肝脾。本方虽简，但如果辨证准确，随证化裁，临证活用，可治多种痉挛性疼痛，对横纹肌的挛急有镇静解痉的作用，对脏器平滑肌痉挛，如胃肠、胆囊、输尿管、子宫、膀胱及血管痉挛等，均有良好的缓解作用。在临床应用中应根据辨证结果，以芍药甘草汤化裁，方中芍药主柔肝缓急止痛，有良好的解痉止痛作用，务须重用方可获效，一般用至 30 g。

◄ 肾结石（腰痛、石淋）►

王某，女，30 岁，周口市项城县（现项城市）农民，于 1989 年 7 月 9 日就诊。

主诉：腰痛 1 年余。

现病史：该患者 1 年来经常腰痛，时作时止，按一般腰痛治疗无效，在当地医院做超声检查，发现左肾有 2 个黄豆大强回声影，右肾亦有 1 个，确诊为"双肾结石"。因治疗不效，故来我院诊治。

检查：双肾区有叩击痛，舌质淡红，苔薄白，脉滑数。

辨证：肾石证。

治法：疏通气机，利水排石。

方药：（金沙尿石清 1 号方）金钱草 30 g，海金沙 30 g，石韦 20 g，大黄 10 g，鸡内金 15 g，车前子（包煎）15 g，刘寄奴 12 g，萹蓄 15 g，滑石 20 g，木香 10 g，甘草 10 g。水煎服，5 剂。

二诊：腰痛减轻，痛处下移至少腹，小便不利。说明结石已从肾脏滑落到输尿管。守上方继服 10 剂，并嘱其饮大量水以助排石。

三诊：疼痛消失，超声检查示双肾及输尿管未发现结石回声波，病获痊愈。嘱其常服六味地黄丸以滋阴补肾。

【按语】本病例患者虽因腰痛而就诊，但其病与腰并无关系，乃是肾脏久虚，疏泄不利，尿中渣滓凝结成块，肾石阻塞肾窍，阻遏气机，"不通则痛"。"痛"为眼前之标，"石"为根治之本，治宜理气、缓急、止痛、利尿、排石。金沙尿石清 1 号方为我院协定处方，亦有院内自制制剂。经长期临床观察，大剂量的金钱草、海金沙、石韦配伍鸡内金、车前子、刘寄奴、萹蓄，可以促进泌尿系相关肌肉群的收缩和舒张，有利于结石排出，效果显著。

◀ 尿潴留（癃闭）▶

例1 周某，男，78岁，许昌县（现许昌市建安区）农民，于1993年1月2日就诊。

主诉：小便淋漓不畅半年余。

现病史：该患者半年来小便淋漓不畅，有时点滴不下，在某医院外科做尿常规、血常规检查无异常，超声检查诊断为"前列腺肥大"，住院治疗1个月，症状稍减轻，但不能彻底治愈，故来我院治疗。

检查：舌质淡红，苔薄白腻，脉滑而无力。

辨证：肾阳虚损，不能化气行水。

治法：温肾助阳，化气行水。

方药：（桂附地黄丸加减）熟地黄30 g，牡丹皮15 g，山药30 g，泽泻15 g，山茱萸15 g，茯苓30 g，肉桂10 g，制附子（先煎）10 g，琥珀15 g，王不留行20 g，甘草10 g。水煎服，3剂。

二诊：小便次数减少，但仍感不通畅。守上方继服5剂。

三诊：诸症消失，小便通畅，基本治愈。嘱其改服金匮肾气丸1个月，以资巩固。

例2 罗某，男，71岁，许昌县（现许昌市建安区）农民，于1985年10月8日就诊。

主诉：小便不利8年。

现病史：该患者有高血压、糖尿病及前列腺肥大等病史8年。近二三年来，夜尿4～5次，平时小便呈滴状。曾因尿潴留在许昌某医院住院治疗，西医诊断为"前列腺肥大、尿潴留"，给予保留导尿，长效青霉素与乙酚治疗，效果不理想，故来我院诊治。

检查：血压180/80 mmHg，肝、肾功能化验正常，尿常规阴性。血糖12.0 mmol/L（空腹）。舌色淡，苔薄白，边有齿印，脉沉滑略迟，尺脉尤甚。

辨证：脾肾阳虚，气化不利。

治法：健脾益肾，通阳利尿。

方药：（济生肾气丸加减）熟地黄15 g，山药15 g，山茱萸15 g，泽泻15 g，茯苓30 g，白术15 g，桂枝10 g，刘寄奴15 g，王不留行20 g，陈皮15 g，怀牛膝 15 g，车前子（包煎）10 g。水煎服，5 剂。

二诊：服药后诸症好转，脉弦大，偶有早搏，舌淡胖，苔少。守上方继服 5 剂。

三诊：小便通畅，下腹气胀亦除。舌淡白，苔少，脉仍弦。血压 140 / 80 mmHg。考虑患者年高肾亏，又有高血压、糖尿病，嘱其常服金匮肾气丸，以资巩固。

【按语】这两个病例的根本在于患者年事已高，肾气虚衰，肾阳不足，阳气虚则气化不利，制水无权，导致水液郁阻。肾气丸中熟地黄、山药、牡丹皮养阴中之真水，山茱萸和肉桂、附子化阴中之阳气，茯苓、泽泻、车前子、牛膝利阴中之滞，能使气化于精，即治肺；补火生土，即治脾；壮水利窍，即治肾。水肿乃肺、脾、肾三脏之病。此方所以治其本。而久病必有瘀滞，例 1 中加琥珀、王不留行可通窍活血，助上药以通利。例 2 兼有脾虚，故加白术、陈皮、刘寄奴以健脾理气、醒脾开胃；王不留行善下行，利尿通淋，合刘寄奴可共奏活血通窍之功。

◀ 尿失禁 ▶

例1 张某，女，72 岁，许昌县（现许昌市建安区）人，于 1990 年 5 月 9 日就诊。

主诉：尿失禁 1 年。

现病史：该患者近 1 年来经常尿频、尿急，只要稍有便意就需快速如厕，难以控制，伴全身乏力、心慌，无尿痛。曾服用多种中西药治疗，但症状时轻时重，缠绵不愈。

检查：尿常规正常，泌尿系超声检查无异常发现。舌质暗红，苔薄白，脉浮大。

辨证：肾气虚衰，固摄无力。

治法：补肾益气，收涩缩泉。

方药：（六味地黄丸合桑螵蛸散加减）熟地黄 30 g，山药 30 g，山茱萸 30 g，茯苓 30 g，桑螵蛸 15 g，菟丝子 15 g，枳壳 15 g，黄芪 30 g，升麻 6 g，党参 30 g，煅牡蛎 30 g，煅龙骨 30 g，石菖蒲 15 g，远志 10 g，当归 30 g，炙甘草 6 g。水煎服，5 剂。

二诊：诸症消失，但停药 3 天后病情又有反复。守上方继服 10 剂。

三诊：症状全部消失，患者感觉精力恢复，病获痊愈。嘱其守上方再服 5 剂，以资巩固。

【按语】该病例患者年高体弱，肾气虚衰，固摄不利，故小便频数，不时而下，结合临床表现及舌脉，属虚证无疑，故方用六味地黄丸合桑螵蛸散加减。方中熟地黄、菟丝子滋补肝肾；山药、山茱萸、茯苓、党参、炙甘草健脾益气；黄芪、升麻、枳壳益气升阳以托下陷之气；当归补血活血，与党参等益气药合用，益气血而扶正。桑螵蛸、煅牡蛎、煅龙骨收涩止尿；石菖蒲开通心窍；远志交通心肾。诸药合力，收效迅速。

例 2　梁某，女，81 岁，许昌市某单位退休干部，于 2015 年初诊。

主诉：半年来小便频数，滴沥不断，不能自禁，夜间尤甚，如厕时排便又不畅顺，有尿道刺激感。素有冠心病。

检查：体胖，乏力，尿常规正常。舌质淡红，苔薄白稍腻，脉缓弱。

辨证：脾肾两虚，固摄无权。

治则：补中益气，补肾固摄。

方药：（升阳汤加减）黄芪 30 g，白术 15 g，升麻 10 g，柴胡 15 g，桑螵蛸 15 g，菟丝子 15 g，续断 15 g，桑寄生 15 g，金樱子 15 g，覆盆子 15 g，补骨脂 10 g，炙甘草 10 g。水煎服，7 剂。

二诊：尿频好转，滴沥减轻。守上方继服 7 剂。

三诊：诸症继续好转，自诉胃胀。上方加槟榔 15 g，继服 7 剂。

四诊：小便次数基本正常，滴沥现象消失。嘱其按上方继服 10 剂。病告痊愈。

【按语】李东垣升阳汤本来常用于治疗大便一日三四次，稀薄不成形，每次量不多，或有时泻下稀水样便，腹内肠鸣，小便色黄而短少。此证非属湿盛之泻，亦不属热迫之泻，而是胃虚阳气不升，浊气滞塞肠间。故方中用药不取淡渗利湿，也不用清热疏风，其止泻重在升阳通滞之中，体现对《内经》"病在下，取之上"理论的灵活运用。原方中重用黄芪合甘草补中益气、鼓舞胃阳；佐柴胡、升麻使清阳上升；陈皮、益智仁导滞降浊，健胃止泻；当归、红花活血通滞。全方治腹泻重在升清通滞，故名"升阳汤"。

升阳汤虽属治脾胃虚弱、中气不足之泄泻无度，本病例患者小便失禁，其病机病理相似，故可拿来加减灵活运用。方中兼顾补肾收摄，有金锁固精丸之意，总之，以补、托、收三法，鼓舞阳气，升举中气，固摄肾气，脾肾兼补。

◀ 尿路炎症（淋证）▶

例1（热淋） 刘某，男，22岁，许昌市人，在大连读大学，于1991年2月10日就诊。

主诉：尿频、尿失禁1年余。

现病史：该患者1年前开始出现尿频、尿急，尿后余沥，伴小腹坠痛，会阴部发凉，严重时尿失禁，甚至正在上课来不及请假就要往厕所奔跑。在大连、北京多家医院检查无器质性病变和炎症，诊断为"神经症"，用维生素、抗焦虑药、抗抑郁药等治疗罔效，该患者非常苦恼，其老师劝其退学。后赴北京，经一位老中医用"桂枝汤加味"治疗半月，病情缓解但不能痊愈，故返回许昌来我院门诊治疗。

检查：患者体形适中，发育正常，舌质红，苔薄白，脉弦滑数。

辨证：虽尿失禁、小腹坠痛、自觉发凉，似为虚证，但舌质红、脉滑数，应为湿热下注之淋证。

治法：清热通淋。

方药：（八正散加减）萆薢15 g，菟丝子15 g，蛇床子15 g，石韦15 g，萹蓄15 g，川楝子12 g，滑石15 g，竹叶15 g，白花蛇舌草30 g，黄柏15 g，车前子（包煎）10 g，怀牛膝15 g，甘草6 g。水煎服，5剂。

二诊：小腹坠痛消失，余症减轻。守上方继服10剂。

三诊：患者诸症消失，喜出望外，急于返校学习，询问是否停药。嘱其改服知柏地黄丸1个月，以资巩固。

例2（血淋） 连某，男，80岁，舞阳县农民，于1990年12月7日就诊。

主诉：小便频数、疼痛1年余。

现病史：该患者有淋证病史，反复发作，多年不愈。近1年来症状加重，每天小便数十次，伴尿急、尿痛，心烦，焦虑，在当地医院治疗几个月不见好转，出现血尿，经人介绍，专程来我院邀余诊治。

检查：尿常规示，白细胞20～30个/HP，红细胞5～8个/HP，蛋白

（＋）。舌质红，苔薄黄腻，脉滑数无力。

辨证：湿热下注，血热妄行。

治法：清热利湿，凉血止淋。

方药：（八正散加减）黄芪 30 g，女贞子 15 g，旱莲草 15 g，萹蓄 15 g，瞿麦 15 g，木通 10 g，滑石 15 g，牡丹皮 12 g，茜草炭 10 g，仙鹤草 30 g，白茅根炭 30 g，甘草梢 10 g。水煎服，5 剂。

二诊：小便次数明显减少。尿常规：白细胞 0 ~ 2 个 / HP，红细胞（－），蛋白（±）。上方加石韦 15 g，继服 5 剂。

三诊：小便次数基本正常，尿常规各项指标正常。嘱其守上方继服 5 剂，以资巩固。

例3　张某，女，30 岁，漯河市郾城县（现郾城区）农民，于 1980 年 11 月 30 日就诊。

主诉：小便浑浊夹血丝 1 年余。

现病史：该患者 10 年前曾患淋证，经服用中药而治愈。近 1 年多来，小便浑浊如泔水或米汤，放置后尿液表面常有块状油脂膜，有时带有血丝，伴咽干口渴，小腹胀痛，会阴坠胀不舒，经人介绍前来诊治。

检查：尿常规示，白细胞（＋＋），蛋白（＋＋），脓细胞（＋）。舌尖红，苔白腻而燥，脉细数稍滑。

辨证：肾阴亏虚，不能分清别浊。

治法：滋阴降火，分利清浊。

方药：生地黄 15 g，茯苓 15 g，泽泻 15 g，盐炒知母 12 g，盐炒黄柏 12 g，麦冬 20 g，败酱草 30 g，滑石 15 g，萹蓄 10 g，萆薢 15 g，白茅根 30 g，车前草 30 g，金银花 30 g，甘草 10 g。水煎服，7 剂。

二诊：小便已清澈，但仍带血丝。上方略做调整。

处方：熟地黄 15 g，怀山药 20 g，茯苓 15 g，泽泻 15 g，山茱萸 12 g，盐炒知母 12 g，盐炒黄柏 12 g，麦冬 20 g，败酱草 30 g，滑石 15 g，萆薢 15 g，白茅根 30 g，赤芍 10 g，甘草 10 g。5 剂。

三诊：诸症消除，基本痊愈。嘱其改服知柏地黄丸 1 个月，以资巩固。

【按语】中医所说之"淋证"与西医之"淋病"有着本质的区别，前者泛指尿道受炎症刺激所产生的小便频数、尿急、尿痛、滴沥不尽、小腹拘急等症状。淋有五种：气淋、血淋、膏淋、石淋、劳淋，故合称"五淋"。淋证的病因病机总的来说多由于热积膀胱；因郁怒伤肝，气郁生火，气火下移膀胱而致淋者为气淋；因心火下移于膀胱，热伤血络而致淋者为血淋；因脾肾气虚，虚火扰动精室而致淋者为膏淋；因长期饮食不节、膏粱厚味，湿热蕴积并移于下焦，煎灼尿液，久则结为砂石而致小便不利者为石淋；因房劳戕害，或思虑过度，而致肾虚气陷，影响小便者为劳淋。临床治疗方面，气淋多疏肝理气，调节气机升降；血淋多清热凉血泻火止痛；膏淋多清化湿热，通利膀胱，兼健脾固肾；石淋多用八正散或石韦汤加大剂量金钱草水煎频服，促进排尿；劳淋属虚证，治疗非短时可以见效，多用补益脾肾的方剂制成丸药，缓缓图之。

◀ 尿　血 ▶

于某，男，81岁，许昌市退休工人，于1989年6月14日就诊。

主诉：持续性血尿3年。

现病史：该患者从1985年夏天出现尿血，伴腰痛、少寐，时轻时重，在市某医院经膀胱镜和超声检查均为阴性。后赴郑州请一位老中医诊治，用当归、丹参、山药、牡丹皮、生地黄、白芍、白茅根、旱莲草、女贞子之类中药组方，连续服用1个月，病情稍有缓解，但效果不理想，故来我院诊治。

检查：尿常规和超声检查均无异常，舌质暗红，苔薄白，脉沉细无力。

辨证：肾气虚衰，气血不足，不能固摄。

治法：补肾益气，收敛止血。

方药：（济生肾气丸加减）熟地黄30 g，山茱萸15 g，山药30 g，茯苓15 g，知母10 g，黄柏15 g，阿胶（烊化）15 g，五灵脂10 g，怀牛膝15 g，黄芪30 g，芡实30 g，牡丹皮炭12 g，蒲黄炭（包煎）10 g，炙甘草10 g。水煎服，3剂。

二诊：尿血略微减少，但尿中仍有较多血块，且睡眠差，腰痛依旧。疗效不尽如人意，说明方向不够正确，细思该患者年高体弱，气血俱虚，气不摄血，故血溢于尿液，应是气虚为最重，其他病因为辅，以补气为目前紧要的方向。拟以补中益气汤加减治之。

处方：黄芪30 g，白术15 g，陈皮10 g，升麻10 g，柴胡15 g，党参15 g，当归30 g，五灵脂10 g，蒲黄炭（包煎）15 g，牡丹皮炭10 g，阿胶（烊化）

10 g，山药 30 g，仙鹤草 30 g，酸枣仁 15 g，甘草 10 g。5 剂。

三诊：睡眠好转，尿血明显减少，血色变浅淡，但仍有血块。守上方继服 6 剂。

四诊：尿中血块消失，睡眠正常，腰痛减轻。守上方继服 5 剂。

五诊：患者前后共连续服药 20 天，停药 1 个月，尿血未再出现。两日前因劳累尿血又有复发，故来求治。嘱其继服上方 5 剂，尿血消失。随访 1 年未再复发。

【按语】尿血与血淋皆有尿液中混杂血液的症状，但尿血不痛，血淋则伴有尿道灼热涩痛。尿血之证有虚有实，治当辨证施治。本例属肾气虚衰，气血不足，不能固摄之虚证。因患者年高体弱，脾肾虚衰，中气下陷，脾虚不能统血，肾虚不能固摄，导致血不归经，溢于脉络之外。初诊以济生肾气丸加健脾和止血药，治本兼顾治标，但疗效不佳。二诊不再补益肾气，而是改变方向，以补中益气汤加减，使中气恢复，脾肾各行其职，因脾统血，兼主气机升降，补脾即是补气，补气方能摄血，气血调达，则尿血自止。

◀ 眩 晕 ▶

1. 梅尼埃病

例1 王某，女，56 岁，许昌市某单位干部，于 1999 年 6 月 30 日就诊。

主诉：头晕 5 年余。

现病史：该患者从 5 年前开始经常头晕，发作时感觉天旋地转，甚则呕吐，全身无力，曾在许昌及郑州几家医院做各种理化及影像学检查，均未发现致病原因，医生建议采用中医治疗，故来我院诊治。

检查：患者体态略胖，面色浮白，不敢睁眼，两手颤抖，四肢无力。舌体胖大，舌质淡红，苔薄白而润，脉弦滑无力。

辨证：脾虚湿盛，饮停心下，清阳不升，浊阴不降。

治法：利水渗湿，健脾和胃。

方药：（泽泻汤合二陈汤加减）泽泻 30 g，白术 15 g，苍术 15 g，陈皮 10 g，法半夏 15 g，茯苓 15 g，天麻 15 g，钩藤 15 g，黄连 10 g，生姜 5 片。

水煎服，5剂。

二诊：头晕消失，基本治愈。嘱其守上方继服5剂以巩固疗效。

【按语】该病例明显为"冒眩证"，脾胃素虚，不能正常运化水液，水湿泛滥，聚而成饮，停留于心下，偏结不散，扰乱心神，上犯头目，阻过清阳之气升发，所以眩晕。正气虚而水湿盛，阳气不能充于筋脉，则两手颤抖；阳气被遏，饮邪上冒，则精神不振，不敢睁眼。《金匮要略》云："心下有支饮，其人苦冒眩，泽泻汤主之。"而李中梓云："治痰不理脾胃，非其治也。"所以在清利水湿痰饮的同时要兼顾补益脾胃，脾胃功能恢复，能制约和运化水湿，则病趋好转。方中泽泻为主药，去血中之水饮，则水不蓄积；茯苓健脾渗湿，白术、苍术健脾燥湿，则痰不再生；陈皮、法半夏化痰降逆，天麻、钩藤清头目、止眩晕，黄连清热燥湿，生姜温阳利水。全方皆为"水湿"二字所设，方专力卓，疗效自然明显。

例2 王某，女，65岁，许昌市人，于1987年3月27日就诊。

主诉：眩晕、呕吐10年。

现病史：10年来时常眩晕，发作时感觉头重脚轻，天旋地转，恶心呕吐，伴失眠、口干，心中烦热，小便频数。

检查：患者头晕，不敢睁眼，舌质红，苔薄白，脉滑无力。

辨证：痰热中阻，上蒙清窍。

治法：清化热痰，理气降逆。

方药：（黄连温胆汤合泽泻汤加减）法半夏15 g，枳实15 g，茯苓30 g，陈皮15 g，竹茹10 g，黄连10 g，白术10 g，泽泻30 g，白蒺藜15 g，桑螵蛸15 g，菟丝子15 g，炙甘草10 g。水煎服，3剂。

二诊：服2剂后眩晕止；3剂服完，小便次数减少，余症亦减轻。嘱其守上方继服3剂，以资巩固。

【按语】本病例患者为老年女性，痰湿阻滞中焦，郁而化热，痰热扰心，故而心中烦热、失眠；痰热阻滞，气机升降失调，清阳不升，痰热上扰清窍，而老年女性肝肾亏虚于下，故出现头重脚轻、头晕、口干、恶心、呕吐等症状。治当化痰清热、升清降浊、理气降逆。而黄连温胆汤为清热化痰、理气降逆之良方，泽泻汤为健脾制水之经典方，善治水饮内停之冒眩，两方合用，与本病例病机相合。温胆汤原方中半夏辛温，燥湿化痰，和胃止呕，为君药；

臣以竹茹，取其甘而微寒，清热化痰，除烦止呕。半夏与竹茹相伍，一温一凉，具有化痰和胃，止呕除烦之功。陈皮辛苦温，理气行滞，燥湿化痰；枳实辛苦微寒，降气导滞，消痰除痞。陈皮与枳实相合，亦为一温一凉，而理气化痰之力增。佐以茯苓，健脾渗湿，以杜生痰之源。以甘草为使，调和诸药。本病例加黄连以清热燥湿，白术健脾燥湿，泽泻利湿，白蒺藜治头晕之标，桑螵蛸、菟丝子补益肝肾。全方不寒不燥，理气化痰以和胃，胃气和降则胆郁得舒，痰浊得去则胆无邪扰，如是则复其宁谧，诸症自愈。

例3 崔某，男，68岁，许昌市某厂退休职工，于2018年9月15日就诊。

现病史：患者于3年前患头晕，在许昌某医院住院检查，血压、血脂、脑部CT均正常，服用西药（药物不详）无效，曾在我处服中药7剂而愈，此次复发，所以专程来找我诊治。

检查：患者体胖，壮实，血压正常，自诉上午头晕较重，下午稍减轻。舌质淡红，苔薄黄而燥，脉弦滑有力。

辨证：肝阳上亢，风扰清府。

治则：平肝熄风。

方药：白芍20 g，石决明30 g，蔓荆子15 g，决明子15 g，菊花15 g，天麻15 g，怀牛膝20 g，白蒺藜15 g，青葙子15 g，甘草10 g。水煎服，5剂。

二诊：服药后诸症大减。守上方继服5剂。

三诊：诸症消失。嘱其改服脑立清和杞菊地黄丸，以资巩固。

【按语】本病例患者身体壮实，上午症状加重，上午乃一天阳气上升的阶段，加上舌脉的佐证，说明病在阳气有余，肝阳上亢，理应平肝熄风，"诸风掉眩，皆属于肝"，风定则眩晕止。方中天麻平肝熄风；石决明镇肝潜阳；白芍柔肝，善泻肝阳；决明子、菊花、白蒺藜、青葙子清肝；蔓荆子清肃脑窍，直接作用于患处；怀牛膝补肝肾，善引血下行，与诸药合用，使上亢之肝阳随血行而平复，且牛膝有活血之功，使血行而风自灭。诸药合力，疗效显著。

2.颈椎病所致眩晕

例1 张某，男，45岁，许昌市某单位干部，于2013年3月15日就诊。

主诉：头晕 10 天。

现病史：该患者 10 天来不时头晕，头动则病发，感觉如在舟中，站立不稳，卧床或起床时易发作，伴恶心欲吐，无力，自汗。

检查：体形适中，面色正常，舌质红，边有瘀斑，苔薄白，脉弦细。磁共振检查提示第 4～5 颈椎间盘膨出，诊断为"颈椎病"。

辨证：肝肾不足，气滞血瘀。

治法：活血化瘀，舒筋通络。

方药：葛根 30 g，白芍 15 g，川芎 15 g，威灵仙 30 g，钩藤 15 g，羌活 15 g，独活 15 g，桃仁 10 g，红花 15 g，伸筋草 15 g，桑寄生 15 g，制狗脊 15 g，骨碎补 15 g，甘草 10 g。水煎服，5 剂。

二诊：头晕有所减轻，其余症状消失。效不更方，守上方继服 10 剂。

三诊：诸症消失，感觉无不适。嘱其改服我院制剂"参归颈安丸"1 个月，以巩固疗效。

例2 王某，女，70 岁，许昌市人，于 2009 年 7 月 3 日就诊。

主诉：颈背部疼痛半月余。

现病史：半月前该患者晨起时感到左侧颈部肌肉疼痛，当时认为是落枕，贴止痛膏无效，疼痛逐渐发展至背部，逐日加重，不能转侧，不能伸臂，夜间疼痛尤甚。曾去市某医院未查出器质性病变，按软组织损伤治疗，曾服多种药物，颈痛稍轻，背痛无改善，非常痛苦。

检查：患者颈部疼痛强硬不适，背痛较重，左侧尤甚，痛重时心烦、焦虑，不时出虚汗，无口苦咽干，纳差，睡眠差，大便干，2 日一行，小便调，舌质暗，苔薄黄，脉细涩。

辨证：太阳、太阴、阳明合病，津血亏虚，经输不利挟瘀。

治法：柔筋缓急，生津通经。

方药：（芍药甘草汤加味）白芍 30 g，炙甘草 20 g，葛根 30 g，威灵仙 30 g。水煎服，5 剂。

二诊：颈部疼痛明显减轻，两臂屈伸疼痛不明显，患者自诉颈痛甚时连及头部也痛。上方加川芎 30 g，继服 10 剂，诸症消失。

【按语】此两例既有太阳经输不利，又有太阴津血亏虚，还有阳明微热之候，其颈背部疼痛异常，显系津伤血虚，筋脉失养所致，故以较大剂量之芍药甘草汤酸甘化阴，柔筋缓急止痛。

葛根有鼓舞脾胃清阳之气上行之功,《神农本草经》谓其"主……诸痹,起阴气",病例 2 加之以升阳生津解肌,加强缓解经脉拘急之力。方虽简,但方证相应,疗效明显。二诊加川芎意在加强活血行气、通痹止痛之力,《神农本草经》谓川芎"主中风入脑,头痛,寒痹,筋挛缓急",能上行头巅,下达血海,外彻皮毛,旁通四肢,为血中之气药,以活血、行气、祛风为功,以通为用,所治之证,总以疼痛为主,不论寒、热、气滞血瘀、血虚挟瘀所致之疼痛,用之皆可加强疗效。

3. 外伤性眩晕(脑震荡)

宋某,女,58 岁,许昌市人,长期侨居日本,于 2013 年 4 月 15 日就诊。

主诉:眩晕 5 年。

现病史:该患者 5 年前头部遭受外伤,伤愈后经常眩晕,伴头痛、恶心、心烦,在日本东京某著名医院住院,经现代医学仪器检查脑部无异常,经日本西医对症治疗半年,疗效不佳,故回国后慕名来我院诊治。

检查:患者体态适中,五官端正,四肢灵活,反应正常,舌质淡红,边有瘀斑,苔薄白,脉弦稍涩。

辨证:瘀血阻络,清窍失养。

治法:活血化瘀。

方药:(通窍活血汤加减)当归 30 g,赤芍 20 g,川芎 15 g,桃仁 10 g,红花 15 g,白芷 10 g,天麻 15 g,白蒺藜 20 g,蔓荆子 15 g,甘草 10 g。水煎服,5 剂。

二诊:头晕稍减。守上方继服 10 剂。

三诊:仍头晕,以午后为重。考虑患者久病,气血不畅,阻络的同时可能还会伤阴,改用杞菊地黄丸加减。

处方:熟地黄 30 g,牡丹皮 15 g,山茱萸 15 g,山药 15 g,泽泻 15 g,茯苓 30 g,枸杞子 15 g,菊花 15 g,天麻 15 g,白蒺藜 15 g,甘草 10 g。5 剂。

四诊:头晕症状大减,感觉神清气爽。效不更方,守上方继服 5 剂。

半月后,患者临赴日本前托人捎信,头晕病已经痊愈,未再复发。

【按语】本例患者外伤后头痛,虽经仪器检查无异常,但根据"不通则痛"的原则,结合舌脉等临床表现,证属气滞血瘀无疑,治以活血化瘀加清利脑窍的白芷、天麻、白蒺藜、蔓荆子等药,既能加强活血化瘀的力量,又能引诸药直达患处，增强疗效。三诊患者午后头晕加重，证属阴虚津亏，阴精不能上荣头窍，故用杞菊地黄丸滋补肝肾，并加天麻、白蒺藜以平肝熄风，清利头目。气血通畅，经络调达，阴平阳秘，神府清明，则眩晕自除。

◀ 脑梗死（中风）▶

例1 忽某，男，49岁，许昌县（现许昌市建安区）农民，于1989年8月18日就诊。

主诉：左侧肢体麻木2个月。

现病史：该患者于2个月前发现左侧肢体麻木，时轻时重，近6天来阵发性半身不遂，每天发作10余次，在当地卫生院静脉滴注低分子右旋糖酐和丹参注射液，略有好转，但仍半身麻木不遂，无法行走，故来我院诊治。

检查：患者神志清醒，言语不利，血压正常，患侧肢体感觉迟钝、无力，舌质淡红，苔薄白腻，脉沉滑无力。

辨证：气虚血瘀，经络受阻。

治法：益气活血，祛瘀通络。

方药：（补阳还五汤合温胆汤加减）黄芪60g，赤芍20g，川芎15g，当归15g，地龙15g，桃仁15g，红花15g，法半夏15g，茯苓30g，陈皮10g，竹茹15g，葛根15g。水煎服，10剂。

二诊：5剂服完，诸症减轻，语言清楚，能在搀扶下缓慢行走，唯感头晕，眠差。上方加天麻15g，菊花10g，继服30剂。

三诊：诸症消失，走路、吃饭、睡觉、大小便等可以自理，基本痊愈。上方制成水丸，嘱其坚持服用2个月，以资巩固。

【按语】中风是临床常见病、疑难病，西医对缺血性中风主要采用溶栓、降纤、抗凝、脑保护等治疗，但大部分患者来医院时已失去溶栓的最佳时机，而且，为防止缺血性中风复发，患者必须长期服用抗栓、抗凝等药物，容易引起胃出血和脑出血等副作用。且西药作用靶点单一，很难做到从血液及血管等多方面协同治疗，相比之下，中药具有长效性强、作用靶点多、服用安全、没有耐药性等治疗优势。选择中西药合理并用，才能够达到增效减毒，标本兼治的治疗目的，才能够在有效改善症状、缩短病程的同时，防止缺血性中风的复发。

方中黄芪具有补气固表、托毒排脓、生肌等功效，现代研究证实，黄芪还有增强机体免疫功能、保肝、利尿、抗衰老、抗应激、降压等作用，是治疗中风偏瘫的主要药物之一；当归补血调经、活血止痛；川芎活血行气，祛风止痛，可扩张血管，增加脑血管、冠脉流量，并具有抗血栓形成作用；地龙能清热止痉，平肝熄风，通经活络，有镇静、抗惊厥和降血压作用；红花具有抑制血小板凝聚，增加纤维蛋白溶解酶活性，抑制体外血栓形成等作用，并能促进侧支循环，增加脑缺血区的血流量，从而减轻脑水肿，对缺血缺氧性脑病有保护作用，非常适合治疗心脑血管疾病；桃仁能明显增加脑血流量，降低血管阻力，改善血流动力学状况，使凝血时间与凝血酶原时间明显延长，有一定的抗凝作用，其煎剂对体外血栓有抑制作用；赤芍对脑血管具有保护作用，能明显减轻脑水肿程度，降低脑梗死范围，改善神经行为学症状。方中诸药配伍，临床上常用来治疗脑中风后遗症，疗效显著。

例2 朱某，女，65岁，许昌市退休工人，于1990年3月19日就诊。

主诉：右侧肢体麻木2天。

现病史：该患者有脑梗死病史，曾偏瘫半年，经中西医治疗，能自行走路，但患侧肢体活动不利，于昨天突发头晕，随即右侧肢体麻木，走路摇晃不稳，怀疑是二次脑梗死，故来我院诊治。

检查：血压178/116 mmHg，舌质淡红，苔薄白，脉弦数。

辨证：肝阳上亢，肝风内动。

治法：镇肝熄风，滋阴潜阳。

方药：（天麻钩藤饮合血府逐瘀汤加减）白芍30 g，珍珠母30 g，钩藤30 g，天麻15 g，龙骨30 g，石决明30 g，夏枯草30 g，怀牛膝20 g，地龙30 g，川芎15 g，桃仁15 g，红花15 g，枸杞子15 g，山茱萸15 g。水煎服，10剂。

二诊：5剂服完，头晕止，肢体麻木减轻，血压125/86 mmHg。上方略做更改。

处方：白芍15 g，珍珠母30 g，钩藤15 g，天麻10 g，石决明30 g，丹参30 g，地龙15 g，川芎15 g，桃仁15 g，红花15 g，枸杞子15 g，山茱萸15 g。10剂。

三诊：患侧肢体麻木感消失，活动基本自如，病已去其八九，嘱其改服我院制剂"逐瘀通络胶囊"和"稳压定胶囊"，以资巩固。

【按语】张景岳说过："阴亏于前，而阳损于后；阴陷于下，而阳乏于上，以致阴阳相失，精乏不交"，并引述《素问·调经论》"血之与气，并走于上，则为大厥"，说明中风并非因"外风"所发，而是体内阴阳不调、气血不通所致。本例患者证属肝阳上亢，肝风内动，治当镇肝熄风，滋阴潜阳，所以方用天麻钩藤饮为主，配合血府逐瘀汤并适当加减，特别是添加降压药物，标本兼顾，疗效尚属满意。

◀ 高血压 ▶

例 1　吕某，女，47 岁，许昌县（现许昌市建安区）农民，于 1991 年 2 月 5 日就诊。

主诉：头晕心慌 7 年。

现病史：该患者无心脑血管病史，7 年来经常头晕、心慌，血压增高[（160～180）/（90～100）mmHg]，每于劳累后加重，胸中有空虚感，必须用厚被子压住方觉舒适，伴失眠、乏力。曾服用西药降压，但效果不佳，他医以重镇潜阳之类中药治疗，血压不降反升，故来我院门诊诊治。

检查：血压 180 / 100 mmHg，舌质淡，苔薄白，脉弦细无力。

辨证：肝肾亏虚，虚阳上越。

治法：滋补肝肾，柔肝潜阳。

方药：（二仙汤加减）仙茅 20 g，淫羊藿 30 g，当归 30 g，巴戟天 15 g，黄柏 10 g，知母 15 g，党参 30 g，白术 15 g，茯苓 30 g，泽泻 20 g，石决明 30 g，天麻 15 g，炙甘草 6 g。水煎服，5 剂。

二诊：诸症大减，血压 140 / 90 mmHg，能正常入睡。效不更方，守上方继服 5 剂。

三诊：头晕基本消失，血压 135 / 85 mmHg，基本正常，唯白带量多。

处方：仙茅 20 g，淫羊藿 30 g，当归 30 g，巴戟天 15 g，熟地黄 30 g，黄柏 10 g，知母 15 g，党参 30 g，白术 15 g，苍术 15 g，茯苓 30 g，黄芪 20 g，芡实 30 g，山药 30 g，桑寄生 15 g，远志 10 g，炙甘草 10g。5 剂。

四诊：血压 125 / 80 mmHg，白带减少，无其他不适感觉，基本痊愈。嘱其继服 5 剂以巩固疗效。

【按语】二仙汤中仙茅、淫羊藿、巴戟天温肾阳，补肾精；黄柏、知母泻肾火、滋肾阴；当归温润养血，调理冲任。全方配伍特点是壮阳药与滋阴泻火药同用，以适应阴阳俱虚于下，而又有虚火上炎的复杂症候。由于方用仙茅、淫羊藿（仙灵脾）二药为主，故名"二仙汤"。本方温肾阳、补肾精、泻肾火、调冲任，用于更年期综合征、高血压病、闭经及其他慢性病见有肾阴阳两虚、虚火上扰者，疗效显著。

例2　曾某，女，42 岁，许昌市人，于 1996 年 12 月 9 日就诊。

主诉：高血压 6 年。

现病史：患者 6 年前查出患高血压，经常头痛、失眠，4 年前曾昏倒一次。2 年前开始有心前区疼痛，心慌，多发生在工作紧张时，每次发作历时 1～2 分钟，服硝酸甘油能缓解，几乎每周发作 1～2 次。近半年来血压波动较大，血压（210/180）～（120/110）mmHg，胸闷气急，手足麻木，上肢有蚁走感。血压上升时汗出，精神、体力疲困异常，甚至不能起床，形寒畏冷。心电图检查示冠状动脉供血不足，心率 40 次/分。西医诊断为"高血压、冠心病、神经衰弱"。

检查：患者紧张面容，汗多，舌质淡红，苔薄白，脉迟，关脉弦细。

辨证：肝阳上亢，心气不足。

治法：平肝潜阳，和血养心。

方药：（桂枝加龙骨牡蛎汤加减）桂枝 10 g，白芍 10 g，炙甘草 10 g，龙骨 30 g，牡蛎 30 g，酸枣仁 15 g，浮小麦 30 g，合欢皮 30 g，茯苓 30 g，大枣 10 枚。水煎服，5 剂。

二诊：自我感觉有所好转。守上方继服 5 剂。

三诊：病情有显著好转，心悸、惊恐、眩晕、汗出、心前区闷痛逐渐消失。脉细软迟转为搏指有力，心率 56 次/分左右，血压波动也不若以前显著。嘱其避免劳累，注意休息，保证睡眠。

四诊：患者停服中药 1 周后，又出现心前区闷痛，血压波动，阵发性眩晕，面色较苍白，脉缓慢。继续以桂枝加龙骨牡蛎汤加减治疗。

处方：桂枝 10 g，白芍 10 g，炙甘草 10 g，龙骨 30 g，牡蛎 30 g，酸枣仁 15 g，浮小麦 30 g，合欢皮 30 g，夜交藤 30 g，茯苓 30 g，丹参 30 g，大枣 5

枚。5剂。

五诊：病情又有显著好转，心前区闷痛消失。治疗有效，为防止病情反复，嘱其守上方巩固治疗1个月。

【按语】本病例患者舌淡红苔薄白，脉迟而弦细，按之无力，阳气虚象端露。《素问·生气通天论》云"阳气者，精则养神"，离宫火衰，失于潜养，神气浮越，故病心悸而神不安宁。心悸、气短乏力辨为心气虚之证，手足不温、苔薄白辨为阳虚，所以选用桂枝加龙骨牡蛎汤补心气、平肝阳、调和气血。本病之上逆以肝为本、以胃为标，肝气郁滞并非其实质，肝逆气急、肝阳上亢则是其关键，故以镇肝降肝和中立法，对证用之效如桴鼓。

◀ 低血压（血虚头晕）▶

例1 段某，女，43岁，许昌市某公司干部，于2016年2月12日就诊。

主诉：头晕1个月。

现病史：该患者1个月前开始出现头晕，伴眼前发黑，自汗，全身无力，食欲不振，腹胀，便溏，月经量少色淡。因工作繁忙没有及时到医院检查治疗，近2天病情加重，头晕难以起床，甚至不敢睁眼，动则尤甚，故来我院诊治。

检查：患者面色苍白，口唇淡白，语声低微，血压70/45 mmHg，舌质淡，苔薄白而润，脉细无力。

辨证：气血两亏，中气下陷。

治法：补气养血，补中益气。

方药：（补中益气汤合生脉散加减）党参30 g，白术15 g，黄芪15 g，陈皮10 g，升麻10 g，柴胡15 g，当归30 g，麦冬15 g，五味子15 g，黄精20 g，枸杞子20 g，阿胶（烊化）15 g，山茱萸15 g，肉桂10 g，炙甘草10 g。水煎服，5剂。

二诊：头晕减轻，食欲有所增加，感觉精力略有恢复。效不更方，守上方继服10剂。

三诊：诸症消失，精神状态明显改善，基本治愈。嘱其改服补中益气丸和生脉饮，以调养身体，巩固疗效。

【按语】本病例患者头晕，眼前发黑，无力，纳差，腹胀，便溏，月经量少色淡，面色苍白，口唇淡白，语声低微，脉细无力，皆显示为中气不足之"气陷"证。补中益气汤具有补中益气、升阳举陷之功效，主治脾虚气陷。脾胃为营卫气血生化之源，脾胃气虚，受纳与运化不及，故饮食减少、少气懒言、大便稀薄；气虚不能固表，阳浮于外，故身热、自汗；气虚下陷，清阳不升，故血压降低。

补中益气汤原方中黄芪补中益气、升阳固表为君；人参、白术、甘草甘温益气，补益脾胃为臣；陈皮调理气机，当归补血和营为佐；升麻、柴胡协同参、芪升举清阳为使。综合全方，一则补气健脾，使后天生化有源；一则升提中气，恢复中焦升降之功能，使下脱、下垂、下陷之证自复其位。全方健脾以生血，补气以升阳，所以能使血压升至正常。

例2 田某，男，84岁，许昌市某单位退休干部，于2020年9月10日就诊。

现病史：该患者体质素虚，经常心悸、乏力，血压低，睡眠欠佳，经西医治疗效果不好，故来诊治。

刻诊：体形偏瘦，少气懒言，语声低沉。血压80/55 mmHg。舌淡红，脉细软无力。

辨证：气血两虚，心失所养。

治法：补气养血，健脾养心。

方药：（归脾汤加减）黄芪30 g，党参30 g，白术15 g，龙眼肉15 g，远志10 g，酸枣仁15 g，当归30 g，木香5 g，五味子15 g，茯苓30 g，黄精20 g，炙甘草10 g。水煎服，5剂。

二诊：精神状态和体力有所好转，血压110/70 mmHg。效不更方，守上方继服5剂，以巩固疗效。

【按语】本病例患者年事已高，气血两亏，心脾两虚，则见诸症。故用归脾汤，原方中参、芪、术、草之甘温补脾以益气，当归甘温养肝而生血，茯苓、龙眼肉、酸枣仁养心安神，远志定志宁心，木香行气以防壅滞。诸药合用，多方入手，补中有疏，比较稳妥。

‹ 头 痛 ›

1. 急性头痛（脑炎）

例1 邹某，女，25 岁，许昌市人，于 1986 年 4 月 6 日就诊。

主诉：发热半月。

现病史：该患者从昨日起体温 39.5 ℃，头胀痛，躁扰不安，间断性伴有肢体痉挛抽搐，大便 3 日不通，小溲色赤。西医检查怀疑为"病毒性脑炎"。由于经济情况过差，无力求医，遂请往诊。

检查：形体消瘦，极度营养不良，舌红无苔，质老，苔根略厚，唇焦色紫，脉细弦而数。

辨证：营热动风，血少筋急。

治法：清营凉血，凉肝熄风。

方药：（羚角钩藤汤加减）生地黄 30 g，白芍 20 g，茯神 30 g，桑叶 20 g，钩藤（后下）15 g，川贝母 15 g，菊花 15 g，珍珠母（先煎）30 g，羚羊角粉（冲服）0.6 g。水煎服，3 剂。

二诊：药后身热渐退，体温 38 ℃，神志已渐清醒，今晨大便一次，呈羊粪球状，小便黄少，昨夜渐能入睡，两脉细数无力，弦势已减，舌苔干势已缓，质仍绛，头仍痛，口干不欲饮，唇紫且干。体质虚弱，血虚已久，温邪蕴热，阴分大伤，药后肝热已减，热在营血，阴虚津亏。再以养血育阴增液，清心安神。

处方：生地黄 30 g，白芍 20 g，石斛 30 g，蚕沙 15 g，知母 15 g，玄参 20 g，牡丹皮 15 g，钩藤 15 g，芦根 30 g，羚羊角粉（冲服）0.6 g。3 剂。

三诊：身热渐退，日晡仍重，体温 37.6 ℃，4 天未抽，神志清醒，言语对答正确。昨日大便又通一次，色深不多，小便通畅，夜寐安，两脉细弱略数，沉取似有弦象，舌已渐润，舌尖红，根略厚。温邪渐解，营热已清，胃肠滞热，化而未清。再以养血育阴，兼化滞热。

处方：淡豆豉 20 g，青蒿 15 g，生地黄 30 g，白芍 20 g，玄参 15 g，牡丹皮 15 g，钩藤 15 g，芦根 30 g，焦三仙各 30 g。3 剂。

四诊：晡热已退净，体温正常，胃纳渐开，二便如常，舌苔已化，脉象细弱。温邪蕴热已解，胃肠滞热已化，再以疏调胃肠，以善其后。

处方：北沙参 15 g，生地黄 15 g，白芍 15 g，焦三仙 15 g，鸡内金 15 g，砂仁 5 g，甘草 10 g。3 剂。

五诊：胃纳大增，精神、体力渐复。嘱其清淡饮食，休息 1 周，即可恢复工作。

【按语】该例患者素体阴虚血少，温邪蕴热直迫血分，热邪上蒸则头胀头痛；热扰心神则昏迷躁动。正虚邪实，素体阴血不足，复感温邪，深入血分，热盛动风，病在厥阴风木。阴伤是本，风动为标，治当标本兼顾。故重用生地黄、白芍养阴柔肝，合入羚角钩藤汤凉肝熄风，药中病机，故药后即神清风定。二诊即增加育阴之力。三诊以其低热不退，日晡为甚，辨为胃肠滞热，遂加入疏调肠胃之药。终以调理脾胃收功。全案治疗以育阴为主导，随证变药，既体现了温病存阴的原则性，又体现出随证治之的灵活性。

例 2 党某，男，41 岁，许昌市某局干部，于 2016 年 4 月 25 日就诊。

主诉：突发头痛 2 天。

现病史：该患者平素身体健康，很少生病，平时爱好喝酒，血压略高。2 天前突然暴发头痛，疼痛如刀割斧劈，伴眼黑头晕，烦躁失眠，恶心欲呕，身体沉重，四肢发冷。在许昌市某医院检查，体温 36.5 ℃，血压 130 / 90 mmHg，脑电图、磁共振成像皆正常，查不出明确原因，西医无从下手，遂来我院诊治。

检查：形体肥胖，面色略赤，舌质淡，苔白腻，脉弦滑数。

辨证：脾胃素有痰饮，复感风寒，湿痰厥逆上冲。

治法：燥湿化痰，降逆止痛。

方药：（半夏白术天麻汤加减）法半夏 15 g，白术 15 g，天麻 15 g，陈皮 15 g，炒神曲 20 g，炒麦芽 30 g，苍术 15 g，党参 15 g，钩藤 15 g，川芎 15 g，黄芪 15 g，茯苓 30 g，泽泻 15 g，黄柏 15 g，干姜 10 g，甘草 10 g。水煎服，5 剂。

二诊：头痛明显减轻，夜间能正常入睡。效不更方，守上方继服 10 剂。

三诊：头痛基本未再发作，余症皆消。嘱其守上方继服 3 剂，以资巩固。

【按语】该例患者酒食无度，膏粱厚味，体肥痰多，脾胃素虚，又感风寒外邪，湿痰厥逆上冲，阻塞脑窍脉络，不通则痛。方中法半夏燥湿化痰而降逆，天麻平熄虚风而除湿，党参、黄芪补益中气，苍术、白术健脾燥湿而除痰，茯苓、泽泻利水通小便而除湿，陈皮理气，炒神曲、炒麦芽消食健胃，干姜温中散寒，黄柏泻下焦之火，甘草调和诸药。加钩藤平肝潜阳而熄风，川芎行气活血而止痛。辨证准确，方药精当，所以疗效较好。

2. 慢性头痛

例1 吴某，男，67岁，许昌市某学校退休教师，于1995年8月26日就诊。

主诉：头痛10余年。

现病史：该患者身体素好，多年来经常头部冷痛，终年不能脱帽，即使大热天仍然如此，起因于10余年前冬天，外出淋雨所致。经过无数次检查，3年前确诊为"血管性头痛"。头痛剧烈，发冷发紧，得热稍舒，口不渴，大便干结，每头痛时，头部出大量冷汗，血压升高，眼珠发红，持续半小时左右，头痛消失，眼珠红色消退，血压也恢复正常。

检查：患者面色苍白，舌胖淡，苔白腻，脉浮紧，时值夏天，仍然头戴绒帽，取帽以后，触摸其头部，感到头皮发麻，冷汗黏手。

辨证：阳虚寒凝。

治法：温阳散寒。

方药：（真武汤、吴茱萸汤合潜阳丹加减）地龙30 g，砂仁20 g，吴茱萸15 g，龟板30 g，制附子（先煎）10 g，白术15 g，茯苓30 g，白芍15 g，生姜10 g，半夏15 g，党参15 g，炙甘草10 g，白芥子10 g，麻黄10 g，细辛5 g，红糖30 g。水煎服，5剂。

二诊：疼痛完全缓解，精神好转。仍用原方5剂，吴茱萸改为5 g，制成蜜丸，每服10 g，日2次，早晚各1次。服完1料，大约2个半月之后，疼痛不再发作，至今未发，冬天也无须戴帽。

【按语】 本案属于寒证头痛，有阳气虚寒、虚阳上浮、寒湿凝聚三种病机，故一诊选用真武汤合吴茱萸汤、潜阳丹三方合方。患者正在发病，疼痛剧烈，因而吴茱萸之用，超过常量，加红糖同煎，可以减缓大量用吴茱萸带来的温燥之弊，再加麻黄、细辛、白芥子，以通阳、温寒、化痰，增强止痛的作用。又见舌苔白腻、脉浮紧、额上冷汗，这是另外一种病机，为阴邪内盛、逼阳上浮所致，故加砂仁温阳化湿，龟板、地龙潜阳。

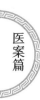

例2 王某，女，47 岁，许昌市某单位干部，1997 年 6 月 8 日就诊。

主诉：头痛 5 年余。

现病史：该患者 5 年前在农村时，曾患乙型脑炎，治愈后留下后遗症，经常头痛，月经量多，有血块。1 年以来，病情逐渐加重，每个月要痛 20 余天，开始几天尚能忍受，服用去痛片或其他中药能缓解一时，到最后几天，头痛如锥刺，诸药罔效，只能靠注射甘露醇，降低颅压，才能缓解。舒服几天之后，病又发作，周而复始。求医无数，服药数百剂，始终没有取得根本性突破。

检查：患者就诊时，新的头痛周期尚未开始，其面色灰暗，眼白呈现青蓝色，舌边有一二处瘀斑，舌下络脉青紫，脉沉细。

辨证：瘀血凝聚于脑。

治法：活血化瘀。

方药：（通窍活血汤加减）血竭 10 g，三七 5 g，川芎 15 g，当归 30 g，赤芍 15 g，麻黄 10 g，白芥子 15 g，全蝎 10 g，蜈蚣 5 条，肉桂 10 g，细辛 5 g，苏合香 5 g，安息香 3 g，白芷 15 g。以上 14 味研末，装胶囊，日服 3 次，每次 5 粒，饭后服。服用 1 个月。

二诊：疼痛大为好转，月经量仍多，但颜色转红，也无血块。原方加诃子 15 g，乌梅 20 g，仍装胶囊，续服 1 个月，疼痛痊愈。

【按语】本病案据患者面暗、眼白青、舌下瘀络紫、脉沉，断为瘀血阻滞脑络之头痛并不困难，因为证候基本齐备；选择通窍活血汤治疗也不难，因为是对证之方。但我在使用这首方剂时，还是颇费思量。首先，原方中的麝香价格昂贵，不易求得，纯度高的更难找到。王清任说"通窍全凭好麝香"，既然难求，故用白芷、细辛代用。

例3 高某，女，29 岁，漯河市舞阳县农民，于 1987 年 10 月 15 日就诊。

主诉：头痛 4 个月。

现病史：该患者头痛 4 个月余，以两颞部和前额疼痛较著，严重时全头皆痛。在漯河市某医院经各项检查，未发现明显致病原因，按照脑动脉炎和脑动脉硬化治疗，收效甚微，头痛依旧，甚则夜不能寐。后慕名来我院门诊治疗。

检查：舌质红，苔薄白而干燥，脉弦滑。

辨证：肝失条达，气郁化火，阳亢风动。

治法：平肝潜阳，熄风止痛。

方药：白芍 30 g，菊花 15 g，川芎 15 g，钩藤 30 g，白蒺藜 15 g，僵蚕 10 g，薄荷 10 g，香附 20 g，白芷 15 g，龙骨 30 g，珍珠母 30 g。水煎服，7 剂。

二诊：服完 3 剂后头痛大减，7 剂服完基本不再头痛。为巩固疗效，嘱其守上方继服 10 剂。随访半年未复发。

【按语】方中菊花、薄荷、白芷、僵蚕、川芎疏散风热、通窍止痛，钩藤、白蒺藜、香附、龙骨、珍珠母平肝潜阳熄风，白芍养血祛风止痛，虚实兼顾，恰如张景岳所言："所以暂病者当重邪气，久病者当重元气，此固其大纲也。然亦有暂病而虚者，久病而实者，又当因脉、因证而详辨之，不可执也。"

例4 郭某，女，36 岁，许昌县（现许昌市建安区）农民，于 1993 年 1 月 15 日就诊。

主诉：前额及枕部头痛半月。

现病史：该患者半月来前额及枕部阵发性剧烈疼痛，痛如刀割，甚则呕吐涎沫，夜不能寐。经西医治疗不见好转，故来我院诊治。

检查：经磁共振扫描检查，未发现明显致病原因，血压正常。舌质淡，苔薄白，脉濡。

辨证：阴寒之气上犯清府，阻滞脉络。

治法：温阳祛寒，降气化浊。

方药：（吴茱萸汤加味）吴茱萸 10 g，人参 10 g，川芎 15 g，细辛 5 g，法半夏 15 g，白芷 10 g，炙甘草 10 g，大枣 5 枚，生姜 3 片。水煎服，3 剂。

二诊：头痛大减，不再呕吐。守上方继服 3 剂。

三诊：基本不再头痛。为巩固疗效，嘱其守上方继服 5 剂。

随访半年未复发。

【按语】《伤寒论》云："干呕、吐涎沫、头痛者，吴茱萸汤主之。"方中吴茱萸得东方震气，辛苦大热，能达木郁，直入厥阴，降其盛阴之浊气，使阴翳全消，用以为君。人参秉冲和之气，甘温大补，能接天真，挽回性命，升其垂绝之生气，令阳光普照，用以为臣。生姜、细辛辛温，温胃化饮、降递止呕、散寒理气，辅佐吴茱萸散寒。炙甘草益气和中，调和诸药，缓急止痛。大枣甘温平，养津液、养胃气，补虚和中。加川芎通络止痛，法半夏降气化痰，白芷散寒止痛。诸药共奏温中降逆、散寒止痛、止呕之功，则震坤合德，土木不害，一阳之妙用成，而三焦之间无非生生之气矣，诸症有不退者乎？

例5 张某，女，15岁，许昌市某银行职工子女，于1994年12月2日就诊。

主诉：头痛8个月。

现病史：该患者于今年3月开始出现头左侧及前额疼痛，呈持续性针刺样剧痛，伴低热不退。在郑州市某医院检查，血常规示白细胞$12.5 \times 10^9 / L$，脑电图异常，经颅多普勒检查发现多条脑动脉狭窄，诊断为"多发性脑动脉炎"，医生建议必须采用抗生素和激素连续治疗1年。住院2个月后病情不见好转，故来我院求中医诊治。

检查：面色晦暗，消瘦，体温38 ℃，白细胞$11.9 \times 10^9 / L$，中性粒细胞$8.2 \times 10^9 / L$。舌质红，苔薄白，脉细数。

辨证：气滞血瘀，郁而化热。

治法：活血化瘀，清热凉血。

方药：（通窍活血汤加减）川芎15 g，白芷10 g，桃仁10 g，红花10 g，赤芍15 g，牡丹皮15 g，土鳖虫10 g，金银花15 g，连翘15 g，天麻10 g，菊花10 g，甘草10 g。水煎服，5剂。

二诊：体温降至正常，头痛消失，白细胞$6.9 \times 10^9 / L$，中性粒细胞$6.3 \times 10^9 / L$，基本正常。舌质红，脉细数。守上方继服10剂。

三诊：诸症消失，血常规和舌脉基本正常。守上方继服5剂，以资巩固。

【按语】本例患者之头痛虽然西医名为"多发性脑动脉炎"，且有发热症状，但并无细菌或病毒感染，究其原因，当为偶受风寒外邪，寒凝血脉，血流不畅而气滞血瘀，郁久化热，所以治当活血化瘀，清热凉血。其病位在头，所以用通窍活血汤加减比较合拍。因麝香太过昂贵，且赝品太多，方中白芷辛香走窜，善通九窍，用以替代麝香；川芎、桃仁、红花活血化瘀以治根本；赤芍、牡丹皮凉血活血；土鳖虫破血化瘀并通利水湿；金银花、连翘体轻而苦寒，以清头面之热邪；天麻、菊花善清头目，并能疏肝祛风，防止瘀热生风而成痉证；甘草调和诸药，并守护脾胃。

3.外伤头痛（脏躁）

陈某，女，45岁，许昌县（现许昌市建安区）农民，于2005年9月29日就诊。

主诉：头痛2个月。

现病史：该患者于2个月前在争吵中被其丈夫用拳头打伤头部，后经常出现阵发性剧烈头痛，发作时自己抱头痛哭，甚至以头撞墙、满地打滚，语言错乱。在许昌某医院住院治疗，经颅脑CT扫描检查未发现异常，又转到精神病医院住院治疗，仍不见好转，故来我院请求中医诊治。

检查：患者自诉头痛发作时如刀砍锥刺，难以忍受，伴心中烦闷欲狂，大便秘结。舌质红，苔黄腻，脉弦滑。

辨证：肝郁气滞，心神不宁。

治法：养心安神，和中缓急。

方药：（甘麦大枣汤加减）甘草15 g，淮小麦30 g，白芍20 g，生石膏30 g，大黄10 g，黄连10 g，川芎30 g，赤芍15 g，钩藤30 g，细辛5 g，白芷15 g，大枣10枚。水煎服，5剂。

二诊：大便正常，其间头痛发作过一次，但疼痛程度已没有以前剧烈。上方略做调整。

处方：甘草15 g，淮小麦30 g，全蝎10 g，钩藤30 g，酸枣仁30 g，白芷15 g，大枣10枚。5剂。

三诊：头痛未再复发，起居如常，情绪稳定，基本痊愈。嘱其守上方继服5剂，以资巩固。

【按语】本例患者之头痛初看似属外伤脑窍，脉络受损所致，但从颅脑CT扫描结果和舌脉来看，却不尽然。实则患者自恃有理，却被丈夫当众暴打，羞愤痛恨之余，忿怒郁结于肝脾，上行扰乱于心神，故出现脏躁之证。此时若单纯活血化瘀、理气止痛则效差，应当从调节情志、舒缓心神入手，方能起效。

◀ 汗 证 ▶

1. 自汗

例1 邢某，女，54岁，许昌市工人，于1988年8月2日就诊。

主诉：自汗2年，加重1年。

现病史：该患者2年来自汗明显，每日10余次，动则更甚，心烦少寐，先后服多种中西药治疗无效，故来我院诊治。

检查：舌质淡红，苔薄白，脉沉细数。

辨证：肝脾不调。

治法：调和肝脾，除烦敛汗。

方药：（丹栀逍遥散加减）当归15g，炒白芍20g，柴胡15g，茯苓15g，白术10g，薄荷5g，牡丹皮12g，焦栀子10g，生牡蛎30g，浮小麦30g，夜交藤30g，炙甘草6g。水煎服，3剂。

二诊：自汗减少，余症如前。效不更方，守上方继服5剂。

三诊：自汗已止，自诉原有腹胀、便溏宿疾。改用参苓白术散加味治疗。

【按语】逍遥散具有调和肝脾、疏肝解郁、养血健脾之功效，为肝郁血虚，脾失健运之证而设。肝为藏血之脏，性喜条达而主疏泄，体阴用阳。若七情郁结，肝失条达，或阴血暗耗，或生化之源不足，肝体失养，皆可使肝气横逆，胁痛、寒热、头痛、目眩等症随之而起。此时疏肝解郁，固然是当务之急，而养血柔肝，亦是不可偏废之法。

逍遥散方中既有柴胡疏肝解郁，又有当归、白芍养血柔肝。尤其当归之芳香可以行气，味甘可以缓急，更是肝郁血虚之要药。白术、茯苓健脾祛湿，使运化有权，气血有源。炙甘草益气补中，缓肝之急，虽为佐使之品，却有襄赞之功。薄荷少许，助柴胡疏肝郁而生之热。如此配伍，既补肝体，又助肝用，气血兼顾，肝脾并治，立法全面，用药周到，故为调和肝脾之名方。加牡丹皮、栀子以增强清热泻火之力，名丹栀逍遥散，可除烦热。本病例又加生牡蛎、浮小麦止汗，夜交藤安神，所以疗效更佳。

例2 江某，女，34岁，许昌市人，于2000年5月18日就诊。

主诉：自汗 2 年余。

现病史：该患者自汗 2 年余，汗出之前阵发怕冷，继则烦热，伴失眠少寐，心烦易怒。

检查：舌质略红，苔薄白略黄，脉弦细。

辨证：少阳病，郁久化热，营卫不和。

治法：疏风清热，调和营卫。

方药：（当归芍药甘草汤加味）白芍 15 g，栀子 15 g，黄芩 15 g，当归 30 g，白术 15 g，甘草 10 g，薄荷 10 g，葛根 15 g，柴胡 15 g，荆芥 15 g，栀子 15 g。水煎服，3 剂。

二诊：汗出大减，烦热恶寒亦减，舌脉如故。守上方继服 5 剂。

三诊：自汗止，心神安，舌脉正常。嘱其守上方继服 3 剂，以资巩固。

【按语】自汗一证要首先辨其有邪无邪，有邪者多实，无邪者多虚，散邪无迫津之因，汗可止；补正无漏汗之隙，汗自收。切勿见汗止汗，闭邪于内，以致迁延难愈。本例属外邪稽留，郁闭少阳，郁久化热，蒸迫阴津外泄。故外疏内清，清热散邪，兼养血和营为治则。

2. 盗汗

谢某，女，48 岁，许昌市人，于 2005 年 4 月 17 日就诊。

主诉：夜间盗汗 1 个月。

现病史：该患者近 1 个月来时发骨蒸潮热，夜间盗汗，白天自汗，伴手足心热，烦躁易怒。

检查：患者体形瘦削，两颧略红，舌体瘦薄，舌尖红，苔薄黄，脉细数。

辨证：阴虚火旺。

治法：滋阴降火，养阴敛汗。

方药：（知柏地黄丸加减）熟地黄 30g，牡丹皮 15g，茯苓 30g，山茱萸 30g，泽泻 15g，山药 30g，知母 20g，地骨皮 20g，生龙牡各 30g，五倍子 15g，黄芪 30g，炒麦芽 30g，甘草 10g。水煎服，10 剂。

10 剂服完，诸症消失，病获痊愈。

【按语】睡则汗出，醒则汗止为盗汗，多为阴虚所致，阴虚则内热。阳出于阴则寤，阳入于阴则寐。睡时阳气入阴，而阴虚于内，不能制阳，体表阳卫之气亦趁虚而入,表无护卫而营中之火独旺,内火逼迫津液外泄而致盗汗。故盗汗之人多阴虚火旺之象明显,治疗当滋阴降火为主,敛汗固摄为辅,医家多采用东垣之当归六黄汤。我经过多年临床观察,以知柏地黄丸去黄柏加地骨皮化裁,疗效较佳。盗汗者因汗液丢失,多有阴液亏损,元气外泄。黄柏虽善降下焦虚火,然其苦燥伤阴,久服易伤元气。地骨皮甘寒平补,清热凉血,除骨蒸,又可补肾中精气,使精气充而邪火自退,既可代替黄柏降虚火之功,又无苦燥伤阴之弊。临床使用时,知母、地骨皮用量要充足,一般用量为20 g。山茱萸补肝肾,敛汗固脱,是防止元气虚脱之要药,需重用,一般用量为30 g。生龙骨、生牡蛎滋阴潜阳,二药合五倍子共同收敛固涩以止汗,若盗汗甚者,可改为煅龙骨、煅牡蛎,亦可酌加龟板以增效。该方滋补药用量较大,多滋腻碍胃,可酌加炒麦芽、砂仁以和胃;若兼有气虚自汗者,可加黄芪以益气固表。全方重滋阴降火以治本,又潜阳固摄以治标,主次有序,标本兼治,临床效果佳。

另外需要注意的是,阳虚者多自汗,阴虚者多盗汗,是一般规律,但正如《景岳全书·杂证谟·汗证》所言:"自汗、盗汗亦各有阴阳之证,不得谓自汗必属阳虚,盗汗必属阴虚也。"因而必须四诊合参,准确辩证,以证遣方,方可获效。

3. 腋下出汗

于某,男,42岁,许昌市某公司职工,于2016年8月24日就诊。

主诉:腋下出汗3年余。

现病史:该患者无狐臭病史,家中长辈也无狐臭患者,从3年前开始,腋下经常出汗,精神稍有紧张腋下即大汗淋漓,甚至沿两肋汩汩流下,几层衣服皆能浸透,冬天亦然。伴心烦、口苦、易怒。辗转许昌、郑州几家大型医院,拜访名医,都无法确定病因和病名,服用中西药对症治疗1年多不见好转,只得作罢。经患者介绍,来我院邀余诊治。

检查:患者体形略胖,面色红,舌体胖大,舌质红,脉弦滑。

辨证:肝郁脾虚,郁久化热,湿热蕴蒸。

治法:清肝补脾,清热利湿。

方药:(龙胆泻肝汤合二妙散加减)黄芪30 g,龙骨30 g,牡蛎30 g,山茱萸30 g,龙胆草15 g,五倍子15 g,栀子15 g,苍术15 g,黄柏15 g,泽泻 30 g，车前子（包煎）10 g，白芍 15 g，甘草 10 g。水煎服，5 剂。

二诊：出汗明显减少。守上方继服 5 剂。

三诊：腋下基本不再出汗，其他症状亦消失。嘱其守上方继服 5 剂以巩固疗效。

【按语】本病例患者没有狐臭家族史，且出汗方式与普通狐臭也不相同，故排除狐臭；由其心烦、口苦、容易生气、舌质红、脉弦滑可知为肝郁气滞、肝经郁热；腋下为足厥阴肝经循行之路，妇女肝气郁结之乳腺增生常会牵连两腋胀痛，其理相通。故用龙胆泻肝汤合二妙散加减，清热利湿，疏肝理脾。肝气疏则化热无源，湿热除则汗液无根，二妙散燥湿除湿，湿邪退则汗液自消。

4. 阴囊出汗

张某，男，40 岁，漯河市临颍县农民，于 2015 年 6 月 22 日就诊。

主诉：阴囊出汗 8 年。

现病史：该患者身体素来健康，很少生病，但 8 年来阴囊多汗，自觉口臭，时发口疮，接连在几家医院检查，均查不出病因，因而无法医治，甚是苦恼，故来我院求中医诊治。

检查：患者面色暗红，舌质红，苔薄黄，脉细数。

辨证：肾经虚热，脾胃伏火。

治法：清相火，泻胃火，滋肾阴。

方药：（知柏地黄丸合泻黄散加减）黄柏 10 g，知母 10 g，炒龟板 30 g，熟地黄 15 g，山药 20 g，泽泻 10 g，牡丹皮 10 g，山茱萸 15 g，茯苓 15 g，栀子 10 g，藿香 10 g，防风 10 g，生石膏 20 g，甘草 10 g。水煎服，10 剂。

二诊：口臭已消，口疮未发，阴囊出汗明显减少。守上方继服 10 剂而愈。

【按语】阴汗以外生殖器及其周围汗出为主症，多责之于肝肾。其中因肾阴虚热所致者居多，可以知柏地黄丸加减；若因肝经湿热所致，可用龙胆泻肝汤加减；亦有兼见腰膝冷痛，阳痿早泄，夜尿频多，舌淡苔白，脉沉细无力等症，为肾阳虚所致，宜用安肾丸加减。

5. 手足出汗

党某，女，25岁，禹州市人，于2012年9月12日就诊。

主诉：手足心自汗10余年。

现病史：该患者10余年来手足出汗，手汗尤甚，遇精神紧张则手掌出汗多如水洗，甚为苦恼。

检查：舌质淡红，苔薄白，脉细。

辨证：脾气虚。

治法：补脾益气，调和阴阳。

方药：（四君子汤合桂枝汤加减）党参30 g，白术15 g，茯苓30 g，炙甘草10 g，桂枝10 g，白芍10 g，五倍子15 g，浮小麦30 g。水煎服，5剂。

二诊：诸症减轻。守上方继服10剂而愈。

【按语】"脾主四肢"，患者以手足心汗多，手汗尤甚，兼夜寐不安，每遇精神紧张则加重为主症，为脾气虚而心之气血不足所致。《难经·十四难》云："损其心者，调其营卫。"方用桂枝汤（本案取用桂枝、白芍、炙甘草）调阴阳和营卫，四君子汤补其脾之不足，白芍、五倍子、浮小麦养心敛汗，使心阳和而汗止神安。

6. 阵汗（更年期综合征）

胡某，女，51岁，许昌市人，于2016年7月14日就诊。

主诉：阵发性出汗2个月。

现病史：该患者因家庭矛盾，素有情绪不佳，今年春节后绝经，2个月前开始全身出汗，以头面和上半身为多，汗出如雨，呈阵发性，伴面部烘热，手足发烫，心慌气短，心烦易怒，失眠多梦，食欲不振，且又怕冷。诊为"更年期综合征"，听说只有中医可以调治，故来诊。

检查：患者头面及手臂汗意涔涔，舌质红，苔薄白，脉弦数无力。

辨证：肝肾不足，阴阳不调。

治法：补肝益肾，滋阴壮阳，养血安神。

方药：（二仙汤加味）仙茅15 g，淫羊藿30 g，巴戟天20 g，知母20 g，黄柏15 g，当归30 g，丹参30 g，合欢皮30 g，酸枣仁30 g，生地黄15 g，熟地黄15 g，山茱萸15 g，龙骨30 g，牡蛎30 g，甘草10 g。水煎服，10剂。

二诊：阵汗次数明显减少，睡眠好转，余症皆消。守上方继服10剂。

三诊：诸症消失，睡眠正常，精神状态良好，基本痊愈。嘱其守上方继服5剂，以资巩固。

【按语】本病例患者正值更年期，体内激素分泌失调，加之平时情绪不良，肝郁气滞，肝肾不足，所以导致阴阳失衡，故烘热汗出且畏寒怕冷；血虚血不养心则心神不安、失眠多梦。治当调和阴阳。方中仙茅、淫羊藿、巴戟天温肾阳，补肾精；黄柏、知母泻肾火、滋肾阴；当归温润养血，调理冲任；丹参活血；合欢皮、酸枣仁宁心安神；生地黄、熟地黄滋阴清热；龙骨、牡蛎、山茱萸敛阴止汗；甘草调和诸药。全方配伍特点是壮阳药与滋阴泻火药同用，以适应阴阳俱虚于下，而又有虚火上炎的复杂症候，可以温肾阳，补肾精，泻肾火，调冲任，用于更年期综合征（妇女绝经前诸症，症见头目昏眩、胸闷心烦、少寐多梦、烘热汗出、焦虑抑郁、腰酸膝软等）、高血压病、闭经及其他慢性病见有肾阴阳两虚、虚火上扰者，效果明显。

◀ 糖尿病（消渴）▶

例1 苏某，女，59岁，许昌县（现许昌市建安区）人，农民，于1983年2月3日就诊。

主诉：口渴、嗜饮、多尿2年余。

现病史：该患者从1968年开始出现口渴，当时经治疗好转，后每年都会复发，但症状较轻，所以没有在意。近2年来口渴逐渐加重，严重时每天需饮水6暖瓶之多（约15 kg），同时小便频数，尿量几乎与饮水量相同，身体消瘦，纳差，少寐，头晕。

检查：患者呈病容，面色晦暗，尿糖（++++）。舌质红，苔薄白，脉滑数无力。

辨证：肺肾阴虚，热灼津亏。

治法：清热养阴。

方药：（白虎汤合玉女煎、生脉散加减）党参30 g，北沙参30 g，麦冬20 g，五味子15 g，生石膏60 g，知母20 g，生地黄15 g，熟地黄15 g，山药30 g，陈皮15 g，神曲30 g，夜交藤30 g，酸枣仁30 g，甘草10 g。水煎服，

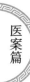

5剂。

二诊：不再感觉口渴，尿量减少，头晕减轻，尿糖（+++）。上方中生石膏减至30 g，加茯苓30 g，佩兰10 g，继服5剂。

三诊：尿量基本正常，食欲增加，但感觉口干咽痛。上方去酸枣仁、夜交藤、生石膏，加玄参30 g，竹叶15 g，栀子15 g，黄连10 g，继服5剂。

四诊：未再口渴，余症消失，面色红润，尿糖（++）。上方加天花粉30 g，菟丝子15 g，继服10剂，继续治疗。

半年后，患者因家中出事，经济拮据，中断了治疗，不知结果，实为遗憾。

例2　寇某，女，65岁，许昌县（现许昌市建安区）农民，于1990年4月16日就诊。

主诉：口渴、多饮、多尿6个月。

现病史：该患者曾有尿急、尿频、尿痛病史，在当地卫生院诊断为"尿道炎"，经治疗好转，继而发生口渴、多饮、多尿，每天饮水约5 L，排尿20余次，身体快速消瘦，神疲乏力。

检查：尿糖（++++），舌体瘦薄，边尖红赤，苔薄白，脉细数无力。

辨证：肺肾阴虚，津液不足。

治法：益气养阴，生津止渴。

方药：北沙参30 g，党参30 g，山药30 g，熟地黄30 g，天花粉30 g，麦冬15 g，黄芪15 g，五味子10 g，石斛30 g，黄精20 g，菟丝子20 g，茯苓15 g，甘草10 g。水煎服，5剂。

二诊：患者感觉症状减轻，精神好转，多饮、多尿症状亦有所改善，化验尿糖（++）。效不更方，守上方继服5剂。

三诊：诸症基本消失，尿糖检查阴性。嘱其守上方继服10剂，以资巩固。

例3　刘某，女，65岁，许昌市某厂退休工人，于2016年9月26日就诊。

主诉：身倦乏力20余年，头晕16年余（发现糖尿病20余年，高血压16年余）

现病史：20余年前，患者因乏力症状至医院检查而发现糖尿病，服用降糖药（具体不详）控制，初期服之有效，数年后无效，开始注射胰岛素治疗，胰岛素逐渐加量。16 年前，因头晕症状检查发现高血压，服用降压药治疗。到 2014 年，胰岛素疗效减退，难以控制血糖，遂降糖药联合胰岛素治疗，效果仍不佳，胰岛素用至 38 u/ 次（早、晚各 1 次），血糖水平仍一直不理想，空腹血糖 19 ~ 28 mmol / L，餐后血糖 21 ~ 30 mmol / L。血压也顽固不降，降压药效果较差，血压持续在 (180 ~ 220) / 110 mmHg，患者多方求医诊治，更换药物而不效，痛苦至极，无奈之下寻中医诊治。

既往史：1983 年曾患肝硬化腹水，数年后又患慢性肾炎，皆经余用中医治疗，病情控制稳定。

查体：体胖，面色晦暗、发黄无华，少神，乏力，头晕，舌质淡红，苔薄白，脉弦细。空腹血糖 21 mmol / L，餐后血糖 29 mmol / L，血压 210 / 110 mmHg。

辨证：脾肾亏虚，气阴两虚。

治法：健脾补肾，滋阴益气。停服西药。

方药：黄芪 40 g，山药 30 g，苍术 20 g，玄参 30 g，熟地黄 30 g，五味子 15 g，天花粉 30 g，葛根 30 g，枸杞子 15 g，续断 15 g，桑寄生 30 g，杜仲 20 g，怀牛膝 20 g，夏枯草 30 g，甘草 10 g。水煎服，7 剂。

二诊：服药后，自觉舒适。守上方继服 7 剂。

三诊：血压有所下降（150/98 mmHg），空腹血糖 18 mmol / L。药效中的，效不更方，15 剂。

四诊：头晕、乏力等症状明显缓解，查空腹血糖 10 mmol / L，血压 140/90 mmHg。上方去夏枯草，加山茱萸 15 g，15 剂。

五诊：病情大有好转，面色转红润，空腹血糖 8 mmol / L，餐后血糖 15 mmol / L，患者自述血压维持在（130 ~ 140）/（80 ~ 90）mmHg。病情基本稳定，仍服中药 1 个月以巩固疗效。

随诊 2 年，现每天只服 1 片诺和龙片，血糖基本稳定在 8 mmol / L 左右，血压稳定在正常范围。

例 4 杜某，男，53 岁，郑州市人，2020 年 1 月 4 日就诊。

主诉：乏力、纳差、腰酸 1 年余。

现病史：患者患糖尿病 10 余年，并发肾功能衰竭，血压偏高。近 1 年来感觉腰酸，乏力，纳差。

检查：尿蛋白（+++），尿酸 657 μmol/L，肌酐 121 μmol/L，舌质淡，苔薄白而腻，脉沉细。

辨证：脾肾阳虚。

治则：健脾补肾，温阳利水。

处方：黄芪 30 g，山药 30 g，苍术 15 g，玄参 15 g，熟地黄 30 g，制附子（先煎）10 g，肉桂 10 g，黄连 10 g，丹参 30 g，泽泻 20 g，茯苓 30 g，大黄 5 g，芡实 30 g，猪苓 30 g，甘草 10 g。水煎服，15 剂。

二诊：尿蛋白（++），尿酸 650 μmol/L，肌酐 119 μmol/L，三项指标均有所降低，但血压仍高。守上方加桑寄生 20 g，怀牛膝 20 g，地龙 30 g，15 剂。

三诊：尿蛋白（+），尿酸 639 μmol/L，肌酐 102 μmol/L，余症同前。上方去茯苓、地龙，熟地黄减至 15 g，加生地黄 15 g，蝉蜕 10 g，草薢 30 g，土茯苓 60 g，黄柏 15 g，薏苡仁 30 g。15 剂。

四诊：患者服药 3 个月后检查尿蛋白（±），尿酸 517 μmol/L。肌酐 102 μmol/L，效不更方，嘱其坚持服用。

【按语】糖尿病属中医"消渴"范围，疾病起始阶段，会有不同程度的口渴多饮、多食善饥、形容消瘦、小便频多、倦怠乏力等症，证属肺胃燥热。燥邪容易伤人津液，热邪更易耗气伤阴，日久可以耗津伤血，所以随着病程的演进，可以出现脾肾亏损或肝肾不足的征象。因而糖尿病的起始阶段，采取清热润燥、益气养阴的方药，疾病的后期阶段则需采用调益脾肾或滋养肝肾的方药。具体来说，一般可将糖尿病分为阴虚热盛型、气阴两虚型和阴阳两虚型。

（1）阴虚热盛：表现为烦渴多饮，咽干舌燥，多食善饥，溲赤便秘，舌红少津，苔黄，脉滑数或弦数。采用养阴清热治疗。选用桑叶、地骨皮、黄连、天花粉、麦冬、生地黄等药。

（2）气阴两虚：表现为乏力、气短、自汗，动则加重，口干舌燥，多饮多尿，五心烦热，大便秘结，腰膝酸软，舌淡或舌红暗，舌边有齿痕，苔薄白少津或少苔，脉细弱。采用益气养阴治疗。选用玉竹、黄精、黄芪、女贞子、枸杞子等药。

（3）阴阳两虚：表现为乏力自汗，形寒肢冷，腰膝酸软，耳轮焦干，多饮多尿，或浮肿少尿，或五更泻，阳痿早泄，舌淡苔白，脉沉细无力。采用温阳育阴治疗。选用鹿角霜、熟地黄、山茱萸、淫羊藿、肉苁蓉、菟丝子等药。

无论是高血糖，还是高血压等，从中医角度看，均与脏腑元气虚衰或受损，导致功能失调、机体气血阴阳失衡等有关，与之伴随的痰浊、血瘀等病理产物，进一步导致经络气血瘀滞，而出现各种现代医学指标的异常。故而治疗上仍需辨证论治，扶正祛邪，补元气、调阴阳气血，阴阳平、气血和，诸症自然转愈，各项指标亦自然好转。

总之，治疗糖尿病要严格按照中医理论分清阴阳虚实，辨证施治，且需长期坚持治疗。

◀ 亚急性甲状腺炎（瘿证）▶

段某，男，46 岁，许昌市某局干部，于 2016 年 6 月 23 日就诊。

主诉：咽喉部疼痛 15 天。

现病史：该患者上个月去美国看望读书的女儿，顺便旅游 1 个月，回国后出现咽喉部疼痛，声音嘶哑，逐渐加重，吞咽困难，伴低热、烦躁、头痛，眠差。在许昌市某医院检查，确诊为"亚急性甲状腺炎"，采用西药抗生素及激素治疗 7 天，效果不理想。遂去郑州某中医院，求中医治疗，服六神丸 5 天，体温略降，但很快复升，头痛剧烈，嗓子干燥灼热，甚至吞咽唾沫都非常痛苦。

检查：患者面色略赤，体温 38 ℃，舌尖绛红，苔白腻且干，脉弦细数。

辨证：肝郁化火，热毒壅肺。

治法：清肺泻火，清热解毒。

方药：（白虎汤加减）生石膏 30 g，知母 20 g，白芍 15 g，连翘 15 g，黄芩 15 g，金银花 30 g，牛蒡子 15 g，夏枯草 15 g，鱼腥草 15 g，大黄 10 g，桑白皮 20 g，射干 15 g，桔梗 10 g，甘草 10 g。水煎服，2 剂。

二诊：头痛稍减，体温降至正常，仍咽痛。火势得到遏制，但上方猛烈，不宜继续服用，略做更改。

处方：柴胡 15 g，郁金 15 g，夏枯草 20 g，山豆根 20 g，板蓝根 30 g，牛蒡子 15 g，连翘 15 g，金银花 20 g，冬凌草 15 g，黄芩 15 g，桔梗 15 g，

射干 15 g，川牛膝 15 g，车前子（包煎）10 g，甘草 10 g。10 剂。

三诊：咽痛减轻，不再头痛，余症消失。守上方继服 10 剂，痊愈。

【按语】该患者因工作关系，精神压力大，素有肝气郁结，加之旅途劳顿，饮食不周，致生此病。本病由肝经郁热而起，病位在咽喉，涉及肺胃，所以治当用白虎汤甘寒清热，大黄通腑泻热，连翘、黄芩、金银花、牛蒡子、夏枯草、鱼腥草等寒药直折其火势，白芍敛阴止痛，桑白皮、射干、桔梗清咽利嗓，甘草缓急止痛。但白虎汤毕竟太过猛烈，一旦火势稍减即改用疏肝清热之法，并加川牛膝引热下行，车前子清热利尿，使热有出路。

亚急性甲状腺炎又称病毒性甲状腺炎，多见于成年人，一般认为本病与病毒感染有关，临床症状多端，易引起误诊或漏诊。长期以来，亚急性甲状腺炎的公认疗法是服用肾上腺皮质激素，如泼尼松等。但实践证明，激素不能改变该病的病程，反可掩盖症状。如果停药较早或减量较快，病情又会反复，以致延长甲状腺的恢复时间。激素用量越大，用药时间越长，其副作用也就越明显。

中医学认为本病与情志因素有关。因肝与精神情志密切相关，肝主疏泄，协调气血运行，情志不畅，气血不和，肝气抑郁，气滞血瘀，致脾胃升降失常，脾失健运，气虚血少，水湿凝聚。明代《医学入门》指出"原因忧恚所生"。《太平圣惠方·治瘿气咽喉肿塞诸方》曰："夫瘿气咽喉肿塞者，由人忧恚之气在于胸膈，不能消散，搏于肺脾故也。"《外科正宗·瘿瘤论》认为本病主要是由气、痰、瘀壅结所致，"夫人生瘿瘤之症……乃五脏瘀血、浊气、痰滞而成"。郁怒易伤及肝，过度思虑易伤脾，气血、脏腑、情志三者与本病的发病有密切关系。

所以，治疗本病应从肝论治，以清热解毒、泻火利咽为主要方向，兼顾肝、肺、胃三者气机功能的调节。方用柴胡疏肝散、龙胆泻肝汤、导痰汤、清骨散、海藻玉壶汤、玉女煎等加减化裁，药用夏枯草、半夏、浙贝母、连翘、金银花、山豆根、马勃、射干、牛蒡子等，适当配伍理气活血、化瘀散结类药。

◀ 甲状腺功能亢进（瘿证）▶

刘某，女，48 岁，许昌市鄢陵县农民，于 2015 年 3 月 6 日就诊。

主诉：全身颤抖 1 年余。

现病史：该患者 1 年前发现双手发抖，当时未在意，后症状逐渐加重，发展到全身皆颤抖，下肢发软，行走困难，伴心慌、心烦、失眠、多汗、体重下降。在当地医院按照"帕金森病"治疗不见好转，故来我院门诊诊治。

检查：甲状腺激素试验结果为阳性。舌体瘦薄，舌质红，苔薄白而燥，脉弦而无力。

辨证：肝阴不足，阴虚生风。

治法：养阴熄风，平肝潜阳。

方药：黄芪 30 g，党参 30 g，天花粉 20 g，山茱萸 30 g，北沙参 30 g，生地黄 15 g，熟地黄 15 g，川牛膝 20 g，桑寄生 20 g，龟板 30 g，石决明 30 g，炒白芍 15 g，远志 10 g，甘草 10 g。水煎服，10 剂。

二诊：诸症减轻，睡眠改善，感觉四肢力量有所恢复。守上方继服 10 剂。

三诊：患者按照上方共坚持服用 50 剂，四肢不再颤抖，行走如常，余症消失，达到临床治愈。

【按语】甲状腺功能亢进症属于祖国医学中"瘿证"范畴，而"中消""怔忡""心悸"和"眼突"这些中医病候也符合甲状腺功能亢进的部分病症特点。古代医家对"瘿证"的病因病机、症状、治则和治法积累了大量的宝贵经验。

中医学认为，患者禀赋不足，潜在肝肾阴虚，可能是本病发生的内在或先天因素，而精神因素则是促进发病的诱因。本病的基本病机是以阴虚为本，气、火、痰、瘀为标。初起多以标实为主，表现为气郁、肝火、痰结等标证。总之，在病情发展过程中，常常表现为本虚标实、虚实错杂、相互影响的情况。主要病变脏腑在肝，同时兼及心、脾、胃、胆、肾等多脏腑。因此治疗上要辨识明确，全面考虑。

◀ 甲状腺结节（瘿证）▶

孙某，女，30 岁，许昌市某医院职工，于 2016 年 5 月 7 日就诊。

主诉：脖子两侧出现囊性包块 2 个月。

现病史：该患者于 2 个月前洗澡时发现自己颈部两侧有囊性包块，按之柔软，有明显压痛。在所就职医院检查后确诊为"甲状腺结节"，采用西药治疗半月，效果不明显，故来我院求中医诊治。

检查：患者呈抑郁面容，情绪不佳，舌质红，苔薄白，脉弦滑数。

辨证：肝气郁结，郁而化火，与水饮胶结成痰。

治法：疏肝理气，清热散结。

方药：（逍遥散加减）当归30 g，炒白芍15 g，柴胡15 g，赤芍15 g，茯苓30 g，白术15 g，薄荷10 g，牡丹皮15 g，栀子15 g，丹参30 g，海藻30 g，昆布20 g，王不留行15 g，白芥子10 g，皂刺15 g，香附20 g，山慈姑12 g，牡蛎30 g，浙贝母15 g，夏枯草15 g。水煎服，10剂。

二诊：包块体积明显变大，但按之比以前虚浮，不再疼痛。嘱其不必紧张，这是包块将散的征兆。守上方继服10剂。

三诊：包块明显减小，患者心情好转，喜笑颜开。此病病程漫长，嘱其不要掉以轻心，需坚持服药。守上方继服1个月。

该患者按照要求连续服药2个月后，颈部的包块基本消失，嘱其按照医嘱每个月服药10剂，以防复发。

【按语】女性由于生理和性情等原因，容易因生活和工作上的琐事而忧郁、烦闷、悲愁、愤怒，长此以往，则不良情绪积压过多，无法宣泄，导致肝气郁结，气机升降失常，上炎则头晕脑涨、咽喉不利，横逆则胸胁胀满、肝胃不和，下注则腹痛泄泻、胞宫癥瘕。逍遥散既能养血疏肝、益气健脾，又能调和气机、和血清热，是妇女调经解郁的常用方子。本例以逍遥散加牡丹皮、栀子以增强清热的力量，再加赤芍、丹参活血化瘀，香附理气解郁；王不留行善行血脉而消肿散结；海藻、昆布、白芥子、夏枯草、山慈姑化痰散结；皂刺、牡蛎、浙贝母软坚散结。诸药合力，效果显著。

◀ 痛风（痛痹）▶

李某，男，50岁，许昌县（现许昌市建安区）某单位干部，于2013年3月19日就诊。

主诉：阵发性剧烈脚痛半个月。

现病史：该患者身体素来健壮，有长期吸烟、酗酒史，嗜好吃肉。半个月前一次参加酒席后当晚突发右脚剧烈疼痛，呈阵发性刀割样，难以忍受，在当地医院注射杜冷丁后方得缓解。自此经常复发，发作时满地打滚，大声哭叫。在许昌市某医院检查发现尿酸增高，确诊为"痛风"，但服用西药不能有效缓解，仍不时发病，故来我院求中医诊治。

检查：舌质红，苔白腻，脉弦滑数。

辨证：肝胆湿热，脾胃蕴热，热邪流注经络。

治法：清热利湿，活血止痛。

方药：（二妙散加味）苍术15 g，黄柏15 g，薏苡仁30 g，川牛膝15 g，木瓜15 g，青黛20 g，滑石20 g，知母20 g，鸡血藤30 g，当归30 g，赤芍20 g，萆薢30 g，山楂30 g。水煎服，10剂。

二诊：10剂服完，脚痛未再发作。为防止复发，嘱其守上方继服20剂。

患者按照要求连续服药1个月，停药后，尿酸指标正常，一直未再发病。

【按语】本病例患者饮食无度，过食膏粱厚味、辛辣油腻，湿热内蕴，加之性情急躁，肝火旺盛，导致湿热下注，瘀阻血脉，闭塞经络，暴发疼痛。治宜清热利湿，活血止痛，以二妙散加味，药证合拍，故能取效。

◀ 风湿、类风湿性关节炎（痹证）▶

例1 贺某，女，25岁，许昌县（现许昌市建安区）农民，于1986年3月15日就诊。

主诉：风湿病7年，两脚肿胀1个月余。

现病史：该患者18岁时患风湿病，曾多方求医治疗，但苦于没有根治的有效办法，几年来时轻时重，反复发作。近1个月来两脚肿胀，上、下肢关节周围出现环形红斑，灼热疼痛，伴心慌、胸闷，在某医院按"风湿性心脏病伴心力衰竭"治疗无效，又按"急性肾炎"治疗亦无效，遂来我院诊治。

检查：血沉48 mm/h，抗链球菌溶血素"O"1 250 U/mL。舌质淡红，苔薄黄而腻，脉滑数。

辨证：风湿之邪痹阻关节，流注于下，郁而化热。

治法：祛风利湿，清热通络。

方药："二妙散合独活寄生汤加减"苍术15 g，黄柏15 g，秦艽10 g，独活15 g，威灵仙15 g，防风10 g，桑寄生20 g，防己15 g，川牛膝15 g，赤芍 15 g，川芎 15 g，木瓜 15 g，桑枝 30 g，甘草 10 g。水煎服，5 剂。

二诊：两脚肿胀症状消失，疼痛减轻，上下肢红斑减少，唯感觉胃部不适。上方略做调整。

处方：苍术 15 g，黄柏 15 g，秦艽 10 g，独活 15 g，威灵仙 15 g，桑寄生 20 g，土茯苓 30 g，牡丹皮 10 g，防己 15 g，赤芍 15 g，木瓜 15 g，陈皮 10 g，竹叶 10 g。5 剂。

三诊：脚部肿胀、疼痛消失，红斑消退。嘱其守方继服 10 剂以巩固疗效。

【按语】痹证之病，无外乎风、寒、湿、热、瘀、虚六点，年轻体壮者多实证，年老体弱久病者多虚实夹杂，其中虚证主要为肝肾亏虚、气血亏虚。本例患者为青年女性，患风湿病 7 年，久病致瘀、化热，故治疗从风、湿、热、瘀入手，方选二妙散合独活寄生汤加减。二妙散为清热燥湿基础方，独活寄生汤则善治风湿久痹之虚实夹杂证，临床可根据患者虚、实、寒、热加减变化灵活使用。

本例患者无寒证及气血亏虚之证，故去掉原方中人参、当归、地黄、细辛、肉桂等药物。方中苍术、黄柏清热燥湿；独活性善下行，治伏风、除久痹，川牛膝亦善下行，活血祛瘀、利湿消肿，又补肝肾、强筋骨，二者合用，善治各种下肢疾病；痹病伤在筋骨、经络，肝主筋、肾主骨，故以桑寄生、川牛膝补肝肾、强筋骨、祛风湿而利关节；秦艽为风药中之润剂，善祛风湿而又荣筋；防己、威灵仙、木瓜、桑枝助诸药祛风湿、舒筋络、利关节、消水肿；川牛膝、川芎、赤芍活血祛瘀、行气通滞，寓"治风先治血，血行风自灭"之意；甘草调和诸药。诸药搭配，相辅相成又各有侧重，全方紧扣病机，效果显著。

例2 王某，女，60岁，许昌市某单位退休工人，2007年7月29日就诊。

主诉：全身关节肿痛 16 年。

现病史：该患者因在大雨中劳作受凉，16 年来全身关节肿胀疼痛，以四肢指关节为甚，阴雨天症状加重，有时低热。经检查，类风湿因子阳性，中西药治疗无效，反复发作，非常痛苦。

检查：患者双手指关节变形，肿胀明亮，活动受限。舌质淡红，苔薄白，脉滑数无力。

辨证：风寒湿邪郁于关节，气血凝滞，兼有郁热。

治法：祛风通络，温经散寒，清热燥湿。

方药：胆南星 10 g，苍术 10 g，黄柏 10 g，川芎 15 g，白芷 10 g，神曲 15 g，桃仁 10 g，威灵仙 15 g，羌活 15 g，防己 15 g，桂枝 10 g，红花 10 g，龙胆草 10 g。水煎服，10 剂。

二诊：各关节肿胀、疼痛减轻。效不更方，守上方继服 10 剂。

三诊：各关节疼痛消失，复查类风湿因子呈阴性，达到基本治愈。为巩固疗效，嘱其按本方继续服用。

至 2008 年 4 月 19 日，偶遇患者，经询问，除变形的关节无法完全恢复外，余症皆消失，关节活动自如，已能从事一些简单的家务劳动。

例 3 姐某，女，14 岁，许昌市某学校学生，于 2008 年 11 月 24 日就诊。

主诉：长期发热、关节酸痛 4 个月。

现病史：患者近几个月来全身关节酸痛，体温一直徘徊在 38 ～ 39 ℃，在省某医院住院确诊为"类风湿性关节炎"，采用消炎痛（吲哚美辛）、激素等药物治疗 1 个月，仍反复发热，故来我院诊治。

检查：血常规检查示白细胞增高，血沉增快。舌质红，苔黄腻，脉滑数无力。

辨证：风湿热邪困阻经络。

治法：清化湿热，祛风退热。

方药：胆南星 10 g，苍术 10 g，黄柏 10 g，川芎 15 g，白芷 10 g，神曲 15 g，桃仁 10 g，威灵仙 15 g，羌活 10 g，防己 10 g，桂枝 10 g，红花 5 g，龙胆草 10 g。水煎服，5 剂。

二诊：热退，关节酸痛症状减轻。效不更方，守上方继服 5 剂。

三诊：患者反映自幼体质虚弱，容易感冒。上方加黄芪 30 g，白术 15 g，防风 10 g，继服 5 剂。

四诊：体温又上升至 39 ℃。上方去苍术、防己，加生石膏 30 g，知母 15 g，金银花 15 g，连翘 15 g，继服 5 剂。

五诊：仍然上午发热，上肢酸痛。考虑湿热之邪仍盛，遂遵张仲景治热痹之法。

处方：生石膏 30 g，桂枝 15 g，苍术 10 g，黄柏 15 g，牡丹皮 15 g，威

灵仙 15 g，防己 10 g，知母 15 g，桑枝 30 g，赤芍 15 g，甘草 10 g。5 剂。

六诊：不再发热，余症减轻。守上方继服 5 剂。

七诊：体温、血沉稳定在正常范围，白细胞数量下降至正常，达到基本治愈。为巩固起见，嘱其按本方继续服用 1 个月。

例 4 李某，女，77 岁，许昌市某学校退休教师，2019 年 9 月 4 日就诊。

主诉：双手手指关节肿胀疼痛 10 余年，加重 3 个月。

现病史：患者手指关节疼痛，肿胀变形，每遇季节变换或天气变化时加重，在许昌市某医院检查风湿三项均为阳性，确诊为"类风湿性关节炎"，曾多方求治，疗效不显。

检查：舌质淡红，苔薄白，脉滑。

辨证：寒湿相搏，关节痹阻。

治则：散寒祛湿，通络止痛。

处方：胆南星 12 g，苍术 12 g，川芎 12 g，白芷 10 g，神曲 15 g，桃仁 10 g，威灵仙 15 g，羌活 15 g，防己 15 g，桂枝 20 g，红花 15 g，龙胆草 15 g，甘草 10 g。水煎服，7 剂。

二诊：7 剂药服完肿胀即有减轻，但仍感疼痛。守上方继服 15 剂。

三诊：关节肿胀疼痛均大有好转。上方减桂枝至 15 g，加威灵仙至 30 g，党参 30 g，炒白术 15 g，川牛膝 15 g，15 剂。

患者服药数月后，除关节稍变形外，余症皆消失。为巩固疗效，嘱患者继续按照本方坚持服药。

例 5 马某，男，42 岁，许昌市某公司职工，于 1994 年 6 月 15 日就诊。

主诉：两手腕关节红肿疼痛 6 个月。

现病史：半年来，该患者两手腕关节红肿疼痛，以右侧为甚，指关节亦疼痛，在许昌市某医院检查类风湿因子阳性，确诊为"类风湿性关节炎"，服用西药抗生素和激素无效，故来我院诊治。

检查：舌质红，苔黄腻，脉滑。

辨证：风、湿、热三邪郁滞经络。

治法：清热燥湿，祛风止痛，活血通络。

方药：苍术 15 g，黄柏 15 g，胆南星 10 g，川芎 15 g，白芷 10 g，神曲 30 g，桃仁 15 g，威灵仙 20 g，防己 15 g，红花 10 g，龙胆草 10 g，桑枝 30 g。

水煎服，5剂。

二诊：手腕处关节红肿疼痛症状大减。效不更方，守上方继服10剂。

三诊：诸症消失，基本痊愈。守上方继服20剂。随访半年未复发。

【按语】类风湿性关节炎，中医辨证为风湿入络、痰瘀痹阻。

例2至例5均为类风湿性关节炎，本病有别于一般风湿性关节炎，难以根治且呈进展性加重，其基本病机为风湿痹阻肢节经络，导致痰瘀凝滞，经络痹阻，耗伤正气，损伤筋骨，也现关节僵硬、疼痛、畸形，影响功能，患者痛苦异常。我一般采取辨病、辨证相结合的治疗方式，采用上中下通用痛风方加减。

该方中黄柏清热，苍术燥湿（此二味合为二妙散，乃治痿痹之正药），龙胆草泻火，防己行水，四者配合治湿与热；胆南星燥痰散风，桃仁、红花活血化瘀，川芎为血中气药，四者配合治痰与血；羌活祛百节之风，白芷祛头面之风，桂枝、威灵仙祛臂胫之风，四者配合治风；加神曲消中州陈积之气。全方疏风以宣于上，泻热利湿以泄于下，活血燥痰消滞以调于中，所以能兼治而通用，则上行者可引之而下，下行者亦可引之而上，专搜上中下经络、骨骼、肌肉伏留之邪，使外邪去而正气复，气血通畅，则"通而不痛"。

因本病常寒热、虚实夹杂，病机复杂多变。临床使用时，注意根据患者寒热虚实、轻重缓急，酌情调整药物剂量或加减变化。如肿甚者，加大防己用量；寒甚者，加大桂枝剂量或减少龙胆草、黄柏剂量，而热甚者反之，亦可酌情去桂枝，予桑枝以通利四肢关节；若兼有虚证者，予以补益药；伴有发热者，随证治之。

例6 张某，女，31岁，许昌市人，于2005年3月21日就诊。

主诉：全身大小关节疼痛5个月余。

现病史：该患者于5个月前因感冒诱发全身大小关节肿痛，尤以掌、趾关节及膝关节为甚。经中西药多方面调治效果不佳，逐渐出现诸关节僵硬不利，难以屈伸，夜间刺痛。伴口干口渴、烦闷不安、便干、纳差。

检查：关节局部皮色不红、微热，手指关节明显变形、屈伸不利，膝关节僵硬、下蹲困难，下肢略有浮肿，舌胖色紫，边有齿痕，苔黄腻，脉细涩。

辨证：正虚邪恋，痰瘀痹阻，湿热内蕴。

治法：化痰祛瘀，清化湿热，宣痹通络。

方药：（活络效灵丹合当归赤小豆汤加减）丹参20 g，当归30 g，制乳香8 g，制没药8 g，姜黄20 g，海桐皮20 g，僵蚕15 g，土茯苓20 g，白鲜皮20 g，赤小豆20 g，防己15 g，秦艽15 g，伸筋草15 g，川牛膝15 g，赤芍15 g，地龙15 g，白花蛇舌草30 g，生甘草6 g。水煎服，5剂。

二诊：患者服药1周见效，行走活动便利，痛势显减，下肢肿消。效不更方，继续调治月余，痹痛缓解。

【按语】《类证治裁·痹症》："诸痹……正气为邪所阻，不能宣行，因而留滞，气血凝涩，久而成痹。"本例是痹病后期的严重证候，以其病情顽固，缠绵难愈，关节僵硬、变形，疼痛遍及全身多个关节，故诊为痹，属"顽痹"范畴。其病机由风寒湿热等邪痹阻经络，气血运行不畅，湿聚成痰，血滞为瘀，痰瘀互阻经络关节。同时，由于邪伤正气，肝肾亏损，气血不足，痰瘀阻痹与正气亏虚并存，临床应注意分清标本虚实的主次予以兼治，痛剧时以治标为主，但单祛痰则瘀血不化，单化瘀则痰浊不去，故以活血化瘀为主，适佐化痰渗湿之品，兼以扶正。另外，痰瘀痼结深伏，尚需配用地龙、僵蚕、全蝎、蜈蚣等虫类药搜剔祛邪、通络止痛以增疗效，痛缓则进一步结合扶正治疗。

◄ 重症肌无力（痿证）►

郑某，女，19岁，许昌市鄢陵县农民，于1995年3月15日就诊。

主诉：全身无力1年。

现病史：该患者于1年前因淋雨感冒，治愈后一直全身乏力，行走困难，劳累后加重，伴头晕、纳差，大便溏薄，吃西药、输液无效，在当地医院检查无果，治疗无效。在郑州某医院住院，经检查确诊为"重肌无力症"，采用新斯的明等西药治疗1个月，效果欠佳。因其亲戚在洛阳某三甲医院供职，故又赴洛阳住院治疗1个月，疗效依旧不佳。父母及亲戚皆以为其得了绝症，恐怕会不久于人世，听从村里老年人的意见，为其提前举行婚礼，希望用"冲喜"的方法缓解病情发展。但该患者婚后病情更加恶化，几乎无法独自吃饭、走路，经多方打听，专程来我院求余为其诊治。

检查：患者发育正常，面色苍白，慢性病容，气短自汗，畏寒肢冷。舌质淡红，苔薄白，脉沉细无力。

辨证：中气不足，阳气虚衰。

治法：补中益气，温补肺肾。

方药：（补中益气汤加味）黄芪30 g，党参30 g，白术15 g，陈皮10 g，升麻10 g，柴胡15 g，当归30 g，山茱萸15 g，枳壳30 g，炙甘草10 g。水煎服，10剂。

二诊：服药后体力和精力有所改善，余症皆有好转。效不更方，守上方继服10剂。

三诊：20剂服完，患者饮食正常，面色红润，体力恢复，能独自骑自行车走亲戚。嘱其按照上方继服1个月以巩固疗效，并注意劳逸结合，避免过于劳累，防止受凉及感冒。

该患者非常配合，每隔半年即服用上方1个月，随访20多年，身体基本无大恙，与配偶在县城开一家饭店，每日忙碌，现育有二子，家庭幸福。

【按语】重症肌无力是人类疾病中发病原因研究得最清楚、最具代表性的自身免疫性疾病，是神经肌肉接头突触后膜上的乙酰胆碱受体受累，由乙酰胆碱受体抗体介导的体液免疫、T细胞介导的细胞免疫依赖性、补体参与的自身性疾病，胸腺是激活和维持重症肌无力自身免疫反应的重要因素，某些遗传及环境因素也与重症肌无力的发病机制密切相关。

目前，对于重症肌无力的治疗，西医一般采用抗胆碱酯酶药腾喜龙（依酚氯铵）、新斯的明和激素等药物，但效果不稳定，副作用大。中医根据临床表现认为本病属"痿证"，分为脾胃虚弱、气血两虚、肝肾亏虚和脾肾两虚四个常见证型，根据"虚则补之，损者益之"的治疗原则，以健脾益气、补益气血、滋补肝肾、温阳补肾为基本治疗方法，并辅以祛瘀活血、舒筋活络等疗法，选用黄芪、人参、白术、当归、柴胡、升麻、枸杞子、附子、淫羊藿、仙茅等，通过内服、外用及按摩、针灸等综合疗法治疗该病。成药一般采用补中益气丸、右归丸、左归丸、八珍丸、人参养荣丸、六味地黄丸、金匮肾气丸、健步虎潜丸、参苓白术散等，疗效可靠。

本病例患者面色苍白、纳差、大便溏薄，劳累后症状加重，为中气不足之虚象；气短自汗，为肺气虚、卫气不固之征；畏寒肢冷、脉沉细无力，应是肾阳虚衰，治当补中益气，温补肺肾。脾为后天之本，补脾即是补气血、补肌肉；肺主宗气，补肺气可以养精神、长气力，增强机体抵抗力；"肝主筋，肾主骨"，肝肾不足亦能导致身体虚弱、体力下降，特别是肾阳虚可出

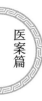

现畏寒肢冷、小便清长等症状。所以，在补中益气汤中加肉桂以温肾，增强效果。

◀ 面肌痉挛、神经麻痹（面瘫）▶

例1 郑某，男，40岁，许昌市某厂工人，于2004年7月20日就诊。

主诉：右侧面部肌肉抽搐、跳动半年。

现病史：该患者半年前发觉自己右侧面部肌肉不时抽搐、跳动，伴口眼轻度㖞斜，服用中西药无效，又在住家附近一诊所接受针灸治疗1个月，仍不见好转，故来我院治疗。

检查：舌质淡红，苔薄白，脉弦稍滑。

辨证：风寒外邪入侵经络。

治法：祛风止痉，养血柔肝。

方药：（牵正散、止痉散合芍药甘草汤加汤）白附子（先煎）15 g，僵蚕10 g，全蝎10 g，蜈蚣3条，炒白芍30 g，甘草10 g，当归30 g，钩藤30 g。水煎服，5剂。

二诊：诸症好转，面部肌肉抽动次数减少。守上方继服10剂。

三诊：面部肌肉抽动、口眼㖞斜等症状全部消失，病获痊愈。随访2个月未复发。

例2 孙某，女，60岁，许昌县（现许昌市建安区）农民，于2014年2月10日就诊。

主诉：右侧面部肌肉麻木、口眼㖞斜2天。

现病史：该患者2天前发觉自己右侧面部肌肉麻木，伴口眼轻度㖞斜，语言不利，吃饭不便，故来我院诊疗。

检查：颅部磁共振成像检查未发现异常，舌质淡红，苔白腻，脉浮滑。

辨证：营卫素虚，风寒外邪入侵经络。

治法：祛风通络，养血和营。

方药：（大秦艽汤加减）秦艽15 g，川芎15 g，当归30 g，茯苓30 g，羌活15 g，防风10 g，法半夏15 g，僵蚕10 g，全蝎10 g，白术15 g，白芍30 g，甘草10 g。水煎服，5剂。

二诊：诸症好转，面部麻木减轻。守上方继服 10 剂。

三诊：面部麻木、口眼㖞斜等症状全部消失，病获痊愈。随访 2 个月未复发。

【按语】此二例患者身体素虚，正气不足，脉络空虚，腠理不密，风邪得以乘虚而入，引动痰湿流窜经络，故肌肤麻木不仁；闭塞脉络，则口眼㖞斜、言语不利。总括起来，就是内湿外风，营卫不和。例 1 病程日久不愈，邪气顽痹，久则痰瘀凝滞。故予以祛风化痰通络之力较强的牵正散合止痉散，两方以虫类药为主，善祛风化痰、通络止痉。炒白芍、当归养血柔肝；钩藤平肝熄风止痉。芍药甘草汤尤善治疗各种痉挛性疾病。例 2 属风邪初中经络，故予以大秦艽汤加减祛风通络，养血合营。方中秦艽祛风通络、活血荣筋；当归、川芎、白芍行血养血，亦即"治风先治血，血行风自灭"之意；羌活、防风解表祛风；白术、茯苓健脾化湿；僵蚕、全蝎祛风通络；法半夏化痰散瘀；甘草调和诸药。

◀ 血栓闭塞性脉管炎（脱疽）▶

谷某，男，30 岁，许昌县（现许昌市建安区）农民，于 1990 年 11 月 23 日就诊。

主诉：右脚踇趾疼痛 6 个月。

现病史：该患者自半年前发现右脚踇趾青紫，继而开始疼痛，患处发凉，无其他并发症状。在许昌市某医院检查诊断为"血栓闭塞性脉管炎"，服西药无效，故来我院门诊请求中医治疗。

检查：患者右脚踇趾局部青紫发黑，有溃烂面和结痂，趺动脉无搏动。舌质红，苔白腻，脉滑数。

辨证：气滞血瘀，阻塞经络，郁久化热成毒。

治法：凉血活血，化瘀通络。

方药：（身痛逐瘀汤加减）当归 30 g，赤芍 30 g，桃仁 15 g，红花 15 g，土鳖虫 15 g，丹参 30 g，牡丹皮 15 g，地龙 15 g，川芎 15 g，制没药 15 g，川牛膝 20 g，白芥子 15 g，槐花 15 g，甘草 10 g。水煎服，5 剂。

二诊：疼痛减轻，病情有所好转。上方加金银花 30 g，蒲公英 30 g，玄参 30 g，继服 10 剂。

三诊：疼痛继续减轻，患处黑色变淡，但仍旧发凉。上方加黄芪 30 g，继服 10 剂。

四诊：患处皮肤颜色开始恢复红润，溃烂面已经愈合。守上方继服 10 剂。

该患者共服用上方 60 剂，患处血供正常，皮肤结痂脱落后长出新肉，活动自如，病获痊愈。

【按语】方中当归、赤芍、桃仁、红花、土鳖虫、丹参、川芎、制没药、地龙活血化瘀，疏经通络；川牛膝活血并能引诸药下行至患处；牡丹皮、槐花清血分之热毒；白芥子化痰散结；甘草调和诸药。

◀ 血栓性静脉炎 ▶

彭某，男，38 岁，许昌县（现许昌市建安区）农民，于 2014 年 5 月 25 日就诊。

主诉：左下肢水肿 3 个月。

现病史：患者 3 个月前不明原因出现左下肢水肿，患处发热、肤色发暗。在许昌市某医院检查，被诊断为"血栓性静脉炎"，经治疗不见好转，故来我院门诊治疗。

检查：患处肤色略显青紫，触之温度明显高于对侧同一部位，舌质淡红，有紫色瘀斑，苔薄黄，脉沉滑。

辨证：瘀血阻滞，经脉不通，郁而化热。

治法：清热活血，化瘀通经。

方药：土茯苓 30 g，刘寄奴 15 g，川牛膝 20 g，桃仁 15 g，红花 15 g，赤芍 20 g，鸡血藤 30 g，蒲公英 30 g，土鳖虫 15 g，甘草 10 g。水煎服，10 剂。

二诊：服药后患处水肿减轻，不再感觉发热。守上方继服 10 剂。

三诊：患处水肿全消，没有不适感觉，基本痊愈。嘱其守上方再服 10 剂以巩固疗效。

【按语】本病系由热壅络脉致瘀所致。故药用土茯苓、蒲公英清热解毒，清利湿热；土鳖虫、赤芍、桃仁、红花、刘寄奴、鸡血藤活血化瘀，配川牛膝破血通经，并引药下行。全方清热利湿，活血通络，化瘀解毒，止痛消肿，据临床观察，具有疗效高、消肿快、后遗症少的优点。

◀ 遗 精 ▶

例1 王某，男，26岁，许昌市人，于2013年10月30日就诊。

主诉：遗精5年。

现病史：该患者从21岁起即时有遗精，1周左右1次，身体并无异常感觉，所以并未介意。后每至学期末复习考试，学习紧张之时，梦遗频繁，以致体倦神疲，头昏脑涨，记忆力明显降低，学习效果很不理想。考试结束后压力减轻，心情舒缓，梦遗也随之减少，体力与精力渐趋恢复。现虽已结婚1年余，而仍有梦遗，自觉体力不支，精神憔悴。且有早泄、性欲低下，甚为苦恼。曾长期服用过六味地黄丸、金匮肾气丸等药，未见好转，也曾服用过补肾类汤剂，效果亦不明显。伴食欲不振，食少不饥，大便不实，小便频数，睡眠不实，多梦易惊，动则心悸汗出，头晕眼花。

检查：形体消瘦，面色灰黑，两目无神，精神疲惫。舌淡润少苔，脉数无力。

辨证：心脾两虚，肾关不固。

治法：养心安神，补脾益气，固摄肾关。

方药：人参15 g，茯神30 g，朱砂（冲服）1 g，益智仁10 g，远志10 g，白术10 g，山药30 g，酸枣仁15 g，龙眼肉15 g，芡实15 g，龙骨30 g，甘草10 g。水煎服，7剂。

二诊：自觉体力稍增，心神略定。守上方继服7剂。

三诊：诸症皆有好转。考虑此患者患病已数年，非旦夕可愈，且病证属虚，"补无速效"。上方加莲须15 g，沙苑子15 g，拟10剂，共为细末，炼蜜为丸，每丸15 g，每次1丸，日3次，嘱其常服。

1个月后四诊：饮食增加，睡眠好转，遗精次数渐少，体力渐增，精神渐旺，继续服上药。

该患者坚持守方服药，前后共3个月，诸症皆愈。

【按语】方中益智仁、芡实、龙骨补肾涩精止遗，人参、白术、山药、甘草益气健脾，茯神、朱砂、远志、酸枣仁、龙眼肉养心安神。

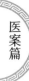

例2 贾某，男，27岁，许昌市某局干部，于1995年11月13日就诊。

主诉：遗精5年。

现病史：该患者5年前出现遗精，频用固精止遗之剂无效，近2年来更加严重。一般两三天遗精一次，有时连续几天遗精，伴头晕头胀，失眠心悸，烦躁易怒，胸满窜痛，少腹拘急而冷，口苦咽干，指趾厥冷。

检查：舌苔黄白而润，脉沉弦。

辨证：肝郁气结，疏泄失职，肾关失固。

治法：疏肝理气，收摄固精。

方药：（柴胡加龙骨牡蛎汤加减）柴胡15 g，法半夏15 g，黄芩15 g，天花粉15 g，党参30 g，桂枝9 g，茯苓30 g，煅龙骨30 g，煅牡蛎30 g，酒大黄5 g，甘草10 g，生姜3片，大枣5枚。水煎服，7剂。

二诊：服药后遗精次数减少，睡眠及精力皆有好转。守上方继服10剂。该患者按照上方连续服药30剂而愈，随访1年未复发。

【按语】遗精一证，虽然以肾气不固为多，但其他脏腑阴阳气血失调亦可致此，当分其心、肝、肾而求之。本案少用固精之品而取效，在于调治肝木。因肝主疏泄，肝郁气滞则疏泄失职，以致肾关不固，遂发遗精。重用柴胡等疏肝解郁之品，并用黄芩清热，酒大黄泻热，天花粉滋阴润燥，甘草、大枣养护胃气，煅龙骨、煅牡蛎涩精止遗。全方以疏导为主，收敛为辅，疏堵结合，共奏止遗之效。

例3 张某，男，26岁，许昌市鄢陵县农民，于2001年7月21日就诊。

主诉：遗精3个月。

现病史：该患者近3个月来夜间梦遗频繁，1周三四次，白天无精打采，心神恍惚，记忆力下降，伴口苦，纳差，腰膝酸软，手脚心发烫，心中烦躁，午后烘热。西医治疗无效，故来我院求中医诊治。

检查：舌微红，苔薄白，略显干。脉弦细有力，尺脉更甚。

辨证：肾阴精亏，虚火外透。

治法：滋阴清火，敛阳固精。

方药：（知柏地黄丸合三物黄芩汤加减）知母15 g，黄柏15 g，生地黄15 g，山茱萸20 g，山药30 g，茯神30 g，泽泻15 g，牡丹皮15 g，锁阳15 g，金樱子 15 g，生龙骨（先煎）30 g，生牡蛎（先煎）30 g，珍珠母 20 g，龙齿（先煎）15 g，苦参 15 g，黄芩 15 g，地骨皮 30 g，枇杷叶 15 g，苏子 15 g，夜交藤 30 g。水煎服，7 剂。

二诊：服药后，1 周仅梦遗 1 次，睡眠多梦有所改善，手脚心发热减轻，脸已不红热。效不更方，上方去枇杷叶、苏子，继服 7 剂。

该患者服上方共 15 天，诸症消失，病获痊愈。

【按语】此案辨证并不困难，一般中医都不会误诊，关键在于方子用对，药量用足。以知柏地黄丸滋肾阴，清相火；三物黄芩汤（黄芩、苦参、生地黄）专治手脚心发热；枇杷叶、苏子、牡丹皮、地骨皮降火下行，去面热发红；锁阳、金樱子，生龙牡敛阳固精；珍珠母、夜交藤镇静安神；龙齿清心镇神。全方针对病机，丝丝相扣，故收效较速。

例 4 张某，男，24 岁，许昌地区（现许昌市）某公司职工，于 1984 年 4 月 15 日就诊。

主诉：梦中遗精 2 年余。

现病史：该患者少年时受不良影响，养成手淫恶习，1981 年开始出现遗精，最初每周一两次，劳累时加重，后来次数逐渐增多，甚至每夜入梦皆有遗精。伴头晕眼昏，记忆力下降，腰膝酸软。吃西药无效，后注射丙酸睾丸酮，每天 1 次，方能控制遗精，但一天不注射即又发病，非常痛苦。后服用过紫河车，吃过各种中成药，仍效果不佳，无奈之下，来我门诊求治。

检查：身体消瘦，面容憔悴，舌质红，苔薄白略燥，脉弦细。

辨证：肾精亏虚，相火妄动，固摄无权。

治则：补肾填精，滋阴降火。

方药：（知柏地黄丸加味）熟地黄皮 30 g，山茱萸 20 g，山药 30 g，茯苓 30 g，泽泻 15 g，牡丹皮 15 g，知母 20 g，黄柏 15 g，莲须 30 g，金樱子 15 g，芡实 30 g，龙骨 30 g，甘草 10 g。水煎服，5 剂。

二诊：自诉病情有所好转，服药期间遗精只有 1 次，精神状态好转。效不更方，守上方继服 5 剂。

三诊：自诉未再遗精，感觉身体状态基本正常。守上方继服 10 剂。

四诊：患者红光满面，精神状态良好，情绪饱满，咨询是否可以停药。嘱其今后要早睡早起，积极锻炼身体，不要妄动邪念，尽快戒除手淫，珍惜生命。

【按语】君相火动，心肾不交之遗精，临床较为多见，病由心而起，在治疗的同时应嘱咐患者注意调摄心神，排除妄念。

例5 邢某，男，30岁，许昌市某公司职工，于2009年3月30日就诊。

主诉：遗精近10年。

现病史：已婚5年，不育。常年遗精，每月近10次，甚则看色情描写的书籍或视频即遗精，并有阳痿不举、梦交等。伴头昏、头沉、心慌、气短。曾服补肾之品上百剂，症状无好转，经人介绍来诊。

检查：舌质红，少苔，脉细数。

辨证：阴阳不调，相火妄动。

治则：平衡阴阳，佐治相火。

方药：（桂枝加龙骨牡蛎汤加减）桂枝15 g，白芍15 g，炙甘草15 g，龙骨30 g，牡蛎30 g，知母15 g，黄柏15 g，生姜10 g，大枣10枚。水煎服，7剂。

二诊：遗精次数减少，仍感头昏、头沉、心慌、气短。守上方继服10剂。

该患者守上方共服60余剂，诸症消失。

【按语】桂枝加龙骨牡蛎汤专为虚劳证而设，由桂枝、芍药、生姜、甘草、大枣、龙骨、牡蛎七味药组成。《金匮要略》云："夫失精家，少腹弦急，阴头寒，目眩，发落，脉极虚芤迟，为清谷、亡血、失精。脉得诸芤动微紧，男子失精，女子梦交，桂枝加龙骨牡蛎汤治之。"治疗遗精确为对证之方。

例6 韩某，男，24岁，平顶山市舞钢区（现舞钢市）农民，于1987年7月16日就诊。

主诉：遗精半年余。

现病史：该患者由于情志不遂，经常以酒浇愁，素有梦遗病史，平均10余日一次，无虚乏感，也未介意。自今年春节始，饮酒更频，每饮必醉，梦遗频繁，有时三四日一次，有时一连两三日皆遗。心中烦热，口苦而黏，胸脘痞满，时时欲呕，不思饮食，身倦肢乏、头晕目眩，精神不佳，夜寐多梦，阴部有肿胀感，小便黄赤。曾求治于人，皆言肾虚，服用多种补肾固精之品，疗效不佳而梦遗反甚。

检查：舌质胖大而红绛，舌苔黄腻，脉滑数。

辨证：湿热下注，精关不固。

治法：清利湿热。

方药：（龙胆泻肝汤合三仁汤加减）薏苡仁 30 g，砂仁 10 g，白豆蔻 10 g，葛根 15 g，茯苓 15 g，龙胆草 15 g，厚朴 15 g，通草 10 g，滑石 15 g，竹叶 10 g，车前子（包煎）15 g，泽泻 10 g，黄柏 15 g，柴胡 10 g。水煎服，7 剂。

二诊：黄腻之苔渐化，口苦心烦、夜寐不实渐轻，而遗精亦少。守上方继服 7 剂。

三诊：诸症大见好转，但舌色仍赤，苔未化净。嘱其改服龙胆泻肝丸以清利湿热，月余而愈。嘱其酒宜少饮，或最好戒掉，以免复生湿热。

【按语】遗精虽表现为肾气不固，精液遗泄，但造成遗精的原因，则不尽由于肾虚。《景岳全书》说："遗精之证有九：凡有所注恋而梦者，此精为神动也，其因在心；有欲事不遂而梦者，此精失其位也，其因在肾；有值劳倦即遗者，此筋力有不胜，肝脾之气弱也；有因用心思索过度彻遗者，此中气有不足，心脾之虚陷也；有因湿热下流，或相火妄动而遗者，此脾肾之火不清也；有无故滑而不禁者，此下元之虚，肺肾之不固也；有素禀不足而精易滑者，此先天元气之单薄也；有久服冷利等剂，以致元阳失守而滑泄者，此误药之所致也；有壮年气盛，久节房欲而遗者，此满而溢者也。"明代王纶对此讲得较为透彻，他说："梦遗滑精，世人多作肾虚治，而用补肾涩精之药不效，殊不知此症多属脾胃。饮酒厚味，痰火湿热之人多有之。盖肾藏精，精之所生，由脾胃饮食化生而输归于肾。今脾胃伤于浓厚，湿热内郁，中气浊而不清，则其所化生之精亦得浊气。肾主闭藏，阴静则守。今所输之精既有浊气，则邪火动于肾中，而水不得宁静，故遗而滑也……丹溪论白浊，为胃中浊气下流，渗入膀胱，而云无人知此也。"

本病例证属湿热，故从前用补肾涩精之法不但无效，而反遗精更甚。因为补肾不外乎滋阴与助阳。滋阴之品性多寒凉柔润，最易生湿；补阳之药多为辛温燥热，尤易助热。而涩精之药多属收敛固涩之剂，易使湿热内郁而难于排除。对于此证之治疗，既当清化湿热，又应清泄相火。欲清化湿热，当宣畅脾胃气机，清利膀胱湿热，用辛温芳香佐以淡渗。方中用砂仁、白豆蔻、厚朴即在于醒脾胃而宣气机；用茯苓、薏苡仁，健脾而利湿；滑石、通草、竹叶、泽泻、车前子等，淡渗而通利下焦。此证除清化湿热外，又当清泄相火。相火有肝火、肾火之分，肝经之火多由抑郁而生，故治当清宣并用。方中之龙胆草清泻肝火；柴胡疏达肝气；黄柏苦寒，能泄肾火而坚阴；葛根能清除体内郁积的酒毒。

本患者未用补肾涩精之药而遗精自止，可见如果一见遗精而不详辨，即一概施以补涩，是不可取的。

‹ 阳 痿 ›

例1 陈某，男，41岁，许昌市鄢陵县农民，于2000年8月21日就诊。

主诉：阳痿1年。

现病史：该患者有频繁遗精病史，1年前在当地诊所接受针灸治疗后，非但遗精不减，且发现阳痿，前后服龟灵集、三肾丸及温肾壮阳之品300多剂均无效。伴头晕心悸，烦躁易怒，口苦咽干。故来我院求治。

检查：舌苔薄白，脉沉弦而缓。

辨证：三焦气滞，心肾不交，命门火衰。

治法：理三焦，交心肾。

方药：（柴胡加龙骨牡蛎汤加减）柴胡15g，法半夏15g，大黄5g，黄芩15g，党参30g，桂枝10g，生龙骨30g，牡蛎30g，甘草10g，生姜3片，大枣5枚。水煎服，7剂。

二诊：服药后阳痿好转。守上方继服15剂。

三诊：房事基本正常。嘱其守上方继服10剂，以资巩固。

【按语】阳痿多责之于命门火衰，温补下元乃医者常用之法。然本案病情复杂，为三焦气滞，寒热夹杂，心肾不交，治疗的关键在于疏通三焦，寒热并治，心肾并调。

例2 苏某，男，30岁，许昌市某厂职工，于2010年12月3日就诊。

主诉：阳痿3年余。

现病史：该患者3年前发现阳痿不举，遍服壮阳之品，仍然房事不遂，以致不育。伴夜尿频繁，每晚7~8次，无尿痛、尿急，手脚出汗如洗。经人介绍来诊。

检查：舌质淡红，苔薄白，脉沉伏。

辨证：肾阳郁遏，膀胱气化不利。

治则：化气利水，舒畅阳气。

方药：（五苓散加减）茯苓 30 g，猪苓 30 g，泽泻 30 g，桂枝 30 g，白术 30 g，砂仁 15 g，沉香 15 g。水煎服，7 剂。

二诊：房事正常，手脚汗出已止，夜尿 1 次。嘱其守上方继服 7 剂以巩固疗效。

【按语】本例患者年仅 30 岁，正值阳气旺盛之时，夜尿虽多，是阳气阻遏不伸，无力制约水道；手脚汗出如洗，是阳郁逼迫津精外泄。五苓散为太阳蓄水证而设，由猪苓、茯苓、泽泻、白术、桂枝组成，主要功用是化气利水。妙在一味桂枝，通阳、温阳、化气，于群阴之中有画龙点睛作用，有"阴中求阳"之意。加砂仁、沉香意在温肾纳气，故收功甚捷。

◀ 慢性前列腺炎（精浊）▶

例1　杜某，男，49 岁，许昌市人，于 1988 年 8 月 20 日就诊。

主诉：小腹胀痛，会阴部酸痛、下坠感 20 天。

现病史：患者原有慢性肠炎、肝炎，经治疗已经得到控制，数年前即出现过上述症状，当时未在意。近来小腹持续性坠痛，日渐加重，夜尿频多，排尿时灼痛，尿后余沥，尿道口流出少量白色黏液，会阴有压迫感，故来我院就诊。

检查：舌质暗红，苔薄白，脉弦滑。

辨证：阴虚火旺，热郁下焦。

治法：滋阴降火，化瘀止痛。

方药：（知柏地黄丸加减）生地黄 15 g，熟地黄 15 g，牡丹皮 15 g，山药 30 g，茯苓 20 g，知母 15 g，黄柏 15 g，滑石 20 g，川楝子 15 g，橘核 19 g，败酱草 30 g，赤芍 20 g，泽泻 15 g，炮山甲 5 g，甘草 10 g。水煎服，5 剂。

二诊：小腹胀痛减轻，会阴不适感亦轻，上方加五灵脂 15 g，生蒲黄（包煎）15 g，继服 5 剂。

三诊：诸症继续好转，口干。上方去五灵脂、生蒲黄，加麦冬 15 g、天花粉 15 g，继服 5 剂。

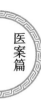

四诊：诸症基本消失。守上方继服 10 剂，以资巩固。

【按语】方中以知柏地黄丸滋阴降火。加滑石清利湿热；川楝子、橘核疏肝理气；败酱草清下焦之热毒；赤芍凉血活血；炮山甲通经止痛。

例2 段某，男，23 岁，许昌市人，于 2012 年 7 月 25 日就诊。

主诉：早泄、尿频 1 年。

现病史：该患者 1 年来经常尿频，但尿道不痛，伴失眠，下腹坠胀，全身乏力，早泄。

检查：尿比重 1.023，尿 pH 值为 6，白细胞、亚硝酸盐、尿蛋白、尿糖、尿酮体、尿胆原、尿胆红素均为阴性，红细胞（++），白细胞 0～2 个 / HP，衣原体、支原体培养均为阴性。西医诊断为"慢性前列腺炎"。舌质胖嫩，苔薄白腻，脉滑数。

辨证：湿热下注，气滞血瘀。

治法：清热解毒，利湿导浊，行气活血，培元补肾。

方药：蒲公英 30 g，败酱草 20 g，土茯苓 30 g，虎杖 15 g，丹参 30 g，延胡索 15 g，酒大黄 10 g，青皮 10 g，川牛膝 15 g，杜仲 15 g，黄芪 30 g，甘草 10 g。水煎服，10 剂。

二诊：各症有明显好转，但仍早泄，小便次数仍多。未再立即进行理化检查。守上方继服 10 剂。

三诊：仍然早泄，余症消失，理化检查各项指标基本正常。上方去酒大黄，加知母 15 g，黄柏 15 g，熟地黄 30 g，锁阳 15 g，金樱子 15 g，覆盆子 15 g，芡实 20 g，继服 10 剂。

四诊：舌脉正常，病获痊愈。嘱其改服"前列康"及知柏地黄丸 1 个月以资巩固。

【按语】根据化验数据可知引起该患者诸症的重点是局部炎症，所以治疗应抓住湿热（炎症）这个主要矛盾，方中蒲公英、败酱草、土茯苓、虎杖、酒大黄清热、泻火、解毒、消炎，佐以丹参、川牛膝活血化瘀，延胡索、青皮理气止痛，黄芪益气培元，杜仲补肝益肾，甘草调和诸药。全方有攻有补，以攻为主，使邪去而正安。

◀ 失眠（不寐）▶

例1 韩某，女，74岁，漯河市人，于2007年4月20日就诊。

主诉：失眠6个月余。

现病史：患者半年来时常失眠，每次睡眠不足4个小时，伴心慌、心烦，不定时抽搐。曾长期服用安眠药，并在当地服中药调理，均效差，遂来我院诊治。

检查：患者面色赤红，烦躁不安，舌体瘦小，舌尖鲜红，苔黄燥，脉弦细。

辨证：阴虚内热，肝风内动。

治法：滋阴降火，柔肝熄风。

方药：（黄连阿胶汤合甘麦大枣汤加减）百合30 g，黄连10 g，阿胶10 g，白芍15 g，黄芩10 g，酸枣仁30 g，夜交藤30 g，浮小麦30 g，大枣5枚，合欢皮30 g，甘草15 g。水煎服，10剂。

二诊：服药1剂，当天即能正常入睡；5剂服完，抽搐次数减少，精神状态明显改善。上方去百合，加生地黄15 g，继服10剂，以资巩固。

【按语】黄连阿胶汤功能养阴泻火，益肾宁心，主治少阴病心中烦，不得卧。方中黄连泻心火，阿胶益肾水；黄芩佐黄连，则清火力大；芍药佐阿胶，则益水力强。数药合用，则肾水可旺，心火可清，心肾交通，水火既济，诸症悉平。《注解伤寒论》有云："阳有余，以苦除之，黄连、黄芩之苦以除热；阴不足，以甘补之，鸡黄、阿胶之甘以补血；酸，收也，泄也，芍药之酸，收阴气而泄邪热也。"张锡纯在《医学衷中参西录》中也说："黄连味苦入心，性凉解热，故重用之以解心中发烦，辅以黄芩，恐心中之热扰及于肺也。又肺为肾之上源，清肺亦所以清肾也。芍药味兼苦酸，其苦也善降，其酸也善收，能收降浮越之阳，使之下归其宅，而性凉又能滋阴，兼能利便，故善滋补肾阴，更能引肾中外感之热自小便出也。阿胶其性善滋阴，又善潜伏，能直入肾中以生肾水。"而甘麦大枣汤为著名安神方剂，主治脏躁之精神恍惚、心中烦乱、睡眠不安等症。两方合用，既能滋肾阴、清相火，以治其本；又能清虚热、安心神以治其标，所以疗效显著。

例2 李某，女，40岁，许昌县（现许昌市建安区）某单位干部，于

2007 年 6 月 30 日就诊。

主诉：失眠 5 年。

现病史：患者几年来每晚只能睡 1～2 个小时，长期靠安眠药维持，若不服用安眠药则彻夜难眠，曾求治于多家医院，服用过多种中西药，均不能根治。患者痛苦异常，几次萌生自杀的念头。

检查：舌质淡红，苔白腻稍黄，脉弦滑。

辨证：痰热壅盛，上扰心神。

治法：清热化痰，安神定志。

方药：（温胆汤加减）法半夏 15 g，枳实 15 g，茯苓 30 g，陈皮 15 g，竹茹 15 g，夜交藤 30 g，合欢皮 30 g，酸枣仁 30 g，蝉蜕 10 g，甘草 10 g。水煎服，5 剂。

二诊：服药当晚即能安然入睡 7 小时；服完 5 剂，精神状态明显改善，甚是喜悦。效不更方，继服 5 剂。

三诊：上方共服 22 剂，停药 7 天，患者睡眠一直正常，自我感觉良好。因其脉象仍弦，嘱其改服丹栀逍遥散一段时间以善后。

【按语】该例患者之失眠，主要原因是痰热，由胆气不足，情志不遂，胆失疏泄，气郁生痰，痰浊内扰，胆胃不和所致，故治以温胆汤，理气化痰，和胃利胆。因胆为清净之府，性喜宁谧而恶烦扰。若胆为邪扰，失其宁谧，则胆怯易惊、心烦不眠、夜多异梦、惊悸不安；胆胃不和，胃失和降，则呕吐痰涎或呃逆、心悸；痰蒙清窍，则可发为眩晕，甚至癫痫。

方中法半夏辛温，燥湿化痰，和胃止呕，为君药；臣以竹茹，取其甘而微寒，清热化痰，除烦止呕。半夏与竹茹相伍，一温一凉，化痰和胃，止呕除烦之功备。陈皮辛苦微温，理气行滞，燥湿化痰；枳实辛苦微寒，降气导滞，消痰除痞。陈皮与枳实相合，亦为一温一凉，而理气化痰之力增。佐以茯苓，健脾渗湿，以杜生痰之源。加夜交藤、合欢皮、酸枣仁以安神定志。蝉蜕透热外出，给邪以出路，且现代药理研究表明，蝉蜕有抗惊厥、镇惊催眠作用。以甘草为使，调和诸药。

综合全方，半夏、陈皮偏温，竹茹、枳实偏凉，温凉兼进，令全方不寒不燥，理气化痰以和胃，胃气和降则胆郁得舒，痰浊得去则胆无邪扰，如是则复其宁谧，诸症自愈。

例3 裴某，女，55岁，禹州市农民，于1991年3月10日就诊。

主诉：失眠4个月。

现病史：该患者4个月来，经常失眠，有时彻夜难以入睡，伴口干咽燥，纳差，五心烦热。在当地医院检查，血压正常，心电图、脑部CT扫描均无异常。曾服用西药，刚开始有效，不久即反弹，仍旧失眠如故。

检查：舌质红，苔薄白而燥，脉弦细。

辨证：阴虚火旺，心肾不交。

治法：滋阴清热，交通心肾。

方药：（黄连阿胶汤加减）黄连10g，黄芩10g，白芍20g，阿胶（烊化）15g，夜交藤30g，酸枣仁30g，牡丹皮15g，当归15g，肉桂5g，炙甘草6g。水煎服，5剂。

二诊：每晚已能睡约6小时，余症减轻。守上方继服5剂。

半月后患者打电话告知，每晚能睡约7个小时，基本痊愈。

【按语】本例患者证属心肾不交，所以在黄连阿胶汤的基础上加肉桂。因黄连苦寒，入手少阴心经以降心火；肉桂辛热，入足少阴肾经以暖水脏。黄连配伍肉桂即"交泰丸"，可交通心肾，使水火相济。黄芩清气分之热，牡丹皮清血分之热，当归活血养血，夜交藤、酸枣仁安神助眠。全方阴阳、气血、心肾兼顾，共收清热、除烦、安神之效。

例4 李某，女，48岁，许昌市人，于2012年3月4日就诊。

主诉：反复失眠2年余。

现病史：患者2年来反复失眠，难以入睡。近1个月来感头晕、腰酸，浑身疲乏无力，双下肢有时酸痛。

检查：舌红，苔薄白而燥，脉细。

辨证：心肾阴虚，精血不足，阴不潜阳。

治法：养心补肾，育阴潜阳。

方药：（人参固本丸合大补阴丸加减）党参30g，生地黄30g，熟地黄30g，天冬15g，麦冬15g，龟板30g，黄柏15g，酸枣仁30g，磁石30g，牡蛎30g，甘草10g。水煎服，7剂。

二诊：夜寐能睡三四小时，各项症状均有所改善。上方加五味子3g，继服7剂。

以上方加减继续服药 2 个月后，患者已基本康复，每晚能睡 6 ~ 7 小时。

【按语】本例患者失眠、头晕、腰酸、浑身疲乏无力、双下肢酸痛，是肾虚的症状。肾精不足，髓海空虚，则会感到头晕、腰酸、浑身疲乏无力；肾水不能上济心火，造成心火妄动，难以入眠。辨证后立法用养心补肾、育阴潜阳，方用人参固本丸合大补阴丸加减治疗。药用二地、二冬、党参，义取"生地黄能生精血，用天门冬引入所生之地，熟地黄能补精血，用麦门冬引入所补之地，四味互相该载；本草又以人参为通心气之主使，五味并归于心。而药之滋补，诚无过此"（《医方类聚》引《叶氏录验方》）。又加大补阴丸去知母、加磁石滋阴补肾、育阴潜阳，所谓"壮水之主以制阳光"，阴平阳秘，寐自安也；牡蛎重镇安神；再加酸枣仁，二诊时加五味子，皆为增强其养心安神的疗效；甘草调和诸药。全方配伍巧妙，药证相符，故疗效如神。

例 5 王某，女，62 岁，许昌市人，于 2011 年 5 月 21 日就诊。

主诉：失眠反复发作 20 余年，加剧 3 个月。

现病史：患者失眠反复发作 20 余年，近 3 个月来失眠较剧，服安眠药亦无济于事。伴心烦焦虑，眼睛干涩难睁，口苦口干，头晕，胃脘不适，食欲一般，二便可。

检查：面色潮红，舌质红，苔薄黄，脉细弦。

辨证：心肝阴亏，痰热气滞。

治法：养心凉肝，佐清热化痰理气。

方药：生地黄 30 g，麦冬 20 g，酸枣仁 30 g，陈皮 10 g，竹茹 15 g，茯苓 30 g，法半夏 15 g，黄连 15 g，牡丹皮 15 g，桑叶 15 g，珍珠母 30 g。水煎服，7 剂。

二诊：服药后有 5 个晚上睡眠安好，另两晚也有所改善。眼睛干涩好转，能睁开；睡眠不好时胃脘痞胀；舌脉如前。再拟前方加龟板 20 g，继服 14 剂，以清除余邪，巩固疗效。

【按语】本例患者失眠已 20 余年，近 3 个月加剧，此心阴虚则心烦焦虑、头晕；肝阴虚则眼睛干涩难睁、口苦口干；内有痰热气滞则胃脘不适、面色潮红、舌红苔薄黄。治以养心凉肝，佐以清热化痰理气，方用炙甘草汤合温胆汤加减。方中生地黄入心肝肾经，清热凉血养阴；麦冬清心养阴生津；酸枣仁养心安神；牡丹皮、桑叶清热凉血、清肝明目；竹茹、黄连清热化痰，陈皮、茯苓、法半夏理气调中，燥湿化痰，珍珠母平肝潜阳安神。全方共奏养心凉肝滋肾、清热化痰理气之效。

例6 刘某，女，50岁，许昌市某厂退休工人，于1998年6月9日初诊。

主诉：失眠半年。

现病史：该患者于10余年前野外旅行中突感心慌，经心电图诊为心动过速。此后每遇劳累则复发，经治疗好转。由于反复发作，因而精神负担较重，常致失眠。近半年来经常彻夜不眠，有时只能入睡1~2小时，屡屡被噩梦惊醒。由于长期失眠，每天都感头晕、头重、精神不振、食欲不佳，服各种西药安眠剂均无效。

检查：面色不华，舌质稍淡、苔白腻，脉细而弱。查心前区触之无猫喘，心率80次/分；心界不大，心音清，律齐，于心尖部可闻Ⅱ级吹风样收缩期杂音及隆隆样舒张期杂音。X线胸片符合二尖瓣型风湿性心脏病表现。

辨证：心气不足，心阴亏损，胆虚不眠。

治法：养心安神。

方药：茯神30 g，丹参30 g，生龙齿30 g，竹茹15 g，陈皮10 g，麦冬15 g，远志10 g，炙甘草10 g，酸枣仁30 g。水煎服，3剂。

6月12日二诊：服上药第1剂，夜可入睡眠，连续3天均如此，且很少做梦。精神好转，紧张心情略减，头晕、头重减轻，纳食稍增，苔腻已不著，脉细略数。治已初效，仍按原方加党参15 g，继服9剂。

6月23日三诊：每夜均能睡眠6小时以上，很少做噩梦，心情较差，面色转华。纳量显增，头晕、头重、心烦、心悸等均消失。自服中药后，一直未用西药安眠剂。疗效益彰，不宜更方，照原方再进，仍每天1剂。

7月4日四诊：一般情况均好，睡眠始终安稳。为了方便，患者要求改服丸药。仍照原方不变，配蜜丸，每丸9 g，早晚各服1丸。

7月28日五诊：所配丸药已服2周，效果一如汤药，近日炎暑闷热，也照样睡眠如常。患者一般情况均好，心情较愉快，兴致勃勃，特来告知疾病见好情况。

【按语】本例患者因情志不舒，思虑过度，劳伤心脾，导致心阴亏损，气血两耗，以致神不守舍，胆虚不眠。故初诊处方以丹参、麦冬、酸枣仁、远志、炙甘草养心，茯神、生龙齿安神，伍以温胆汤加减，除烦入寐，而取得心神安定之功。初诊获效，药力尚需加强，故二诊加党参补中气，益助心脾。西药安眠既有效又服用方便，但顽固失眠长期服用，不仅逐渐失效，而且加大剂量则有中毒之虞。对顽固性失眠来说，即使加入大剂量，效果也往往不理想。中药的安眠作用，一般不为人们所重视，甚至抱有怀疑态度。实际上，中药不仅有一定的安眠作用，而且对顽固性失眠的疗效往往较西药满意，且长期服用并无副作用。只要辨证论治，根据失眠的不同证候表现，采取不同的方法治疗，疗效还是比较显著的。

例7 宋某，女，42岁，许昌市人，于2000年6月15日就诊。

主诉：失眠4年余。

现病史：该患者失眠4年多，近来病情加剧，甚则彻夜不能入睡。4年前，正值产月之中，因恚怒争吵而是夜即通宵失眠，嗣后常犯此疾。初服安眠剂尚能入睡三四小时，后服药亦无济于事。曾去某医院诊治，因效差而丧失治疗信心。近年来病情有增无减，每夜几乎不能寐，甚则彻夜目不交睫。曾一度夜晚外出劳动至深夜方归，冀以过度疲劳来达到稍睡片刻之目的，仍是毫无效果。曾经服过温胆汤、酸枣仁汤、柏子养心丸及归脾汤等，皆不获效，体力日衰，精力愈疲，几不欲生，经人介绍而来试诊。症见形体肥胖，肤色晦暗不华，眼胞浮肿，睡眼惺忪可见血丝，精神颓唐近于呆滞，一经追询病史则娓娓不绝，情绪无常，时而大笑，时而抽泣。自谓胸胁满闷，喜太息，肌肉颤动，头昏身重，难以转侧，大便稍硬，饮食略减，余症如前。

检查：脉细弦，舌苔白薄微腻。

辨证：肝脾不和，湿热郁久成痰，扰乱神明。

治法：疏肝健脾，降逆化湿，安神定志。

方药：（柴胡加龙骨牡蛎汤加减）柴胡15g，龙骨30g，牡蛎30g，大黄5g，桂枝6g，茯神30g，法半夏15g，代赭石30g，煅磁石30g，党参30g，远志10g，生姜3片，大枣3枚。水煎服，5剂。

二诊：患者5日后欣喜来告曰，服完3剂后，夜晚即可入睡二三小时，胸胁觉畅，情绪较前安定；服完5剂后，已能入睡四五小时，头昏减轻，白天精力充沛。脉舌变化不大。前方既效，毋庸更张，原方加酸枣仁9g，继服5剂。

三诊：两眼胞浮肿见消，两眼红色血丝亦退，面色转润，精神益沛，已能安静入寐。但若受惊动易醒，脉已和缓，诸症皆已见愈，投悦脾养心之剂以资巩固。

【按语】少阳受邪，胆木失荣，痰热聚膈，上扰心神而致失眠、魂魄不宁，临床上这类失眠患者多有精神创伤和隐曲之事。本病例患者即是罹病于恚怒之后，肝气怫郁，胆气不宁，肝胆内寄之相火妄升，心神受扰，魂不守舍，神不安宅，失眠由此而生。肝失疏泄，脾失健运，水湿不化，湿被郁火煎熬而成痰，痰随气升而扰乱神明，故成此顽疾。本方以和解少阳、疏利肝胆经气为主，益脾养心、镇惊安神为辅，用之正为适宜。

例 8 高某，男，34 岁，许昌市人，于 1996 年 6 月 7 日就诊。

主诉：失眠 2 年。

现病史：该患者 2 年前开始出现心悸易惊，噩梦纷纭，就诊前每晚服 2 片安定方能入睡。整日头昏沉，乏力，不思饮食，口干苦，目干涩，大便偏干。

检查：患者体形瘦弱，舌红，苔黄，脉弦而细。

辨证：心营亏损，胆热内扰，枢机不利，神不守舍。

治法：养心安神，疏肝清热。

方药：（柴胡加龙骨牡蛎汤加减）柴胡 15 g，法半夏 15 g，茯神 30 g，麦冬 20 g，太子参 30 g，柏子仁 30 g，酸枣仁 30 g，夜交藤 30 g，五味子 10 g，生大黄（后下）5 g，龙骨 30 g，牡蛎 30 g，黄连 10 g，肉桂 10 g。水煎服，10 剂。

二诊：能安卧，食欲增进，头昏沉、乏力减轻。守上方继服 10 剂。

三诊：睡眠安稳，噩梦消失。嘱其改服天王补心丹 1 个月以资巩固。

【按语】该例失眠病机虚实夹杂，既有心营亏损，又有胆热内扰，故用柴胡加龙骨牡蛎汤加减清泻胆热、调理枢机、重镇安神。若顽固性失眠者，汲取古人医案记载经验，合以王清任血府逐瘀汤加减，效果尤佳，对兼有心脾两虚或阴虚火旺证者则需随证加减。

引起失眠的原因很多，主要由于外邪如火、热、气、血之壅塞，干扰卫气的正常运行；内伤情志，使五脏气机失常、气血不和及阴阳失调而致失眠，病理因素多为气、血、痰、瘀、火、郁、湿、食等，而七情所伤之失眠尤为重要。张景岳在《景岳全书·杂证谟·不寐》中说："盖寐本乎阴，神其主也，神安则寐，神不安则不寐。"心是人体情志的发生之处和主宰者。心主神志，肝主情志，脾志为思，若情志不舒，思虑过度，不仅影响肝之疏泄，出现肝郁气滞，化火扰神，而且进一步耗伤心血，损伤脾运，发展到最后还会出现耗尽真阴真元，心肾失交，神志不宁，致使五脏俱虚，病情虚实胶结，缠绵难愈。

◀ 嗜睡病（多寐）▶

例1 李某，男，18岁，许昌市某高中学生，于2016年8月12日就诊。其父代诉：嗜睡5天。

现病史：该患者因参加高考，精神疲惫，回家路上又被雨淋，之后发病，无论白天黑夜嗜睡不醒，被强行唤醒后精神不济，反应迟钝，答非所问，只要没有刺激，马上就会睡着。经某医院检查，诊断为"神经衰弱"，服用西药4天后，不见好转，反而加重昼夜嗜睡，不思饮食，3天未大便，小便黄赤。

检查：舌质暗，苔白厚腻，脉濡缓。

辨证：劳神过度，正气虚衰，淋雨后，湿浊之邪外侵，蒙蔽清窍。

治法：益气补血，芳香化湿，醒脾开窍。

方药：（十全大补汤加减）党参30 g，白术15 g，茯苓30 g，熟地黄15 g，当归30 g，白芍10 g，黄芪30 g，川芎15 g，肉桂10 g，石菖蒲15 g，益智仁10 g，藿香15 g，佩兰10 g，陈皮10 g，甘草10 g。水煎服，5剂。

二诊：嗜睡症状减轻，每天能按时吃饭，精神状态有明显改善，但言谈仍有些无力。守上方继服7剂。

半月后其父打电话告知该患者已痊愈，不再嗜睡，谈笑自如，一切正常。

【按语】该病例患者之嗜睡，乃是因为高考劳心伤神，紧张过度，使气血耗损，中气不足，又受雨淋，湿邪由外而入，蒙蔽清窍，故阳气衰而阴气盛，以致嗜睡。十全大补汤扶正气、益精神，石菖蒲、益智仁通窍提神，藿香、佩兰、陈皮芳香化湿，祛除外邪，全方标本兼治，故收效理想。

例2 王某，女，24岁，许昌市人，于1996年4月25日就诊。

其母亲代诉：自幼嗜睡。

现病史：该患者自幼爱睡觉，在乘车、看电视或坐着吃饭甚至上厕所时，几分钟就能睡着，家长一直没有在意，认为孩子比较懒，爱睡觉。上学后因屡次在课堂上睡觉，老师经常向患者家长抱怨，一旦过周末或放假，可以连续睡十几个小时，仍然睡不醒，伴头沉、胸闷、多梦、全身乏力，饮食尚可，大便三四天一次。

检查：患者体胖，面色苍白略黄，精神不济，注意力不集中，反应迟钝。舌质淡红，苔黄腻，脉濡数。

辨证：湿热内蕴，浊气蒙蔽清窍。

治法：清热化湿，开窍醒神。

方药：（半夏泻心汤合三仁汤加减）法半夏 15 g，黄连 10 g，黄芩 15 g，枳壳 15 g，竹茹 15 g，竹叶 10 g，肉豆蔻 10 g，杏仁 10 g，薏苡仁 30 g，滑石 20 g，桔梗 10 g，远志 10 g，石菖蒲 15 g，益智仁 10 g，佩兰 15 g，甘草 10 g。水煎服，5 剂。

二诊：睡意稍减，胸闷、头晕等症均大为好转。守上方继服 10 剂。

三诊：连续服用上方半个月后，诸症基本解除，患者能正常工作和学习。嘱其守上方继服 10 剂以善后，巩固疗效。

【按语】该病例患者自幼脾胃不足，特别是阳气不足，所以身体虚弱，少气懒言；正气不足，气机不畅，久之郁而化热，热邪与脾胃虚弱、运化不力，造成水饮之湿邪胶结成痰，蒙蔽清窍，所以嗜睡、头沉。半夏泻心汤可降逆、化痰、消痞、清热，三仁汤则能除湿温之邪，枳壳、竹茹行气化痰清热，桔梗既可化痰，又可载药上行，直达病所，加上远志、石菖蒲、益智仁开窍醒神，佩兰芳香化浊，故能很快奏效。

◀ 抑郁症（郁证）▶

例1 李某，男，47 岁，许昌市某厂工人，于 1991 年 4 月 12 日就诊。

主诉：烦躁、失眠 8 年。

现病史：患者于 8 年前开始烦躁，思想难于集中，伴有"强迫观念"，比如对任何人都看不顺眼，心里总想骂人；择菜时心里急躁，想把菜全部撕碎；对声音过敏，厌恶别人说话，甚至听见稍微大一点的声音就会引起惊跳。白天精神恍惚，阵阵烦躁，夜间睡眠不安，需服用大剂量眠尔通（甲丙氨酯）、多利丹（格鲁米特）、泰尔登（氯普噻吨）等类镇定安眠药物才能入睡。曾在许昌某医院检查，神经科诊断为"神经症伴强迫观念"。但治疗无效，故来我院诊治。症见经常口渴引饮，胃纳不香，腰腿痛、头痛，腹胀，面色暗黑带红，口唇暗，余症如前。

检查：舌质微红，有细裂纹，舌苔薄润，脉弦。

辨证：肝郁气滞，痰热扰心。

方药：（柴胡加龙骨牡蛎汤加减）柴胡 15 g，桂枝 10 g，龙骨 30 g，牡蛎 30 g，清半夏 15 g，黄芩 15 g，橘红 15 g，竹茹 9 g，茯苓 30 g，白芍 10 g，大黄（后下）5 g，琥珀粉（分吞）1.5 g，甘草 3 g。水煎服，7 剂。

二诊：烦躁减轻，腹胀满亦减轻，但自诉肝区疼痛，触诊发现肝大（肋下 2 cm），但化验肝功能正常。脉弦劲，舌质有瘀斑，口唇暗。考虑仍然肝郁，兼有血瘀，从活血化瘀治疗，拟方四逆散加味。

处方：柴胡 15 g，枳实 15 g，白芍 10 g，香附 20 g，川楝子 15 g，决明子 20 g，桃仁 15 g，丹参 30 g，泽兰 15 g，玫瑰花 15 g，甘草 10 g。水煎服，5 剂。

三诊：近日肝区疼痛有所减轻，而腰腿痛明显；服中药时大便通畅，停药后大便困难；咳嗽痰少，心中郁闷，烦躁。面色晦暗，舌质暗红，苔薄白润，脉弦。

处方：（桃仁承气汤加减）桂枝 10 g，大黄 5 g，芒硝（冲服）15 g，桃仁 15 g，牡丹皮 15 g，红花 15 g，当归 15 g，白芍 10 g，甘草 10 g。5 剂。

四诊：诸症均有减轻。守上方继服 10 剂。

五诊：患者"强迫观念"消失，已不再服安眠药即可入睡。舌淡，舌边瘀斑仍在，口唇暗，脉弦较柔。虽然瘀斑还在，但肝郁血瘀之证基本已除，改用甘麦大枣汤合温胆汤以调理脏腑，巩固疗效。

处方：甘草 15 g，浮小麦 30 g，竹茹 10 g，法半夏 15 g，枳实 15 g，陈皮 10 g，五味子 10 g，黄连 10 g，大枣 5 枚。水煎服，10 剂。

【按语】少阳受邪，胆木失荣，痰热聚膈，上扰心神而致失眠、魂魄不宁，临床上这类失眠患者多有精神创伤和隐曲之事。方中柴胡、桂枝、黄芩和里解外，以治寒热往来、身重；龙骨、牡蛎、琥珀重镇安神，以治烦躁惊狂；清半夏、竹茹、橘红和胃降逆、理气化痰；大黄泻里热，和胃气；茯苓安心神，利小便；白芍敛阴以调和营血，甘草调和诸药。共奏和解清热、镇惊安神之功，使内外之邪热得解，肝胆之气得以调畅。

例2 董某，男，28岁，许昌市人，于2015年3月30日就诊。

家属代诉：抑郁症3年。

现病史：该患者3年前在上班时突然回家，到家后一直嗜睡不起，唤醒后默然不语，也不愿接触人，大便四五日一次，干燥如羊粪，入夜常在梦中大叫而醒来，随即又沉沉睡去。亲戚朋友皆猜测其"撞鬼"或者"鬼附身"，患者家人曾带其前往农村请一著名"神婆""作法驱鬼"，毫无效果。在省级某医院诊断为"抑郁症"，采用西药治疗1个月后，症状有所缓解，但时轻时重，反复不愈。

检查：面色㿠白，神情冷漠，反应迟钝，少言声低，舌尖红，苔白腻，脉细涩滞。

辨证：肝气郁结，痰湿瘀滞，肾阴不滋心阳。

治法：疏肝解郁，理气导滞，清热化痰。

方药：（逍遥散合化痰汤加减）柴胡15g，郁金15g，白芍15g，当归30g，茯苓30g，薄荷10g，香附20g，苍术15g，胆南星10g，法半夏15g，橘红15g，川芎15g，栀子15g，桃仁15g，红花15g，枳实15g，莱菔子15g，黄芩15g，大黄15g，甘草10g。水煎服，5剂。

二诊：服药4剂后腹中雷鸣，一日大便四五次，秽臭难闻，体力不减，反觉神清气爽。效不更方，守上方继服5剂。

三诊：患者独自一人来诊，对答如常人。上方去泻下药物，加补心，调肝脾之品，继服10剂。

四诊：患者自诉心情正常，唯感觉全身乏力。上方加补益中气之品，继服10剂。

1个月后，患者一家人前来送锦旗表示感谢，告知病已痊愈。

【按语】郁者，滞而不通之义，多由情志怫郁所导致。朱丹溪云："一有怫郁，诸病生焉。"说明情志波动，失其常度，则气机郁滞，可以引起诸病，日久不愈，由气而血，变生多端。郁证成因，总不外乎七情所伤，从而引起脏腑气机不和。故《灵枢·口问》云："悲哀忧愁则心动，心动则五脏六腑皆摇。"所以，对于郁证的治疗，应首先责之于肝，法当疏肝理气，"木郁达之"，方用逍遥散或越鞠丸加减，加化痰消饮之药，使气机升降正常，脏腑功能自如，则"诸怪"皆消。至于"撞鬼"之说，实属无稽之谈，但时至今日仍然迷信者众，对此只能报以一笑耳。

例3 吴某，女，16岁，许昌市某中学学生，于2000年12月15日就诊。

其父母代诉：患者不说话2个月余。

现病史：该患者2个月前，因生气而发病，终日郁闷不乐，一言不发，不愿上学，对任何事情都不感兴趣，索然之味，对父母及亲人均无热情，纳差。患者父带其到多家医院诊治，均诊为"抑郁症"，服用西药治疗2个多月不效，前来求中医诊治。

检查：面色青黄，体瘦弱，表情淡漠，郁闷而坐，问话不答，舌淡红，苔白厚腻，脉弦滑。

辨证：肝郁气滞，郁久生痰，痰气搏结。

治法：逐痰开郁、理气通窍。

方药：（开郁青州饮加减）生南星10 g，生半夏10 g，生白附子（先煎）10 g，枳实15 g，橘红30 g，茯苓30 g，全蝎10 g，石菖蒲20 g，茯神30 g，远志10 g，生甘草10 g，生姜10片。水煎服，7剂。

二诊：患者家人告知，服用7剂后，疗效甚好，对外界事物已有明显反应，能正常说话。上方中生南星、生半夏、生白附子毕竟为有毒之药，不能久服，改为胆南星、法半夏、制白附子，继服7剂。

三诊：患者家人告知，患者症状明显改善，可与父母交流，进食增加，对人对事均有反应，有笑容，面色转红润，问答时神态、语言正常。上方去制白附子，加柴胡、郁金、白芍、白术、党参等药，再服7剂。

【按语】抑郁症一般是由于情志不舒、气郁不伸而引起性情抑郁，情绪低落或不宁，悲伤善哭，胸胁胀痛，如有物或痰堵咽中，睡眠异常等多种复杂的症状，属中医的郁证。有虚实之分，初得者或年轻人多实证，而且属气郁痰结者居多。抑郁症发病病机是气机郁滞，而气机郁滞中又以肝气郁结为核心，故有"治郁先治气，调气先治肝"之说。中医学五行中，肝属木，因此《黄帝内经》中有"木郁达之"的著名治法，对临床具有很强的指导意义，后世医家论治郁证多遵用此法。

汉代医圣张仲景的医著《伤寒论》和《金匮要略》中记载了多种抑郁疾

病和症候，如"百合病"者，"意欲食复不能食，常默然，欲卧不能卧，欲行不能行，饮食或有美时，或有不用闻食臭时，如寒无寒，如热无热，口苦，小便赤，诸药不能治，得药则剧吐利，如有神灵者，身形如和，其脉微数"，形象地描述了患者的抑郁焦虑状态；又如《金匮要略·妇人杂病脉证并治》中描述"妇人脏躁，喜悲伤欲哭，象如神灵所作，数欠伸"，与现代妇女更年期抑郁症表现有相似之处；再如小柴胡汤证见"胸胁苦满，嘿嘿不欲饮食，心烦喜呕，或胸中烦而不呕，或渴，或腹中痛，或胁下痞硬，或心下悸、小便不利，或不渴，身有微热，或咳"，均与抑郁症相似或相近。

方中生南星、生半夏、生白附子为青州白丸子的主要组成药物，其性均辛燥有毒，功能均可驱逐风痰，生用各药，取其力猛，但用生甘草和生姜配伍以制其毒性；枳实、橘红行气消痞，燥湿化痰；石菖蒲祛痰开窍，醒脾安神，与生南星、全蝎同用，可豁痰开窍，搜风通络，治疗痰迷心窍之癫证或痰气搏结之抑郁症；茯苓健脾除湿，为治痰之主药，与半夏同用，增强其祛痰之功效；茯神、远志宁心安神。诸药合用，共同起到逐痰开郁、理气通窍、健脾醒神的作用，所以能取得满意的疗效。

◄ 精神分裂症（癫证）►

例1 徐某，男，22岁，许昌市人，于2016年6月23日就诊。

主诉：阵发性精神狂躁3年。

现病史：该患者3年前因谈恋爱遭到双方家长的强烈反对而被迫与女朋友分手，之后不久即出现阵发性精神失常，经常独自默坐、发呆，口中念念有词，不理会家人，饮食不思，有时彻夜不眠，稍遇他人言语刺激即突然发怒，破口大骂，甚至摔砸东西，以头撞墙。在某精神病医院住院治疗半年，症状稍有缓解，但仍会偶尔发作。近来发作频繁，患者家人无奈，带其来我院中医科诊治。

检查：患者体态正常，精神抑郁，目光呆滞，喃喃自语。舌红，苔白腻，脉弦滑。

辨证：痰阻心窍，郁而化热，上扰神明。

治法：清热涤痰，清心安神。

方药：（礞石滚痰丸合温胆汤加减）礞石30g，郁金20g，香附20g，黄芩 15 g，黄连 15 g，栀子 15 g，胆南星 12 g，法半夏 15 g，天竺黄 15 g，橘红 15 g，莪术 15 g，桃仁 15 g，柴胡 15 g，远志 10 g，石菖蒲 15 g，酸枣仁 30 g，茯苓 30 g，大黄 10 g，甘草 10 g。水煎服，10 剂。

二诊：服药后狂躁发作次数减少，睡眠时间增多，能认真聆听别人讲话，饮食正常。效不更方，守上方继服 20 剂。

三诊：1 个月后复诊，患者精神状态已有明显改观，能配合问诊，反应和语言能力基本正常。守上方继服 30 剂，再改配丸剂长期服用。

四诊：2 个月后复诊，患者精神状态基本正常，可以正常沟通，谈笑自如，基本痊愈。嘱其守上方继服 10 剂以善后，以后每年间断服药。

【按语】该病例患者因情志不遂致生疾病。虽然情志为无形之邪，但能阻塞气机的升降，阻碍气血的运行，郁久生痰，再久则痰瘀化热，热邪煎熬痰液，使之愈发黏稠，壅塞脉络、窍道，必然会影响神志。方用礞石重镇除痰，专攻黏腻之顽痰；大黄荡涤实积，开下行之路；黄芩、黄连、栀子凉心肺而清上越之火；郁金、莪术、桃仁破血化瘀，清血中之瘀；香附、柴胡疏肝理气，疏通气中之阻；胆南星、法半夏、天竺黄、橘红祛痰降气，远志、石菖蒲、酸枣仁、茯苓开郁闷、安心神；甘草调和诸药。诸药合力，共奏清热涤痰、清心安神之功。

例 2 海某，男，58 岁，许昌市人，于 2018 年 9 月 30 日就诊。

主诉：（其妻代述）精神失常 34 年。

现病史：该患者于 1984 年出现精神失常，在某精神病医院诊断为"精神分裂症"，一直坚持服用西药，但病情时轻时重，反复不愈。故来我院诊治。

检查：患者面容呆板，表情淡漠，寡言少语，烦躁不安。舌质暗红，苔薄黄腻，脉沉滑。

辨证：痰气凝结，蒙蔽清窍。

治则：化痰开窍，清心安神。

方药：（涤痰汤加减）法半夏 15 g，枳实 15 g，茯苓 30 g，橘红 15 g，竹茹 15 g，郁金 15 g，香附 20 g，合欢皮 30 g，酸枣仁 30 g，石菖蒲 15 g，竹叶 15 g，栀子 15 g，黄连 15 g，五味子 15 g，胆南星 10 g。水煎服，7 剂。

二诊：服药后病情明显好转，表情转活泼，言语如常。效不更方，守上方继服 7 剂。

三诊：精神状态已经恢复正常，自诉睡眠基本正常，待人处事已无障碍。嘱其将原来治疗精神分裂症的西药逐渐减量，并守上方继服7剂。

四诊：自诉已经不再服用西药，病情未复发，一切感觉良好。上方减黄连，嘱其间断服药，以资巩固。

【按语】方中法半夏、橘红、竹茹、枳实、胆南星理气化痰，香附、郁金、石菖蒲解郁开窍，栀子、竹叶、黄连清心化痰，茯苓醒脾化湿，合欢皮、酸枣仁、五味子宁心安神，药证合拍，共奏奇效。

◀ 癫 痫 ▶

王某，女，8岁，许昌市鄢陵县人，于1990年5月28日就诊。

主诉：不定时抽搐1年余。

现病史：该患者1年来不定时抽搐，每次发病牙关紧咬，口吐涎沫，角弓反张，发出尖利叫声。在当地医院检查诊断为"癫痫"，治疗无效，近来病情加重，每一两天即发作一次，故来我院诊治。

检查：患者不发病时神态正常，反应与普通儿童无异。舌质红，苔薄白，脉弦滑。

辨证：痰湿阻滞，肝风内动。

治法：祛湿化痰，养心安神，熄风镇惊。

方药：(温胆汤合酸枣仁汤加减) 法半夏5g，胆南星8g，竹茹10g，橘红10g，远志8g，柏子仁8g，酸枣仁10g，僵蚕10g，全蝎5g，蝉蜕5g，煅磁石15g，龙骨15g，甘草3g，生姜5片。水煎服，5剂。

二诊：发作次数明显减少。效不更方，守上方继服5剂。

三诊：患者未再发病。上方制成水蜜丸，嘱其长期服用，以防止复发。

【按语】方中法半夏、胆南星降逆化痰，竹茹、橘红清热化痰，远志、柏子仁、酸枣仁养心安神，煅磁石、龙骨重镇安神，僵蚕、全蝎、蝉蜕为虫类药，可搜风定惊、疏通经络；因法半夏和胆南星为有毒之品，虽已炮制，但又加生姜和甘草以缓和、消减毒性。本欲加朱砂，但考虑到该药有毒，安全性差，剂量一般很小，患者年幼，无法服用。

◂ 抽动症（痉证）▸

例1 张某，男，55岁，许昌县（现许昌市建安区）人，农民，于1986年6月17日就诊。

主诉：左侧上下肢不自主跳动20天。

现病史：患者有高血压病史，于20天前发现左腿不自主跳动，进而发展到左侧上下肢不自主跳动，动作缓慢，站立时前后不停摆动，并伴有面部、口、眼神经失调，挤眉弄眼，除了熟睡后症状暂时消失，只要是清醒状态左侧手脚就会不停摆动，难以自制，且日益加重，患者及其家属非常恐慌。曾在许昌市几家医院检查，未查出病因，在精神病医院先后服用抗抑郁、抗癫痫、抗躁动、抗精神分裂药物无效，故来我院诊治。

检查：经理化、影像学等各种检查手段均未得出诊断结果。血压170/90 mmHg，舌质红，苔薄白而腻。

辨证：肝阳上亢，肝风内动。

治法：平肝潜阳，熄风止痉。

方药：（镇肝熄风汤加减）白芍30g，珍珠母30g，龙骨30g，怀牛膝20g，钩藤30g，白附子（先煎）10g，僵蚕15g，桑寄生20g，菊花15g，胆南星10g，全蝎6g，甘草10g，水煎服，5剂。

二诊：手足跳动幅度减轻，次数减少，口、眼不再颤动，饭量增加，血压170/85 mmHg。上方加川芎15g，赤芍20g，丹参30g，地龙15g，继服5剂。

三诊：晚上手足已能停止跳动，唯余肘、膝关节以上尚存在摆动，不过很轻微。脉虚而无力，心情烦躁。

处方：赤芍20g，川芎15g，丹参30g，钩藤30g，珍珠母30g，龙骨30g，菊花20g，焦栀子12g，胆南星10g，石菖蒲10g，甘草10g。5剂。

四诊：浑身无力、心慌气短症状消失，患侧下肢无力，仍有轻微摆动。上方加鸡血藤30g，川牛膝15g，继服5剂。

五诊：上下肢摆动的症状消失，但手足仍无力，不能端碗吃饭，血压148/80 mmHg，脉弦无力。

处方：白芍20g，赤芍20g，川芎12g，桃仁15g，珍珠母30g，石决明30g，菊花15g，胆南星10g，石菖蒲10g，红花15g，山茱萸15g，怀牛膝 15 g，黄芪 15 g。5 剂。

六诊：患者感觉四肢力量恢复，能自己端碗吃饭，能做一些轻体力劳动。嘱其按照上方继服 15 剂，以巩固疗效。

【按语】经云："诸风掉眩，皆属于肝。""掉"者，摇也，指身体四肢摇摆、抽动不能自止。《内经》云："诸暴强直，皆属于风。""强直"者，僵硬、抽搐也。张景岳说过："筋病强劲，不柔和也。"肝主木，木亢生风，风性轻扬，善行而数变，主动，致病具有动摇不定的特点。风之为病，可分为外风和内风。风邪壅阻经络，津液受伤，筋脉失于濡养而致动摇不定者为外风；肝肾不足，阴虚血少，筋脉失养，引动肝风而致动摇不定者为内风。

本病例重点在肝阳上亢，肝风内动，处方以平肝潜阳、熄风止痉为主。临床若痰热较重者，加胆南星、竹沥、川贝母以清化热痰；心中烦热者，加栀子、黄芩以清热除烦；头痛较重者，加羚羊角、石决明、夏枯草以清肝熄风；失眠多梦者，加珍珠母、龙齿、夜交藤、远志、茯神以镇静安神。

例 2　许某，男，12 岁，许昌市某小学学生，于 2019 年 9 月 22 日就诊。

家长代诉：身体频繁抽动 2 年余。

现病史：2 年来，该患儿频繁发生颈项、四肢无原因抽搐，抬肩吼叫，发作时间一般为几分钟，发作后神态即恢复正常。先后在郑州、北京的大型医院检查，排除癫痫，确诊为"抽动秽语综合征"，经中西医治疗，不见好转，症状反而逐渐加重，故慕名来诊。

检查：体形偏胖，发育正常。无精神刺激，表情时而作痛苦状。舌质淡红，苔薄白，脉稍弦。

辨证：脾虚痰阻，痰动生风。

治则：健脾化痰，祛风解痉。

方药：（四君子汤合芍药甘草汤加减）党参 15 g，白术 10 g，茯苓 15 g，白芍 15 g，陈皮 10 g，全蝎 10 g，蜈蚣 2 条，僵蚕 10 g，当归 15 g，鸡血藤 15 g，甘草 10 g。水煎服，5 剂。

二诊：精神状态稍好。上方去全蝎，加葛根 30 g，钩藤 30 g，大枣 6 枚，5 剂。

三诊：诸症如前。上方加淮小麦 30 g，以濡筋缓急，继服 5 剂。

四诊：诸症较前期起色不大。改用他方。

处方：胆南星 10 g，天麻 10 g，僵蚕 10 g，全蝎 10 g，蜈蚣 2 条，钩藤 30 g，葛根 30 g，胆南星 10 g，石菖蒲 10 g，红花 15 g，山茱萸 15 g，怀牛膝 15 g，黄芪 15 g。5 剂。

五诊：症状大有改善，抽动发作次数减少，程度减轻。上方加石菖蒲 10 g，远志 10 g，龙齿 20 g，继服 5 剂。

六诊：诸症减轻，多日未见病情发作，上课时也安静多了。守上方继服。

七诊：因春节前考试压力较大，病情有所反复，不过症状较以前轻微。嘱其继续按上方服药。后间断服药 1 年，至今该患儿一切正常，未再复发，基本痊愈。

【按语】中医历代文献无"抽动症"病名的记载，可以把该病归于"慢惊风""抽搐""肝风""风痰"范畴，或者"颤震""痉风""郁证"范畴。该病的病因病机，主要是血虚生风，肝阳上亢，肝风内动。首诊处方以健脾化痰和祛风解痉并用，效果不佳，遵循"急则治其标"的原则，加大镇惊安神、豁痰开窍的力度，并加红花活血化瘀，山茱萸补肝益肾，黄芪补脾益气，方收到理想疗效。

◀ 白细胞增多症 ▶

许某，男，18 岁，许昌市某校学生，于 2005 年 4 月 15 日就诊。

主诉：身体虚弱 2 个月余。

现病史：该患者 2 个月前感冒发热，经西药治疗发热等症状消退，但感觉全身无力，头晕眼花，心悸气短。去某医院检查血常规，白细胞高达 22.0×10^9 / L，诊为上呼吸道感染，继续采用抗生素治疗，白细胞一直不降，医生疑为白血病。患者家人万分恐慌，慕名来我院诊治。

检查：患者面色苍白，体虚自汗，血常规化验示白细胞 23.4×10^9 / L，体温正常，无咳嗽、流涕等感冒症状。舌质淡红，苔薄白，脉浮大。

辨证：正虚邪盛。

治法：益气固表，清热解毒。

方药：（玉屏风散加减）黄芪 30 g，白术 15 g，防风 10 g，黄芩 15 g，金银花 30 g，连翘 20 g，炙甘草 10 g，生姜 3 片，大枣 10 枚。水煎服，5 剂。

二诊：症状有所减轻，血常规化验示白细胞$8.4 \times 10^9 / L$。守上方继服5剂。

三诊：诸症消失，体力恢复，精神状态良好，血常规正常，病获痊愈，患者及其家人欣喜非常。

【按语】本病例患者身体虚弱，正气不足，卫气对外无防御之力，对内失固摄之职，所以经常自汗。以玉屏风散治之，益气固表，收摄外越之阳气，兼以清热，全方虽没有一味治血之药，但疾病的根本在于"虚"，"补虚"亦是治"血"。

◀ 血小板减少症 ▶

王某，女，41岁，许昌市某单位干部，于2016年3月12日就诊。

主诉：血小板减少8年余。

现病史：该患者于8年前体检时发现血小板减少$[（50 \sim 60）] \times 10^9/L$，伴头昏，精神疲乏，有时昏倒，饮食不佳，大便干结，口干思热饮，心悸多梦，肢体麻木，经服利血生、维生素等西药均效果不佳，只好在家休假养病。经别人介绍，慕名来我院诊治。

检查：血小板$50 \times 10^9/L$，停经3个月，舌淡红，边有齿印，苔薄白，脉细弱。

辨证：脾胃虚弱，气血不足，肝失血养。

治法：益气养血，健脾补肝。

方药：（归芍六君子汤加减）当归30 g，炒白芍15 g，红参8 g，黄芪30 g，茯苓30 g，焦白术15 g，升麻10 g，炙甘草10 g。水煎服，7剂。

二诊：精神、饮食转佳，舌淡，脉细稍好。上方中红参改为党参30 g，加丹参30 g，鸡血藤30 g，继服10剂。

三诊：精神、饮食均好，月经已行。再以上方增减服药月余，无不适，多次检查血小板数达$90 \times 10^9/L$，嘱改服归脾丸月余以巩固疗效。

【按语】患者精神疲乏、饮食不佳、头昏心悸、月经不潮等为脾胃虚弱，气血不足；肝失血养则见肢体麻木、停经、睡眠不佳、脉细。治疗应健脾养肝，益气生血，药用甘酸偏温，培土滋木，使脾土健运，气血充足，肝木得以滋培。

◀ 腰痛（痹证）▶

例1 吴某，男，40岁，许昌市某厂工人，于2015年4月23日就诊。

主诉：腰痛3年余。

现病史：该患者3年前出现腰及尾骨疼痛，无明显外伤史，初为不定时发作，局部隐痛或钝痛，后逐渐加重，疼痛程度不断加深，呈刀割样剧烈疼痛。在许昌市某医院做磁共振，发现第5腰椎和第1骶椎椎体平面椎管狭窄，医院建议手术治疗，但患者对手术有恐惧心理，故来我院要求中医治疗。

检查：腰骶部存在明显压痛和叩击疼痛，活动受限，舌质偏红，边有瘀点，苔黄腻，脉弦滑。

辨证：肝肾不足，气滞血瘀。

治法：补肝益肾，活血化瘀，通络止痛。

方药：（独活寄生汤加减）独活15 g，桑寄生30 g，当归30 g，苍术15 g，赤芍15 g，炒白芍15 g，生地黄15 g，炒续断15 g，炒杜仲15 g，怀牛膝15 g，川芎15 g，防风15 g，黄柏15 g，秦艽15 g，细辛5 g，甘草10 g。水煎服，5剂。

二诊：腰骶疼痛减轻，已能轻松上楼，舌边有瘀点，苔薄黄腻，脉仍弦。守上方继服10剂。

三诊：腰骶疼痛消失，已能爬山。上方去苍术、黄柏，继服20剂。

此后患者每月来诊1次，迄今坚持巩固治疗，行动已基本如常人。

【按语】独活寄生汤出自《备急千金要方》，该方以四物汤为配伍核心，补血养血，符合"治风先治血，血行风自灭"之理。杜仲常用于强壮筋骨，如青蛾丸、右归丸、杜仲药酒。《医学衷中参西录》谓牛膝"原为补益之品，而善引气血下注，是以用药欲其下行者，恒以之为引经。故善治肾虚腰疼腿疼，或膝疼不能屈伸，或腿痿不能任地……此皆其力善下行之效也"。炒杜仲配怀牛膝，补肝肾之力能峻达腰、腿、膝、脚。秦艽、防风、细辛合用具有祛风、温通、止痛功效。《本经逢原》云："寄生得桑之余气而生，性专祛风逐湿，通调血脉，故《本经》取治妇人腰痛、小儿背强等病，血脉通调，而肌肤眉发皆受其荫，即有痛肿，亦得消散矣。"《本草求真》曰："桑寄生……号为补肾补血要剂。缘肾主骨，发主血，苦入肾，肾得补则筋骨有力，不致痿痹而酸痛矣。"

该方配伍全面，不用一味虫药却可达到祛除顽痹的效果。临证只要具备虚痹的证候如肾气虚，见腰臀股膝酸痛、畏寒、脉沉或虚大而弦、舌质淡，皆可投独活寄生汤。该方用大补气血之品为君药，兼用强壮筋骨药为臣药，佐以祛风湿之品。临床可扩大用于骨关节病、强直性脊柱炎、类风湿关节炎伴有肿瘤等现代疾病。畏寒严重者，可配麻黄附子细辛汤以增强温阳疗效；与四妙散合用可利下肢关节湿热；酌配伍血肉有情之品如鹿角片、鹿角霜可壮督脉；背部歪曲、疼痛者加狗脊、鹿角霜。

例2 王某，男，46岁，许昌市某厂工人，于2014年11月29日就诊。

主诉：腰痛半年。

现病史：该患者平素身体健壮，2年前因劳动中不慎扭伤腰部，在家卧床休息2天，腰痛消失，遂继续工作。1个月后腰部又一次扭伤，从此腰痛不止，时轻时重，行走、弯腰、下蹲即腰部刺痛不可忍受，入夜腰痛尤甚。在许昌某医院做磁共振后确诊为"腰椎间盘突出症"，医生建议手术治疗，但患者害怕手术，要求保守治疗，服过各种中西药，症状稍有缓解，但一经剧烈活动即痛不可止，无法劳动，只能在家休息。经人介绍，来我院诊治。

检查：患者不敢弯腰，腰椎有叩击痛。舌质红，苔薄白，脉弦细涩。

辨证：气滞血瘀，经络受阻。

治法：活血化瘀，行气止痛。

方药：（身痛逐瘀汤加减）秦艽15 g，地龙30 g，川牛膝15 g，羌活15 g，独活15 g，川芎15 g，当归30 g，香附20 g，桃仁15 g，红花15 g，乳香10 g，没药10 g，五灵脂15 g，杜仲15 g，桂枝10 g，金毛狗脊20 g，甘草10 g。水煎服，10剂。

二诊：腰痛有所缓解。嘱其守上方连服2个月，并告知腰痛之疾病程漫长，彻底治愈非常不易，要坚持长期服药，并适当平卧休息和功能锻炼，不可操之过急。

【按语】本病例患者身体健壮，观其腰痛有固定部位，以刺痛为主，夜间尤甚，应属血瘀无疑。其腰痛的原因是外伤损挫闪跌，以致损伤经脉气血，气血运行不畅，气滞血瘀，经脉阻塞不通，故发腰痛。方中诸药皆为理气活血祛瘀之品，加杜仲以补肝肾、强筋骨，桂枝温阳通络，使"血得热则行"，增强全方的治疗效果。

例3 徐某，男，67岁，许昌市某厂退休工人，于2015年12月28日就诊。

主诉：腰痛3年余。

现病史：该患者自3年前开始出现腰部酸楚无力，隐隐作痛，时作时止，绵绵不绝，伴全身无力，畏寒肢冷，双膝酸软，遇劳更甚，卧床休息后则减轻。

检查：患者面色苍白，略有萎靡不振，手足发凉。舌质淡红，苔薄白，脉沉细。

辨证：肾阳虚。

治法：温补肾阳，壮腰止痛。

方药：（右归饮合青娥丸加减）制附子（先煎）10 g，肉桂10 g，山茱萸20 g，山药30 g，熟地黄30 g，枸杞子20 g，杜仲15 g，补骨脂15 g，怀牛膝15 g，鸡血藤30 g，续断15 g，桑寄生15 g，淫羊藿30 g，核桃仁15 g，炙甘草10 g。水煎服，10剂。

二诊：腰痛有所缓解，疼痛大为减轻，畏寒怕冷等症也有明显改善。嘱其守上方坚持服用3个月。

半年后路上偶遇该患者，他欣然告知，腰痛已痊愈，可以每天早上参加体育锻炼（跑步5公里）。

【按语】本例患者之腰痛是肾阳虚所致。《素问·脉要精微论》云："腰者，肾之府，转摇不能，肾将惫矣。"患者因久病体虚或者精血虚耗，致肝肾亏损，肾主骨、生髓，肾气虚，经脉筋骨失养，久则发为腰痛。由患者症状可知，证属肾阳虚衰。方中右归饮温补肾阳，大补命门之火，青娥丸滋补肾精，二方合用，功专力雄；加怀牛膝、鸡血藤、续断、桑寄生、淫羊藿等药，疗效倍加。

例4 姜某，男，51岁，于2014年12月24日就诊。

主诉：腰部酸软沉重半年。

现病史：该患者半年来渐觉腰部沉重，不想活动，伴全身肌肉酸楚、胀痛，纳差。在某医院做磁共振检查未发现腰椎间盘有问题，故来我院求中医诊治。

检查：患者体形肥胖，大腹便便，腰部无压痛，但活动不利。舌质胖大，色淡红，苔白腻，脉沉滑无力。

辨证：肝肾不足，寒湿内盛。

治法：补肝益肾，温阳利水。

方药：（甘草干姜茯苓白术汤合五苓散加减）炙甘草15 g，干姜15 g，茯苓30 g，炒白术15 g，苍术15 g，炒薏苡仁30 g，泽泻30 g，猪苓15 g，肉桂10 g。水煎服，10剂。

二诊：诸症减轻。效不更方，守上方继服10剂。

三诊：诸症再减轻，腰部活动自如。嘱其守上方继服20剂，以巩固疗效，并注意饮食清淡，不喝啤酒，坚持每天早睡早起，适当参加体育锻炼。

【按语】腰重，指腰部有沉重感，多由肾虚、水湿停滞所致。腰为肾之府，足少阴之所留注，"转摇不能，肾将惫矣"。《金匮要略·五脏风寒积聚病脉证并治》云："肾着之病，其人身体重，腰中冷，如坐水中，形如水状，反不渴，小便自利，饮食如故，病属下焦，身劳汗出，衣里冷湿，久久得之，腰以下冷痛，腹重如带五千钱，甘姜苓术汤主之。"

寒湿之邪，痹着于肾的外府——腰部，不通则痛，湿邪偏重，则感觉沉重，因湿性黏滞重浊、趋下；寒邪偏重，则感觉腰冷，因为寒邪为阴邪，主凝滞，主收引，主疼痛。寒湿之邪均为阴邪，阴邪和阴邪相合，使疼痛加重，固定不移，而且也会使腰冷、腰重的感觉非常明显。"五邪中人，各有法度……寒中于暮，湿伤于下……寒令脉急……湿流关节"，寒湿为病，易伤腰腹及以下部位，寒凝则痛，湿聚则形肿肥胖。患者无形肿而自觉肿胀、酸沉，亦是湿盛的表现。

方中干姜、肉桂辛热，补火助阳以制阴邪，二者配伍可温中散寒止痛；茯苓、炒白术、苍术、炙甘草、炒薏苡仁可补中益气，健脾制水，治在中焦。因湿性黏滞、趋下，以猪苓、泽泻、炒薏苡仁利水渗湿，引邪以出路。"燠土以胜水"，"燠"，为火热之意，给脾土以温热，即可胜水、制水。"脾土爱暖而喜芳香"，脾土喜温暖，怕寒湿。"燠土以胜水"，实际上就是补土以制水。脾主四肢，脾主肌肉，只需温化肌腠、经络间的寒湿，而不必去温肾、补肾，是从中焦而治之理。

◀ 白塞综合征（狐惑）▶

汪某，男，36岁，漯河市临颍县农民，于1995年11月28日就诊。

主诉：口舌糜烂6年余。

现病史：该患者6年来口舌糜烂反复发作，伴眼睛和生殖器发炎，服用西药抗生素和激素治疗无效，怀疑自己得了性病，非常苦恼，在郑州某医院检查被诊断为"白塞综合征"，但无确切有效手段，只能对症治疗，以图控制病情发展。近来口舌糜烂严重，影响咀嚼和说话，且下肢发冷，手心易出汗，心情烦躁不安，故来我院门诊治疗。

检查：患者颧赤唇干，手脚冰凉，舌质红，无苔，舌面布满裂纹，舌边尖糜烂，口腔及眼睑黏膜溃疡，脉细无力。

辨证：阴虚火旺，上热下寒。

治法：温下焦，清上焦，滋阴清热。

方药：（玉女煎加减）熟地黄30g，生石膏30g，知母20g，怀牛膝15g，黄连10g，竹叶15g，青黛15g，制附子（先煎）10g，肉桂5g，黄芪30g，山药30g，炙甘草10g。水煎服，10剂。

二诊：口舌糜烂症状好转，下肢仍感寒冷。上方中制附子改为15g，继服10剂。

三诊：服上方30剂后口舌糜烂已愈，半个月后因吃辛辣食物而复发，伴大便溏薄，肛门糜烂。上方加黄柏10g，黄芩15g，继服10剂。

四诊：诸症消失，舌脉正常，基本痊愈。嘱其守上方继服10剂以防止复发。

【按语】玉女煎出自《景岳全书》，具有清胃热、滋肾阴之功效，功能清胃滋阴。主治少阴不足，阳明有余，即所谓胃热阴虚证，症见烦热口渴，头痛牙痛，或吐血衄血，脉浮洪滑大。近代也用于急性口腔炎、舌炎而见口舌糜烂属水亏火旺者，以及牙龈炎、舌炎、三叉神经痛、糖尿病等属胃火盛而肾阴亏者。该方治证乃少阴不足、阳明有余所致。阳明有余，胃火上攻，故头痛牙痛；热迫血溢，则牙龈出血；烦热干渴，舌红苔干，皆热盛伤阴之象。此为水亏火盛相因为病，而以胃热为主。病在胃在肾，治宜清胃热兼滋肾阴。

原方中石膏清胃火之有余，为君药。熟地黄滋肾水之不足，为臣药。君臣合用，清火而壮水。佐以知母，助石膏以泻火清胃，又助熟地黄滋肾阴泻相火；麦门冬清热养阴。牛膝导热而引血下行，为佐使之用。本例中加黄连清上焦之火，制附子、肉桂温下焦之寒；青黛入血，清血分之热；竹叶走少阴经，清心经郁热；黄芪、山药健脾胃，以护胃气；炙甘草调和诸药。诸药配伍，共奏清胃热、滋肾阴之功。

附：无名杂病

王某，女，57 岁，许昌市某单位干部，于 1988 年 4 月 15 日就诊。

主诉：口唇、乳房、阴户肿痛 20 天。

现病史：近 20 天来，患者嘴唇、乳头、阴户皆红肿疼痛伴剧烈瘙痒，搔后形成糜烂。多方求医皆不知此为何病，只能对症治疗，效果不佳，遂来我院诊治。

检查：舌质红，苔白而干燥，脉弦滑。

辨证：肝气郁结，郁而化火。

治法：疏肝解郁，清散郁热。

方药：（丹栀逍遥散加减）当归 15 g，白芍 20 g，柴胡 15 g，茯苓 15 g，白术 10 g，薄荷 10 g，牡丹皮 12 g，栀子 10 g，苦参 15 g，防风 10 g，金银花 30 g，黄柏 10 g，甘草 10 g。水煎服，5 剂。

二诊：患者服药后肿消大半，痛、痒均减轻。守上方继服 5 剂。

三诊：诸症消失，病获痊愈。嘱其守上方继服 5 剂，以资巩固。

【按语】本病例患者所表现的症状与常见疾病的症状均不符合，无法命名，只能暂作"杂病"。但综合其表现，当属肝气郁结、郁而化火之证，用疏肝解郁、清散郁热的丹栀逍遥散，根据辨证适当加减。逍遥散为和解剂，具有调和肝脾、疏肝解郁、养血健脾之功效，主治肝郁血虚脾弱证，见两胁作痛、头痛目眩、口燥咽干、神疲食少，或月经不调、乳房胀痛、脉弦而虚者。加牡丹皮、栀子两味药，更能增强其清散郁热的功效。

◄ 水 肿 ►

李某，男，64 岁，许昌市某厂退休工人，于 2015 年 4 月 23 日就诊。

主诉：头面及双足水肿 1 月余。

现病史：该患者既往有高血压病史 10 年，常口服心痛定（硝苯地平）等治疗。1 个月前外感发热，愈后突发眼睑、面部及双足部水肿，伴心烦，咽喉干痒，眩晕，胸闷气短，活动后为甚。曾先后在许昌市几家医院检查，排除肾炎、心力衰竭，按照皮肤过敏治疗，口服镇静剂、抗过敏药、利尿剂疗效不佳。故来我院诊治。

检查：面色少华，颜面、眼睑轻度水肿，双足部中度水肿，血压 96/59 mmHg，心率 92 次/分。舌质暗红，苔白，脉弦细。

辨证：肝肾不足，肝风扰动，心阳不振，阳虚水泛。

治法：温阳益气，活血消肿，兼以平肝熄风。

方药：黄芪 30 g，防己 15 g，益母草 30 g，制附子（先煎）10 g，桃仁 10 g，红花 10 g，山茱萸 15 g，天麻 15 g，车前子（包煎）10 g，丹参 30 g，桑白皮 15 g，麦冬 15 g，五味子 10 g，钩藤 15 g，炙甘草 10 g。水煎服，3 剂。

二诊：水肿已退，眩晕未作，胸闷气短基本缓解，血压 130/90 mmHg。守上方继服 3 剂以巩固疗效，嘱其避风寒，调饮食，劳逸结合，预防感冒。随访月余未再反复。

【按语】水肿的产生主要责之于水液代谢功能的失调，治疗关键以肾为本，以肺为标，以脾为制水之脏。在辨证论治的基础上益气活血有利于消肿，故常配大剂量益母草加黄芪、茯苓、白术等以益气活血行水。

二、妇科病及妇科杂病

◀ 月经不调 ▶

例1 秦某，女，41岁，许昌市人，1986年5月8日初诊。

主诉：月经失调6年。

现病史：该患者近6年来月经周期2～3个月一次，有时间隔5～6个月。经前期有面浮脚肿。月经量极少，色紫红。昨天来月经，今日已干净。少腹胀感，两手发麻发胀。

检查：患者体形肥胖，面色白，血压104/60 mmHg。舌质淡红，苔薄白，脉沉迟。

辨证：脾虚湿盛，冲任失调。

治法：健脾利湿，活血调经。

方药：（八珍汤加减）当归30 g，白芍12 g，川芎15 g，党参30 g，茯苓30 g，炒白术15 g，泽兰15 g，泽泻15 g，桂枝10 g，炙甘草10 g。水煎服，7剂。

二诊：舌淡红，苔薄白，脉细。再予原方14剂调经消肿。

三诊：患者诉说，按以往惯例，经前浮肿将日渐明显，目前没有浮肿，愿月经如期而来。守上方继服7剂。

四诊：此次月经周期一个半月，经前浮肿不明显，经水亦较前增多，但色仍暗红，3天干净。舌淡胖，苔薄白，脉细。继续用上方治疗1个月经周期，痊愈。

【按语】八珍汤具有益气补血的功效，主治气血两虚证，见面色苍白或萎黄，头晕目眩，四肢倦怠，气短懒言，心悸怔忡，饮食减少，舌淡苔薄白，脉细弱或虚大无力。其临床常用于治疗病后虚弱、各种慢性病，以及妇女月经不调等属气血两虚者。本方所治气血两虚证多由久病失治、病后失调或失血过多而致，病在心、脾、肝三脏。心主血，肝藏血，心肝血虚，故见面色苍白、头晕目眩、心悸怔忡、舌淡脉细。脾主运化而化生气血，脾气虚，故面黄肢倦、气短懒言、饮食减少、脉虚无力。治宜益气与养血并重。原方中人参与熟地黄相配，益气养血，共为君药。白术、茯苓健脾渗湿，助人参益气补脾。当归、白芍养血和营，助熟地黄滋养心肝，均为臣药。川芎为佐，活血行气，使地、归、芍补而不滞。炙甘草为使，益气和中，调和诸药。

例2 化某，女，27岁，未婚，许昌市人，于1992年9月2日就诊。

主诉：月经不调13年。

现病史：该患者14岁月经初潮，次年起经行量多，2年后又恢复正常。1990年起经期提前，每3周一行，经量偏多，9天而净，量少色暗，乳房微胀，大便溏薄。

检查：舌质红，苔薄白腻，脉细软。

辨证：脾肾不足，冲任统摄乏力。

治法：健脾益肾，调理冲任。

方药：党参30 g，焦白术15 g，炒山药15 g，补骨脂10 g，煨肉豆蔻10 g，桑寄生15 g，桑螵蛸15 g，海螵蛸15 g，芡实15 g，莲子15 g，焦山楂15 g，炙甘草10 g。水煎服，7剂。

二诊：经行9天方净，经量初少后为中量，伴腹痛隐隐，大便溏薄，日1～2次。舌暗偏红，苔薄腻，脉细软。脾肾气虚，冲任统摄乏力。治宜健脾益肾，统摄冲任。

处方：党参30 g，焦白术15 g，炒山药15 g，补骨脂10 g，赤石脂（包煎）15 g，禹余粮15 g，金樱子15 g，芡实15 g，莲子15 g，炙甘草10 g。7剂。

三诊：经后便溏转实，但时而反复，神疲乏力，舌边尖红，苔薄，脉细软。守上方继服10剂。

四诊：经期已准，经量中等，其他无不适，舌脉正常。改服八珍汤调治，以资巩固。

【按语】其经者常候也，每月如期一至，太过或不及均为不调。古人均认为"阳太过则先期而至，阴不及则后时而来"，不尽然也，亦有责之脾虚者。本案患者禀赋不足，脾气素虚，经常便溏，脾气不足，肾气亦虚。脾主统血，肾主封藏，故脾肾均虚则封藏失职，经水不及期而行，治当健脾益肾，统摄冲任，调治3次，服药24剂后周期已准，后予八珍汤调治，以资巩固。

例3 周某，女，28岁，已婚，许昌市人，于2016年3月21日就诊。

主诉：月经不调11年。

现病史：该患者17岁月经初潮，周期先后不定，20～40天一次，经量偏多，曾服用中药调治，经量减至正常。26岁结婚，婚后即孕，于42天时因故人工流产。术后一直经行无定期，经量中等，无痛经。经期伴小腹坠胀，腰肢酸软，经前后易感冒。

检查：舌质偏红，苔腻，脉细弦。

辨证：肝肾不足，气血两虚，冲任失调。

治法：养肝益肾，调补冲任。

方药：当归15 g，白芍10 g，生地黄15 g，熟地黄15 g，枸杞子15 g，菟丝子30 g，巴戟天15 g，山药30 g，山茱萸15 g，续断15 g，制狗脊15 g，党参30 g，沙参15 g，炙甘草10 g。水煎服，7剂。

二诊：适逢经期第4天，经量中等，伴神疲乏力，腰酸肢软，口干，大便秘结。舌质红，苔薄腻，脉细。证属肝肾阴虚，冲任不足。治宜滋养肝肾。上方加女贞子20 g，桑葚15 g，桑寄生15 g，柏子仁15 g，7剂。

三诊：月经已净，精力较前充沛。舌边尖红，苔薄腻，脉细软。守上方继服14剂。

四诊：经期将近，尚无行经感觉。舌质红，苔薄腻，脉弦细，说明肝肾素虚，冲任气滞。经前予养血疏肝，益肾调经。

处方：当归15 g，丹参30 g，柴胡15 g，生地黄15 g，制香附20 g，川楝子15 g，女贞子15 g，旱莲草30 g，续断15 g，狗脊15 g，桑寄生15 g，炙甘草10 g。7剂。

五诊：自诉行经期间无不适。舌质红，苔薄，脉细。继续滋养肝肾。

处方：生地黄15 g，白芍10 g，知母15 g，茯苓30 g，山药30 g，桑葚15 g，枸杞子15 g，菟丝子20 g，续断15 g，狗脊15 g，薏苡仁15 g。7剂。

六诊：正在经期，经量中等，颜色正常。不再服药。自此月经周期趋准，后怀孕。

【按语】本患者初潮迟至，禀赋不足，素体虚弱，婚后即孕，但人工流产冲任受损，精血匮耗，以致血海盈溢失常。来诊时经水过期10天未经。《万氏妇人科》谓其为虚证，悉从虚证治。先以养肝益肾、调补冲任以充经源，药后冲任得润，果然经转。

例4 宋某，女，14岁，许昌市某中学学生，于2016年7月24日就诊。

主诉：痛经、月经量多。

现病史：该患者去年月经初潮，已行经4次。此次经转时值盛夏，经期入水游泳以致月经量多，10天未净，小腹胀痛不适，少许血块，饮食尚可，二便调。

检查：患者面色苍白，舌暗红，苔薄白，脉细滑。

辨证：血凝寒滞，冲任不固。

治法：活血暖宫，祛瘀止血。

方药：（失笑散加减）五灵脂（包煎）15 g，蒲黄炭（包煎）15 g，肉桂6 g，炮姜炭9 g，茜草炭15 g，陈棕榈炭15 g，海螵蛸12 g，三七粉（另外冲服）2 g。水煎服，3剂。

二诊：经血已减，唯感腰酸，神疲，纳呆，大便秘结，舌偏红，苔薄，根部白腻，脉细数无力。证属气血耗损，脾肾两虚。治拟健脾和胃，补肾摄冲。

处方：党参15 g，白术10 g，炒白芍10 g，茯苓15 g，巴戟天10 g，大黄炭6 g，肉桂10 g，桑寄生15 g，续断15 g，仙鹤草15 g，炙甘草6 g。3剂。

三诊：瘀下已止，精力渐充，大便亦畅，食纳仍少，舌淡红，苔薄，脉细软。说明经血已净，正气仍虚。继以健脾益肾摄冲以固本。

处方：党参15 g，白术10 g，炒白芍10 g，茯苓15 g，陈皮6 g，炒麦芽15 g，巴戟天10 g，肉苁蓉15 g，续断15 g，杜仲10 g，桑螵蛸10 g，炙甘草6 g。3剂。

患者于8月22日经候如期，量中经畅，恢复正常。

【按语】天癸始至，肾气初盛，经期涉水，外受寒邪，瘀血内阻，血不归经而妄行，治宜澄源塞流，驱寒暖宫，祛瘀止血。失笑散活血祛瘀，散结止痛，善治瘀血阻滞之腹痛。蒲黄炒炭，配合炮姜炭、茜草炭、陈棕榈炭、海螵蛸以收敛止血；三七粉既活血祛瘀，又止血定痛，并可补需强壮，肉桂合炮姜炭可温暖胞宫，散寒止痛。全方通涩并举，补而无滞，行中有止。瘀去血止，净后转补脾肾以复其本，缘脾肾为先后天之本，生化之源，冲任之根。

例5 沈某，女，34岁，已婚，许昌市人，记者，于1996年5月21日就诊。

主诉：月经量少、频繁流产4年余。

现病史：该患者婚后当年受孕因故人工流产，1年后怀孕，顺产1胎，婴儿窒息而夭折，从此经量始终较少，呈暗褐色，伴头晕神疲，几度受孕均难免流产而行刮宫术。

检查：患者自诉上次月经2天即净，颜色暗，有血块，全身无力。舌质暗，苔薄白，脉沉细弱。

辨证：肝肾耗损，精血衰少，冲任失调。

治法：滋养肝肾，调补精血。

方药：（八珍汤加减）当归30 g，丹参30 g，赤芍15 g，生地黄15 g，熟地黄15 g，黄精20 g，怀山药30 g，山茱萸15 g，党参30 g，白术15 g，茯苓30 g，炙甘草10 g。水煎服，7剂。

二诊：仍感头晕神疲，夜寐欠安，舌质红，苔薄，脉细。证属肝肾不足，气阴两虚。治宜补益肝肾，调补冲任。

处方：当归30 g，生地黄15 g，熟地黄15 g，菟丝子30 g，桑葚20 g，枸杞子20 g，怀山药30 g，山茱萸15 g，太子参30 g，黄芪30 g，巴戟天15 g，肉苁蓉15 g，炙甘草10 g。7剂。

三诊：适逢经期，身疲腰酸，夜寐欠安，口干欲饮，舌质红，苔薄，脉细。上方去巴戟天、肉苁蓉，加杜仲15 g，续断15 g，狗脊15 g，继服7剂。

四诊：经期将近，身疲腰酸，大便溏薄，夜寐欠安，舌质红，苔薄，脉沉细。证属肝肾不足，气阴两虚。治宜益气养阴，调补冲任。

处方：当归30 g，熟地黄30 g，川芎15 g，白术15 g，白芍10 g，党参30 g，黄芪30 g，山药30 g，菟丝子30 g，覆盆子15 g，巴戟天15 g，炙甘草10 g。7剂。

五诊：上次月经4天干净，量较以前增多，血色亦转红，伴小腹隐痛，大便略溏薄，眠差多梦。舌质淡红，苔薄，脉细。证属肝肾不足，胞宫虚寒。治宜健脾益肾，调补冲任。上方加补骨脂15 g，炒续断15 g，制狗脊15 g，继服 7 剂。

六诊：经量增多已近正常，大便已实，诸症亦平。

【按语】经血源于水谷精气，生化于脾，总统于心，藏受于肝，离泄于肾，脏腑安和，血海满盈，经水自调。今患者婚后受妊即行人工流产术，肝肾耗伤。而后顺产一胎，婴儿夭折，情志受郁，肝脾不和，气血难以复原。继之又几度堕胎，精血日益衰，经源匮乏，以致经行量少、色淡，伴神疲腰酸，大便溏薄，脉沉细弱。经健脾益肾，滋养肝血，调治 2 个月，脏腑安和，气血渐充，经量已见增加，血色转红，而告痊愈。

◆ 痛 经 ◆

例1 李某，女，24 岁，许昌市人，未婚，于 1999 年 2 月 17 日就诊。

主诉：痛经 10 年。

现病史：该患者 14 岁月经初潮，即有痛经。近 3 年经量偏多，腹痛较甚，伴有膜样块物排出，经后神疲畏寒，腰脊酸楚。

检查：舌质淡，苔薄腻，脉沉细。

辨证：冲任不足，瘀阻气滞。

治法：活血理气，养血调冲。

方药：当归 30 g，赤芍 15 g，炒白芍 15 g，川芎 15 g，焦山楂 15 g，鸡内金 15 g，青皮 10 g，陈皮 10 g，木香 10 g，紫石英 15 g，五灵脂 15 g，蒲黄（包煎）15 g，血竭粉（吞服）10 g，肉桂 6 g，炙甘草 10 g。水煎服，7 剂。

二诊：无不良反应，舌质淡，苔腻少津，脉细迟。守上方继服 7 剂。

三诊：月经期将近，乳房略胀痛，脉舌同上。为防止痛经发作，上方加炮姜炭 15 g，仙鹤草 15 g，益母草 15 g，继服 7 剂。

四诊：月经来潮，略有腹痛，但可忍受，舌脉同上。守上方继服 7 剂。

五诊：月经干净 3 天，本次经量较原来减少，排出物呈碎块，6 天净。舌暗，苔薄腻，脉弦细。上方去五灵脂、蒲黄、血竭，加枸杞子 15 g，菟丝子 15 g，续断 15 g，狗脊 15 g，桑寄生 15 g，太子参 30 g，继服 7 剂。

按上法共调治 3 个月，痛经痊愈，膜块消失，月经正常。

【按语】膜性痛经的病机不外气滞瘀阻，以经期腹痛，有大小不等瘀块及膜状块物随经血排出，块下则痛减或消失为主症。本例经血偏多 3 年，阴血耗损，经后气血两虚之象较明显，为虚实夹杂证。在治疗上，经前应以活血化瘀散膜为主；经期祛瘀止血，通涩并用，旨在化瘀散膜止痛，而不使阴血过于耗损；经后则以益气养血、调补肝肾为法。方中四物汤（去熟地黄）养血活血，益母草活血化瘀，仙鹤草养血止血，血竭粉化瘀行血止痛，诸药配合，通涩并用；失笑散、炮姜炭亦为化瘀止血要药，青皮、焦山楂、鸡内金则疏肝和胃消积。

例2 郭某，女，15岁，许昌市某中学学生，于1989年3月2日就诊。

主诉：痛经2年。

现病史：该患者12岁月经初潮，周期尚准，经量中等。13岁时一次经期中剧烈运动，又喝冷饮，自此每月痛经、经量减少。

检查：舌淡红，苔薄腻，脉沉细。

辨证：冲任不足，寒凝气滞。

治法：温经散寒，理气止痛。

方药：（艾附暖宫丸加减）当归30 g，赤芍15 g，川芎15 g，桃仁10 g，红花15 g，枳壳15 g，艾叶15 g，制香附20 g，肉桂10 g，小茴香10 g，干姜10 g，炙甘草10 g。水煎服，7剂。

二诊：服药6剂时恰逢月经来潮，腹痛减轻，量中色暗红，夹有小血块，现月经将净，感神疲乏力。舌淡红，苔薄腻，脉细。证属肾气不足，寒凝气滞。宜益肾养血调经。

处方：党参30 g，黄芪30 g，当归30 g，枸杞子15 g，桑寄生15 g，菟丝子15 g，肉苁蓉15 g，川芎10 g，肉桂10 g，熟地黄15 g，白术15 g，白芍10 g，炙甘草10 g。20剂。

三诊：又逢经期将近，但无不适感觉，舌脉正常。停药观察3天，月经正常，无痛经。

随访近5个月痛经已痊愈。

【按语】患者肾气初盛未充，冲任不足，寒邪凝滞，气机不畅。初诊经期将近，气滞症状明显，宗先贤"寒则温之""通则不通"之旨，予温经散寒、理气止痛之法调治，以艾附暖宫丸加减投治。方中当归、赤芍、川芎养血止血，桃仁、红花活血通络，小茴香、干姜、肉桂、艾叶温宫暖胞，散寒止痛；制香附、枳壳理气止痛；炙甘草调和诸药。二诊经水已转未净，腹痛轻减，青春期少女经后还应固本为法，故予益肾养血，调理冲任。用党参、黄芪、白术、炙甘草健脾益气，四物汤养血，桑寄生、肉苁蓉、枸杞子、菟丝子益肾调冲；肉桂温补肾阳。三诊时诉痛经已平，随访5个月经事亦正常。

◀ 崩 漏 ▶

例1 徐某，女，18岁，许昌市人，高中毕业生，1995年7月14日来诊。

主诉：阴道不规则出血1个月余。

现病史：患者因高考填报志愿与父母意见不统一而发生争吵，气愤过度，导致阴道下血不止，颜色鲜红量多。经多方医治1个多月，出血量虽然减少，但淋漓不止，颜色转为暗红，质黏稠，有碎血块。

检查：患者发育正常，体形偏瘦，嘴唇干燥起皮，两颧略显赤红，语音低微，嗓音略嘶哑，呼吸时胸部起伏明显，舌体偏瘦薄，舌尖红，脉弱细数。

诊断：气阴两虚，血热妄行。

治法：补气养阴，凉血止血。

方药：黄芪15 g，党参15 g，麦冬15 g，五味子10 g，沙参15 g，白术10 g，生地黄20 g，地骨皮15 g，龙骨30 g，牡蛎30 g，天花粉15 g，苦参10 g，黄柏15 g，柴胡15 g，茜草15 g，血余炭10 g。水煎服，5剂。

二诊：出血已经停止，舌象正常，脉细弱。嘱其守上方继服5剂后，改服知柏地黄丸和宫血宁胶囊善后。

例2 赵某，女，30岁，许昌学院教师，于2018年11月17日就诊。

主诉：月经淋漓不止1年。

现病史：1年来，月经过后一直少量出血，服用止血药好转，但下次月经仍然淋漓不止，时轻时重，缠绵不愈。在某医院检查诊为"血小板减少症"，采用西药治疗半年，仍然不规则出血，血小板亦低于正常数值。

检查：面色萎黄，少气乏力，舌质淡红，苔薄而燥，脉沉细涩。

辨证：气血虚亏，冲任不固。

治则：补益气血，调理冲任。

方药：（四物汤合补中益气汤加减）当归30 g，炒白芍15 g，熟地黄30 g，鸡血藤30 g，女贞子20 g，墨旱莲20 g，桑寄生20 g，杜仲20 g，黄芪30 g，白术 15 g，升麻 10 g，柴胡 15 g，海螵蛸 30 g，仙鹤草 30 g，炙甘草 10 g。水煎服，7 剂。

二诊：服药后乏力减轻，出血减少，精神状态明显改善。守上方继服 15 剂。

三诊：出血已止，体力基本恢复，血小板数值正常。病告痊愈。

【按语】崩漏是指女性非周期性子宫出血，其发病急骤，暴下如注，大量出血者为"崩"；病势缓，出血量少，淋漓不绝者为"漏"。崩与漏虽出血情况不同，但在发病过程中两者常互相转化，如崩血量渐少，可能转化为漏，漏势发展又可能变为崩，故临床多以崩漏并称。本病以青春期和更年期妇女多见。西医的功能性子宫出血、女性生殖器炎症、肿瘤等所出现的阴道出血，皆属崩漏范畴。本病多因血热、气虚、肝肾阴虚、血瘀、气郁等损及冲任，冲任气虚不摄所致。治崩要以止血为先，以防晕厥虚脱，待血少或血止后，可审因论治，亦即"急则治其标，缓则治其本"的原则。

◀ 妊娠呕吐（妊娠恶阻）▶

刘某，女，26 岁，漯河市临颍县人，于 2012 年 6 月 20 日就诊。

主诉：怀孕后剧烈呕吐 1 个月余。

现病史：该患者怀孕后 1 个月开始出现频繁恶心呕吐，一日五六次，无法正常进食，身体极度虚弱，在其他医院服药无效，故来我院治疗。

检查：症如前述，舌质淡红，苔薄白，脉濡。

辨证：脾胃虚弱，肝胃不和。

治法：健脾和胃，降逆止呕。

方药：（苏叶黄连汤合六君子汤加减）党参 30 g，白术 15 g，茯苓 30 g，陈皮 10 g，法半夏 15 g，苏叶 10 g，黄连 10 g，炒麦芽 30 g，炙甘草 10 g，生姜 2 片为引。水煎服，5 剂。

二诊：患者服药 5 剂后呕吐即止，可以正常吃饭。嘱其按照上方再服 5 剂以善后。

【按语】本病的主要机制是冲气上逆，胃失和降。妇女孕后经血停闭，血聚冲任养胎，冲脉气盛，冲脉隶于阳明，若胃气素虚，胃失和降，冲气挟胃气上逆，而致恶心呕吐；若平素性躁多怒，肝郁化热，孕后血聚养胎，肝血更虚，肝火愈旺，且冲脉气盛，冲脉附于肝，肝脉挟胃贯膈，冲气挟肝火上逆犯胃，胃失和降，遂致恶心呕吐；若脾阳素虚，痰饮内停，孕后经血壅闭，冲脉气盛，冲气挟痰饮上逆，以致恶心呕吐。

本病的治疗以调气和中、降逆止呕为主，并应注意饮食和情志的调节，用药忌升散之品。临床常用苏叶黄连汤、香砂六君子汤、温胆汤、竹茹汤等加减，必要时采用中西医结合治疗，给予输液，营养支持，纠正酸中毒及电解质紊乱。

◀ 习惯性流产（滑胎）▶

李某，女，29 岁，许昌市某公司员工，于 2010 年 3 月 19 日就诊。

主诉：5 年来每次怀孕即自行流产。

现病史：该患者平素月经正常，自结婚以来，每次怀孕不超过 2 个月即无明显原因自行流产，且姊妹二人皆为此种情况。此次又已怀孕 50 天，开始腹痛，有下坠感，担心再次流产，故来我院要求中药保胎。

检查：患者身体较胖，面色黄白，舌质淡红，苔薄白而润，脉濡滑。

辨证：脾虚湿盛，冲任不固。

治则：补气血，固冲任，健脾安胎。

方药：（泰山磐石散加减）党参 30 g，白术 15 g，茯苓 30 g，熟地黄 30 g，当归 30 g，炒白芍 15 g，黄芩 15 g，续断 15 g，桑寄生 15 g，炙甘草 10。水煎服，10 剂。

二诊：服药后，腹痛止，下坠感消失。守上方继服 10 剂

三诊：患者诸症消失，脉象滑利，已无流产之虞。嘱其每月服上方 5 剂，至怀孕 5 个月停药。后得知该患者足月产下一健康男婴，母子平安。1 年后其妹亦用此方保胎，也顺利产下一男婴，母子平安。

【按语】怀孕妇女凡堕胎、小产发生 3 次以上者称为滑胎，病因主要是冲任虚损，胎元不固，或胚胎缺陷，不能成形，故而屡孕屡坠。常见分型有肾气亏损或气血两虚等。若患者无禀赋不足，肾气必充，或因孕后房事不节，纵欲所伤，以致肾气亏虚，冲任不固，胎失所系，而致屡孕屡堕，遂为滑胎，方用补肾固冲丸（菟丝子、续断、巴戟天、杜仲、当归、熟地黄、鹿角霜、枸杞子、阿胶、党参、白术、大枣、砂仁）；若患者体质虚弱，气血不足，

或饮食劳倦伤脾，气血化源不足，或大病久病，耗气伤血，都可导致气血两虚，冲任不固，不能载胎养胎，固使屡孕屡堕，而为滑胎，治宜益气养血安胎，方用泰山磐石散（人参、黄芪、当归、续断、黄芩、川芎、白芍、熟地黄、白术、砂仁、炙甘草、糯米）。

◀ 产后乳汁不足 ▶

任某，女，37 岁，许昌市人，于 2016 年 7 月 28 日就诊。

主诉：产后乳汁不下。

现病史：该患者头胎剖腹产后 11 天，双乳松弛干瘪，没有点滴乳汁分泌。曾炖服鸡汤、鲫鱼汤、猪蹄汤，但无效。服用其他医生开的通乳、催乳方子，仍无效，故来诊。

检查：患者面色苍白，语声低微，少气懒言，舌质淡红，苔薄白，脉沉细无力。

辨证：气血不足。

治法：大补气血，兼活络通乳。

方药：（十全大补汤加减）党参 30 g，茯苓 30 g，白术 15 g，炙甘草 10 g，当归 30 g，炒白芍 15 g，熟地黄 15 g，黄芪 30 g，肉桂 10 g，炒王不留行 20 g，通草 10 g，漏芦 10 g。水煎服，5 剂。

二诊：患者双乳开始饱满，略有胀痛，但乳汁仍然不足。上方加黄精 20 g，玉竹 30 g，天冬 15 g，桔梗 10 g，继服 5 剂。

三诊：患者乳汁旺盛、通畅，病获痊愈。

【按语】一般妇女产后，身体多见虚弱，本例患者剖腹产大伤元气，气血亏损之极，自保尚且不易，何来泌乳之源？故仅用普通的通乳、催乳方法难以奏效。本方采用十全大补汤为基本方，去掉辛燥走窜的川芎，白芍炒过防止寒凉伤胃，熟地黄减量防止滋腻碍胃，加炒王不留行、通草、漏芦以通乳，黄精、玉竹养阴，天冬清热且能宽胸肺之气，桔梗引经以促排乳。全方以补为主，补、通结合，故效果明显。

◀ 乳腺增生（乳癖）▶

例1 薛某，女，35 岁，许昌县（现许昌市建安区）农民，于 1998 年 5 月 14 日就诊。

主诉：乳房胀痛 3 个月。

现病史：该患者自 3 个月前发现两侧乳房胀痛，乳头外侧有条索状肿块，质硬，边界不清，推之能活动。在许昌某医院检查，排除恶性肿瘤，确诊为"乳腺增生"，医生建议手术，但患者不愿手术。近半个月来，症状明显加重，两侧乳房皆胀痛、有肿块，伴心烦易怒，纳差，失眠，担心已经癌变，故来我院诊治。

检查：患者体胖，自诉有情志不舒史，爱发脾气，月经不调。舌质淡，舌尖红，苔薄，脉弦滑。

辨证：忧思郁怒，肝脾两伤，气滞痰凝。

治法：行气活血，疏肝解郁，化痰散结。

方药：（消瘰汤加减）柴胡 15 g，香附 20 g，青皮 15 g，丹参 30 g，玄参 30 g，牡蛎 30 g，白芥子 15 g，海藻 30 g，昆布 30 g，浙贝母 15 g，甘草 6 g。水煎服，10 剂。

二诊：乳房胀痛明显减轻。药已奏效，守上方继服 10 剂。

该患者坚持按照上方连续服用 3 个月，乳房胀痛和肿块消失。随访 2 年未见复发。

【按语】本病例患者既有肥胖多湿，又有肝郁气滞，气与痰胶结，消散实属不易。方中海藻与甘草据文献记载为反药，但很多基层医生临床多次配伍应用，朱良春教授等名家亦经常在临床中使用，未见不良反应，且疗效更加显著。实践证明，本方不仅可以治疗乳腺增生，对甲状腺瘤、子宫肌瘤等病也有良好的疗效。

例2 岳某，女，32 岁，许昌市人，于 2012 年 12 月 3 日就诊。

主诉：乳房胀痛半年。

现病史：该患者自半年前发现左侧乳房胀痛，有条索状肿块，在许昌某医院检查确诊为"乳腺增生"，医生建议手术，但患者不同意，经常在药店购买"乳癖消"服用，症状时轻时重。近 1 个月来，症状明显加重，发展为两侧乳房皆胀痛、有肿块，担心会癌变，故来我院诊治。

检查：舌质淡，苔薄白，脉沉细。

辨证：肝郁气滞，血虚痰凝。

治法：疏肝解郁，化痰散结，佐以益气养营。

方药：（柴胡疏肝散合二陈汤加减）柴胡 15 g，川芎 15 g，赤芍 20 g，当归 30 g，法半夏 15 g，陈皮 10 g，薄荷 10 g，佩兰 15 g，白术 15 g，黄芪 15 g，牡蛎 30 g，浙贝母 15 g，香附 15 g，白芥子 15 g。水煎服，10 剂。

二诊：乳房胀痛明显减轻。守上方继服 10 剂。

该患者坚持按照上方连续服用 2 个月，乳房胀痛和肿块消失。随访 1 年未见复发。

【按语】乳腺增生系中医"乳癖"范畴，其病因一般多为内伤七情，肝气郁结，气机升降不调，气滞痰凝，治宜疏肝解郁、化痰散结为主，若久病气血虚弱者，加用益气养营之药。该病属有形之癥，治疗周期较长，往往非朝夕之功，患者要有决心和毅力坚持治疗，并积极调节情绪，树立信心，方能达到预期的效果，否则半途而废，不能彻底治愈。更有甚者可延误病情，而导致恶化癌变。

◄ 黄褐斑 ►

例1 吴某，女，38 岁，漯河市某单位干部，于 2000 年 3 月 10 日就诊。

主诉：面部色斑 3 年。

现病史：患者 3 年前发现面部出现黄褐色斑，以两颊为重，逐渐扩大，颜色加深，伴神疲乏力，心烦易怒，眠差多梦，经前乳房胀痛，月经量少色暗，曾内服外用激素、维生素等药，无效，故来我院治疗。

检查：舌质暗红，苔薄黄而燥，脉弦细。

辨证：肝脾不调，肝郁气滞，化热伤阴。

治法：疏肝解郁，活血化瘀，清热养阴。

方药：（丹栀逍遥散加减）当归 30 g，白芍 15 g，柴胡 15 g，茯苓 15 g，白术 15 g，薄荷 10 g，牡丹皮 15 g，焦栀子 15 g，五灵脂 15 g，菟丝子 30 g，女贞子 20 g，旱莲草 30 g，枸杞子 15 g，白芷 15 g，生地黄 15 g，熟地黄 15 g，炙甘草 10 g。水煎服，10 剂。

二诊：烦躁、多梦减轻，心情有所改善，面部色斑依旧。守上方继服20剂。

三诊：1个月后，患者面部色斑开始减淡，经前不再乳胀，月经正常。嘱其守上方继服1个月。

四诊：2个月后，患者面部色斑大部分消退，感觉良好。嘱其再坚持服药1个月，并注意起居有度，适当调养身体。

【按语】女性黄褐斑多为肝郁血虚，脾失健运。因肝为藏血之脏，性喜条达而主疏泄，体阴用阳，若七情郁结，肝失条达，或阴血暗耗，或生化之源不足，肝体失养，皆可使肝气横逆，胁痛、寒热、头痛、目眩等症随之而起。《灵枢·平人绝谷》云："神者，水谷之精气也。"神疲乏力，是脾虚运化无力之故；脾虚气弱则统血无权，肝郁血虚则疏泄不利，所以月经不调、乳房胀痛、面上生斑。治疗应疏肝解郁，养血柔肝。丹栀逍遥散则专为本病所设。

方中柴胡疏肝解郁；当归、白芍养血柔肝，尤其当归之芳香可以行气，味甘可以缓急，更是肝郁血虚之要药；白术、茯苓健脾祛湿，使运化有权，气血有源；炙甘草益气补中，缓肝之急，虽为佐使之品，却有襄赞之功；薄荷少许，助柴胡疏肝郁而生之热；牡丹皮、栀子加强清热效果；五灵脂增强活血化瘀效果；生地黄、熟地黄滋阴；而菟丝子、女贞子、旱莲草、白芷、枸杞子据临床应用观察，对皮肤色素沉着确有明显的淡化疗效。

例2　赵某，女，50岁，许昌市某厂工人，于2019年9月10日就诊。

主诉：面部黑斑，两颊较重3年。

现病史：患者于前年月经停止来潮，经常多梦烦躁。近3年来发现面部黑斑，日渐加重，西医诊断为黄褐斑，治疗效果欠佳，故来我门诊治疗。

检查：舌质淡红稍燥，苔薄黄，脉弦细无力。

辨证：肝气不舒，肾阴亏虚。

治则：疏肝养阴。

方药：当归30 g，白芍15 g，香附15 g，菟丝子30 g，生地黄15 g，何首乌15 g，女贞子20 g，旱莲草30 g，白芷15 g，白蒺藜20 g，甘草10 g，枸杞子15 g。水煎服，7剂。

二诊：面部颜色稍淡，仍守上方继服7剂。

三诊：黑斑中间有散在白色皮肤，较前有所好转。效不更方。

四诊：面部颜色变淡多了，较之前黑斑减少。守上方加白附子（先煎）15 g，继服 20 剂。

五诊：面部黑斑基本消失，面色正常。守上方 10 剂，以资巩固。

【按语】黄褐斑一般与脾、肝、肾、冲任有关，冲任起至胞宫，上行至面部，其病机主要是阴血不足，冲任亏虚，气血不能上荣所致。本例患者肝肾阴虚兼肝郁，治疗当从肝肾入手，补肝肾、益阴血、疏肝气，终可获效。

例 3 谢某，女，40 岁，许昌市鄢陵县某单位职工，于 2020 年 5 月 12 日初诊。

主诉：面部黄褐色斑 1 年余。

现病史：1 年来面部渐起黄褐色斑块，月经量多，周期正常。

检查：面部黄褐色斑，面色稍黄，舌质淡红，苔薄白，脉沉而无力。

辨证：阴血不足。

治则：滋阴养血。

方药：菟丝子 30 g，当归 30 g，黄芪 15 g，何首乌 15 g，女贞子 20 g，旱莲草 30 g，白芍 15 g，熟地黄 30 g，白芷 15 g，白附子（先煎）15 g，甘草 10 g。水煎服，7 剂。

二诊：黄褐斑减退多了。效不更方，守上方 7 剂。

三诊：黄褐斑基本消退，已获痊愈，不再服药。

【按语】本例患者偏血虚，故治疗在补肝肾基础上，偏于补血，并加用黄芪以益气生血。

◀ 更年期综合征（阵汗）▶

例 1 范某，54 岁，许昌市人，于 2016 年 1 月 4 日就诊。

主诉：低热、自汗 2 年余。

现病史：该患者平素身体健康，很少生病，绝经 2 年，曾顺产一胎。2 年来经常感觉阵发性烘热，每次发热即全身出汗，查体温却正常，同时伴有心悸、心烦、头晕、乏力、失眠多梦，晨起面目皆肿，大便溏薄，查血压、心电图、颅部磁共振、肝肾功能均正常。

检查：患者体形略胖，面色黄白，面部和双手津津自汗，舌淡红，苔薄白，脉细而迟。

辨证：脾胃不和，气阴两虚，阴阳不调。

治法：调和脾胃，益气养阴，宁心安神。

方药：党参30 g，沙参30 g，黄芪15 g，白术15 g，白芍15 g，茯苓30 g，山药30 g，山茱萸15 g，浮小麦30 g，首乌藤30 g，合欢皮30 g，炙甘草10 g。水煎服，5剂。

二诊：不再感觉烘热，仍感头晕，咽干，音哑，脉舌如前。治宗前法，上方加黄连10 g，肉桂10 g，麦冬15 g，五味子10 g，继服7剂。

【按语】此案发热汗出状似外感，但汗后诸症未解，观其虽发热，但脉细迟，大便稀溏。时届更年期，脏气已衰，阴阳失衡，不胜寒热，阴气不足则低热，阳气不足则畏寒。脾肾两脏，皆为人之根本，而老人尤以脾胃为主。故前人谓"诸虚不足，先健其中"，中者，脾胃也。方中以四君子汤健脾以固中州，加山茱萸固肾、平补阴阳，加黄芪益气固表，山药益脾胃，沙参补脏之阴，白芍敛阴和里，浮小麦健脾养心除烦宁神，首乌藤、合欢皮解郁怡情、催眠安神。脾胃气健精血既旺，气畅神宁，阴阳得和，寒热自解。

例2 刘某，女，49岁，许昌市某医院职工，2016年1月18日就诊。

主诉：阵发性出汗2个月。

现病史：该患者近2个月频繁阵发性全身出汗，每次出汗，先面部烘热，汗出则全身湿冷，伴头昏脑涨，心烦易怒，心情焦虑，失眠多梦，腰酸腿软。经西医理化及影像检查无明确病因，诊断为"更年期综合征"，服用雌二醇、谷维素、安神补脑液等药少效，故来我院求中医诊治。

检查：舌质红，苔薄白，脉弦细略涩。

辨证：肝肾不足，阴阳不调。

治法：补肝益肾，调和阴阳。

方药：（二仙汤加味）仙茅15 g，淫羊藿30 g，巴戟天20 g，知母20 g，黄柏15 g，龙骨30 g，牡蛎30 g，酸枣仁30 g，合欢皮30 g，当归30 g，白芍15 g，生地黄15 g，熟地黄15 g，桑寄生15 g，菟丝子30 g，山茱萸15 g，甘草10 g。水煎服，7剂。

二诊：诸症大为好转，出汗次数明显减少。效不更方，守上方继服7剂。

三诊：诸症基本消失，心情颇佳，睡眠正常，气色良好。嘱其守上方再继服 5 剂，以资巩固。

例 3 赵某，女，52 岁，许昌县（现许昌市建安区）人，于 2014 年 10 月 8 日就诊。

主诉：阵发性出汗 3 年。

现病史：该患者 3 年来经常不自主出汗，每次出汗，先全身烘热，伴烦躁，多梦，头晕，血压一直徘徊在（160 ~ 180）/（100 ~ 105）mmHg，服降压药、镇静药、抗抑郁药效果不明显，痛苦不堪，故慕名来我院求诊。

检查：血压 180 / 100 mmHg，舌质稍红，苔薄白稍黄而燥，脉弦细略涩。

辨证：阴阳失调，阴虚阳浮。

治法：调和阴阳。

方药：（二仙汤加减）仙茅 15 g，淫羊藿 30 g，巴戟天 20 g，知母 20 g，黄柏 15 g，桑寄生 30 g，枸杞子 15 g，生地黄 15 g，熟地黄 15 g，杜仲 20 g，夏枯草 30 g，甘草 10 g。水煎服，5 剂。

二诊：诸症好转，出汗次数明显减少，血压降至 125 / 80 mmHg。效不更方，守上方继服 5 剂。

三诊：诸症基本消失，血压稳定在正常范围，睡眠质量良好。嘱其守上方再继服 10 剂，以资彻底治愈。

【按语】二仙汤能温肾阳、补肾精、泻肾火、调冲任，用于更年期综合征（妇女绝经前诸症，见头目昏眩、胸闷心烦、少寐多梦、烘热汗出、焦虑抑郁、腰酸膝软等），高血压病、闭经及其他慢性病见有肾阴阳两虚、虚火上扰者，效果显著。临床有明显抑郁症状者，可加用石菖蒲、夜交藤；懒言少动、表情呆滞者，加石菖蒲（重用）、郁金；心烦不寐者，加夜交藤（重用）、酸枣仁；纳呆、畏寒者，去黄柏，加干姜；情绪极度抑郁、难以入眠者，加合欢皮、茯神。

方中淫羊藿又名仙灵脾，性味辛甘、温，功能补肾壮阳，祛风除湿。《日华子本草》说它能"治一切冷风劳气，补腰膝，强心力"及"筋骨挛急，四肢不任，老人昏耄，中年健忘"。据现代药理研究，淫羊藿具有降压、增强机体免疫力、降血糖、抗炎、促进性腺激素分泌、延缓衰老等多种作用。

◀ 老年性阴道炎 ▶

张某，女，65 岁，许昌市某厂退休工人，于 2016 年 3 月 11 日就诊。

主诉：阴道干涩痒痛半年。

现病史：该患者 51 岁绝经，更年期反应明显，经中西药治疗 2 个月方治愈。半年前开始感觉外阴瘙痒、疼痛、有灼热感，排尿时症状加重，小腹坠胀不适，不能行房。伴头晕、失眠、乏力，两眼干涩，两肋胀痛。

检查：舌质红，无苔，脉细涩。

辨证：肝肾阴虚。

治法：滋阴降火，祛风止痒。

方药：（知柏地黄丸加减）茯苓 20 g，熟地黄 25 g，山茱萸 20 g，山药 20 g，泽泻 15 g，牡丹皮 15 g，知母 15 g，黄柏 15 g，制首乌 15 g，当归 10 g，甘草 10 g。水煎服，10 剂。

二诊：诸症缓解。效不更方，守上方继服 10 剂。

三诊：症状基本消失，舌苔正常，脉仍细。守上方继服 10 剂，以图彻底治愈。

【按语】《灵枢·海论》云："髓海不足，则脑转耳鸣，胫酸眩冒，目无所见，懈怠安卧。"劳损过度，真阴亏虚，木失水涵，则肝阳上亢，故见眩晕；夜间不足之阴旺于阴时，正邪相争，故外阴瘙痒以夜间尤甚；肝开窍于目，肝阴不足，则二目干涩，不能久视；伤及脉络可见带中混血；舌红无苔，脉来细涩，皆为阴虚阳亢之象。治当补肾益阴，滋水涵木，所谓浇苗灌其根，治上求其下。

知柏地黄丸功能滋阴降火，主治肾阴不足，阴虚火旺之病症。方中重用熟地黄甘柔补血、滋肾填精，山茱萸滋养肝肾、固肾气，山药健脾益胃以助运化；泽泻淡泄肾浊，茯苓渗利脾湿，二味合用，以引浊邪下行，起推陈致新作用；知母、黄柏两药为苦寒清热之品，善清下焦相火。该方不仅可以治疗阴虚阳亢型老年性阴道炎，辨证加减用于治疗其他一些杂症，亦收效理想。

三、外科及五官科疾病

◀ 口腔溃疡 ▶

史某，女，42岁，许昌市人，于1997年6月23日就诊。

主诉：口腔溃疡3个月。

现病史：该患者素有口腔溃疡，每年春季皆有发作，不过不需治疗，十来天就能自愈。3个月前又一次复发口腔溃疡，但这次复发症状严重，满嘴皆痛，影响饮食、说话，服药、喷锡类散和冰硼散无效，故来诊。

检查：舌尖红赤，苔薄白，脉细数。

辨证：肾阴不足，胃热津亏。

治法：养阴润燥，清热生津。

方药：（玉女煎加减）生地黄15 g，熟地黄15 g，生石膏30 g，沙参30 g，麦冬20 g，知母20 g，怀牛膝15 g，竹叶15 g，黄连15 g，青黛15 g，蒲公英30 g，白芍15 g，甘草10 g。水煎服，5剂。

二诊：口腔不再疼痛，溃疡减轻。守上方继服10剂。

三诊：口腔溃疡基本治愈。嘱其守上方继服10剂以善后，防止复发。

【按语】方中熟地黄、怀牛膝滋肾水；生石膏、蒲公英、黄连、青黛清胃火，又能解毒疗疮；生地黄清热又养阴生津；麦冬、沙参、知母养肺胃之阴，使水足则火自平；竹叶清心火；白芍敛阴；甘草缓急止痛。全方兼顾心、肾、肺、胃，呵护营阴，补充津液，所以能清火热而消溃疡。

◀ 口唇炎 ▶

何某，男，26岁，许昌市人，于2014年6月7日就诊。

主诉：口唇干燥脱皮 3 个月。

现病史：该患者有皮肤瘙痒病史，每年夏季双下肢皮肤瘙痒。近 3 个月来颔下肿痛，口唇干燥、脱皮，口干喜饮，大便干燥。

检查：舌质淡略暗，两边及舌尖红，苔薄白，脉细。

辨证：肺脾积热，津伤血滞，血虚生风。

治法：清热润燥，健脾养血。

方药：生地黄 30 g，石膏 30 g，益母草 30 g，生桑叶 15 g，菊花 15 g，北沙参 30 g，麦冬 20 g，紫草 15 g，白鲜皮 15 g，白蒺藜 15 g，黄芩 15 g，栀子 15 g，僵蚕 15 g，蝉蜕 10 g，赤芍 15 g，白芍 10 g，生大黄 5 g。水煎服，10 剂。

二诊：诸症消失，基本痊愈。嘱其继服 3 剂巩固治疗。

【按语】本病例患者肺、脾素有积热，久则伤津耗血，营血虚则生风。方中石膏、麦冬、生地黄合玉女煎之意，专清胃火，配北沙参以增强养阴清热之力；黄芩、栀子清肺热及三焦热；菊花、白芍清肝热；紫草、赤芍清血热；生桑叶、白鲜皮、白蒺藜、蝉蜕、僵蚕清风热；生大黄通腑泻热；益母草，《本草拾遗》记载"主浮肿下水，兼恶毒肿"。唇风有虚实之分，暴病属湿热，久病属虚火，虚火又有阴虚和气阴虚两端，但又密切相关。实火迁延，日久不除，必灼阴耗气，阴虚日久则必伤气，且发病多与饮食失节、嗜食肥甘醇酒、辛热温燥之品密切相关，导致脾胃湿热蕴结，蕴结于口唇而发。而脾开窍于口，主肌肉，肺主皮毛，脾与肺，母与子也，母病及子，故治当母子同治，清肺脾除湿热，还应活血消肿，配益母草则效果显著。

◄ 沟纹舌 ►

例 1 彭某，女，65 岁，禹州市农民，于 2015 年 6 月 10 日就诊。

主诉：舌体疼痛 2 个月余。

现病史：该患者有口腔炎史，近 2 个月来舌体疼痛，有灼热感，口干咽痛，说话、进食皆觉不适，西医检查没有明确病因，在省某医院经中医科诊断为"沟纹舌"，但治疗效果差，故来我院诊治。

检查：舌体绛红少苔，舌面裂纹纵横如龟背，脉沉细。

辨证：脾阴不足，心火炽盛。

治法：补脾养阴，清心泻火。

方药：（一贯煎合导赤散加减）生地黄30 g，玉竹30 g，北沙参30 g，麦冬20 g，山药30 g，黄精20 g，竹叶10 g，木通15 g，栀子15 g，枸杞子30 g，当归15 g，川楝子15 g，甘草10 g。水煎服，5剂。

二诊：舌痛大减，不再口干。守上方继服5剂。

三诊：舌尖不痛，舌面仍痛，沟纹变浅。上方去麦冬、竹叶、栀子，生地黄改为15 g，加熟地黄15 g，菟丝子15 g，党参30 g，白术15 g，继服10剂。

四诊：舌头不再疼痛，舌面沟纹只留少许，饮食如常。上方加工成水丸，嘱其长期服用，并忌食辛辣刺激食物。

【按语】"脾主肌肉"，本例患者舌面沟纹皱裂，属阴虚、脾虚；又"心开窍于舌"，舌体灼痛、红赤，当属心火亢盛。所以治宜补脾养阴，清心泻火。一贯煎加玉竹、黄精、山药，功能养阴润燥，健脾生肌；导赤散加栀子，增强清泻心火的力量。两方合用，一方面养阴润燥、缓急止痛以治标；另一方面清泻心火，使热邪从小便而出，杜绝复发，为治本之法。

例2 范某，男，15岁，临颍县某学校学生，于2015年6月10日就诊。

主诉：舌头疼痛3年余。

现病史：该患者自幼身体素质差，脾胃不好，从12岁左右即有舌头疼痛，饭菜稍有辛辣或油腻即复发。近2个月来舌体疼痛，有灼热感，口干咽痛，说话、进食皆觉不适，在当地某医院经诊断为"沟纹舌"，但治疗效果差，故来我院诊治。

检查：患者体形瘦弱，少气懒言，语声低微，舌质淡红，苔薄白，舌面裂纹纵横如龟背，脉沉细弱。

辨证：先天禀赋不足，后天失养，虚火上炎。

治法：滋补脏腑，养阴清火。

方药：（五福饮加减）生地黄30 g，当归15 g，玉竹30 g，黄精30 g，山药30 g，茯苓30 g，枸杞子15 g，菟丝子15 g，竹叶15 g，栀子15 g，麦冬20 g，北沙参30 g，炙甘草10 g。水煎服，10剂。

二诊：舌痛大减，不再口干。守上方继服10剂。

三诊：舌尖不痛，舌面仍痛，沟纹变浅。上方去麦冬、竹叶、栀子，生地黄改为 15 g，加熟地黄 15 g，菟丝子 15 g，党参 30 g，白术 15 g，继服 10 剂。

四诊：舌头不再疼痛，舌面沟纹只留少许，饮食如常。上方加工成水丸，嘱其长期服用，并忌食辛辣刺激食物。

【按语】该患者虽正值少年，但因先天禀赋不足，后天失养，身体虚弱，所以易热易寒，阴阳俱虚，脏腑功能低下，治以五福饮（人参、熟地黄、当归、白术、炙甘草）为基本方，大补五脏六腑。但初诊时患者阴虚火旺症状较重，甚至影响进食，而脾胃乃后天之本，食物为气血化生之来源，扶正之前提需恢复饮食，此时患者虽气虚明显，但盲目进补有"虚不受补"之患，且可能加重"火"象，故暂给予养阴降火之剂，熟地黄滋腻碍胃，易之为生地黄以滋阴降火，加玉竹、黄精、枸杞子、麦冬、北沙参滋阴降火，竹叶、栀子清热泻火，山药、茯苓、炙甘草健脾和中，当归补血养血，菟丝子补肝益肾。全方虽为补益，但整体柔润，处处呵护阴液，避免燥烈，对气阴两虚之沟纹舌，疗效尚属满意。及至三诊，火势已去，饮食渐复，方予以人参、白术、熟地黄以大补气血。

◀ 咽喉炎（梅核气）▶

张某，女，43 岁，许昌县（现许昌市建安区）农民，于 1994 年 8 月 17 日就诊。

主诉：咽喉似有异物 3 年。

现病史：该患者有"慢性咽炎"病史。近 2 个月咽喉多黏痰，讲话时感咽中痛，夜寐不安，上楼时心慌气短。自己从药店购买阿莫西林胶囊和咽炎片服用，病情有所好转。近日病情加重，咽中好似有物堵塞，胃口欠佳，大便次数多呈不消化样。喉科诊断为慢性喉炎，给青霉素喷雾 4 天，局部炎症消除，但咽喉异物感和吞咽痛仍然存在，故来我院诊治。

检查：喉科检查无异常。舌质红，苔薄白，脉细弦。

辨证：痰气互结。

治法：行气散结，降逆化痰。

方药：（半夏厚朴汤加减）半夏 15 g，厚朴 15 g，苏叶 10 g，茯苓 30 g，陈皮 10 g，竹茹 10 g，枳壳 15 g，射干 15 g，甘草 10 g。水煎服，5 剂。

二诊：仅仅感到胃中舒服，而咽中有物堵塞如前，又去喉科检查，仍无异常发现。舌苔薄腻，脉弦。因其头脑发麻疼痛、肩酸，上方加藁本 10 g，蔓荆子 15 g，羌活 10 g，继服 5 剂。

三诊：头脑发麻疼痛大减，咽中堵塞之物已消除，喉头黏痰也消除，夜眠转安，心慌心悸亦减少，脉转缓和，基本痊愈。嘱其按照上方继服 10 剂，以巩固疗效。

【按语】《金匮要略·妇人杂病脉证并治》指出："妇人咽中如有炙脔，半夏厚朴汤主之。"所谓"炙脔"，是中医常用以比喻堵塞咽喉中的痰涎，吐之不出，吞之不下，古人称之为"梅核气"，女性尤其多见。此证多见于现代医学的咽神经症、慢性咽炎。

情志不遂，肝气郁结，肺胃失于宣降，津液不布，聚而为痰，痰气相搏，结于咽喉，故见咽中如有物阻、咯吐不出、吞咽不下；肺胃失于宣降，还可致胸中气机不畅，而见胸胁满闷、咳嗽喘急或恶心呕吐等。气不行则郁不解，痰不化则结难散，故宜行气散结、化痰降逆之法。半夏厚朴汤方中半夏辛温入肺胃，化痰散结，降逆和胃，为君药。厚朴苦辛性温，下气除满，助半夏散结降逆，为臣药。茯苓甘淡渗湿健脾，以助半夏化痰；生姜辛温散结，和胃止呕，且制半夏之毒；苏叶芳香行气，理肺疏肝，助厚朴行气宽胸、宣通郁结之气，共为佐药。全方辛苦合用，辛以行气散结，苦以燥湿降逆，使郁气得疏，痰涎得化，则痰气郁结自除。

◄ 鼻炎（鼻渊）►

例1 丁某，女，30 岁，平顶山市舞钢区（现舞钢市）某学校教师，于 1983 年 1 月 22 日就诊。

主诉：流涕 7 天。

现病史：患者感冒治愈后流涕不止，前额发凉、空痛，全身乏力，四肢酸痛、畏寒怕风。曾在某医院服西药治疗不效，故邀余诊治。

检查：患者面色白，流涕稀白，体温 38 ℃。舌苔薄黄而燥，脉浮数。

辨证：外感风寒，内有郁热。

治法：疏风散寒，兼清内热。

方药：苍耳子 10 g，辛夷（包煎）15 g，白芷 10 g，防风 10 g，川芎 15 g，细辛 6 g，生石膏 15 g，黄芩 10 g，连翘 15 g，薄荷 6 g，黄芪 15 g，炙甘草 10 g。水煎服，3 剂。

二诊：患者服 1 剂后已不再流涕，发热渐退，尽剂后诸症消失，病获痊愈。

【按语】该病例患者证属内热外寒，故用生石膏、黄芩、连翘、薄荷清热解毒以消其内热；苍耳子、辛夷、白芷、防风、川芎、细辛辛温解表、活血通窍以祛其外寒；黄芪、炙甘草补肺益气和中以固其本元。用药精专不乱，故收效快速。

例 2 裴某，男，28 岁，许昌市人，于 2010 年 3 月 18 日就诊。

主诉：鼻塞、流涕 5 年。

现病史：患者 5 年来经常鼻塞，流清水鼻涕，每遇天气变化或受凉则症状加重，在某医院诊断为"过敏性鼻炎"，经多方治疗仍然不愈。经人介绍，来我院门诊就诊。

检查：症如前述，体温正常。舌质淡红，苔薄白，脉浮滑无力。

辨证：卫气不足，风寒之邪久郁肺经鼻窍。

治法：益气固表，祛风散寒，活络通窍。

方药：（玉屏风散加味）黄芪 30 g，白术 15 g，防风 10 g，苍耳子 15 g，辛夷（包煎）15 g，薄荷 6 g，白芷 15 g，桔梗 15 g，蝉蜕 10 g，甘草 10 g。水煎服，5 剂。

二诊：诸症减轻。效不更方，守上方继服 5 剂。

1 个月后三诊：诸症消失，停药也未复发，病获痊愈。

【按语】该病例患者证属卫气素虚，寒邪乘虚而入，虚实夹杂，故以玉屏风散固本扶正，益气固表，加苍耳子、辛夷等药祛风散寒，通窍活血，标本兼顾。

例 3 宋某，男，12 岁，许昌市某学校学生，于 2016 年 2 月 23 日就诊。

主诉：经常流鼻涕 2 年。

现病史：该患者于 2 年前一次感冒后，常流鼻涕，有时清稀，有时浓稠，天气温暖尚可，遇冷风降温即似"感冒"，流涕不止。

检查：患者身体瘦弱，面色苍白，胆怯少言。舌质淡，苔薄白，脉细缓。

辨证：肺脾气虚。

治法：补肺健脾利湿。

方药：（参苓白术散加减）党参15 g，白术10 g，茯苓15 g，山药15 g，泽泻10 g，薏苡仁15 g，苍耳子6 g，辛夷（包煎）6 g，黄芪15 g，甘草5 g。水煎服，5剂。

二诊：症状明显好转，流涕减少。药已奏效，守上方继服5剂。

三诊：基本不再流涕，余症消失。为防止复发，嘱其守上方再服5剂，以资巩固。

【按语】中医认为鼻炎多因脏腑功能失调，再加外感风寒，邪气侵袭鼻窍而致。《内经》认为"肺开窍于鼻"，故鼻病似当责之于肺。但人体是一个动态的阴阳气血脏腑经络的平衡体，凡病需要整体辨证，以求其根本，所以，治疗鼻炎当然也不能拘泥于肺脏。

鼻炎往往缠绵难愈，一则是正虚而邪恋，二则是外邪久客，化火灼津而痰浊阻塞鼻窍。因此五脏六腑功能失调为本，主要包括肺、脾、肾之虚损。脾属土，为肺之母，脾虚则肺之生源化绝而肺虚；肾属水，金水互生，且肺纳气归于肾，二者互相影响。因此，治疗鼻炎先需治本，重点是温补肺气、健脾益气、温补肾阳。正气是祛邪的基础，扶正即所以祛邪，治鼻炎如此，治疗其他大病亦如此。正气足则自动寻找体内客伏的病邪，并且会努力祛邪外出。鼻炎是外邪客于肺脏，因肺气不足，无力祛邪，导致邪气久客。邪客愈久，其病愈是缠绵。正愈虚而邪愈盛，且变症百出，渐而成难治痼疾。刘完素《素问玄机原病式》指出："鼽者，鼻出清涕也……或言鼽为肺寒者，误也。彼但见鼽、嚏、鼻窒，冒寒则甚，遂以为然。岂知寒伤皮毛，则腠理闭密，热极怫郁，而病愈甚也。"又说："嚏，鼻中因痒而气喷作于声也。鼻为肺窍，痒为火化，心火邪热干于阳明，发于鼻而痒则嚏也。或故以物扰之，痒而嚏者，扰痒属火故也。"外感风寒之后，正气不足，无力祛邪，于是风寒邪气内伏于肺窍，久而化热，灼津成痰，其根本还是正气不足，邪气内伏，郁而化热，此时如果只是"见热清热"，就会犯"见症治症"的毛病。

◀ 脱 发 ▶

陈某，女，36岁，许昌市某厂工人，于2011年5月20日就诊。

主诉：脱发3年。

现病史：患者3年来每次洗头都会大量脱发，头发逐渐稀疏，曾在几家医院检查，无果，服用中西药治疗无效。患者万分焦急，心情抑郁，故来我院诊治。

检查：患者头发干燥、稀疏，可看见头皮。舌质红，苔薄白而燥，脉弦细。

辨证：阴虚血燥，毛发失荣。

治法：滋阴润燥，养血生发。

方药：黑芝麻30g，黄精20g，女贞子20g，旱莲草30g，侧柏叶20g，制首乌15g，生地黄15g，熟地黄15g，枸杞子15g，当归30g，甘草10g。水煎服，5剂。

二诊：脱发情况稍有好转。守上方继服10剂。

三诊：脱发情况继续好转，头发不再干燥。守上方继服20剂。

四诊：患者打电话告知，头发不再脱落，且开始长出新发。嘱其继服20剂以巩固，保持心情开朗，注意休息，保证睡眠质量。

【按语】能引起脱发的原因很多，如血虚不荣、肝肾亏虚、阴虚血燥等，多与营养不良、睡眠不足、精神紧张、内分泌失调等密切有关。本例患者大量脱发，头发稀疏、干枯，证属阴血不足，头发失养。方中黑芝麻滋养肝肾、滋润头发，黄精与生、熟地黄滋阴润燥，当归、枸杞子养血育发，侧柏叶、女贞子、旱莲草、制首乌能改善发质，促进新发生长，为经验用法，甘草调和诸药。临床长期应用观察，本方治疗脱发，收效快，疗效可靠。

◀ 少年白发 ▶

江某，男，24岁，许昌市人，于2011年2月16日就诊。

主诉：头发夹杂多量白发。

现病史：该患者身体素健，无"少白头"家族史，因参加考研压力过大，休息不足，头发快速变白，逐渐稀疏，故来诊。

检查：患者头发大部分变白，无其他症状。舌质红，苔薄白，脉弦细略涩。

辨证：肝肾不足，血分有热。

治法：补肝益肾，凉血养血。

方药：（六味地黄丸加味）生地黄15 g，熟地黄15 g，山药15 g，茯苓30 g，泽泻15 g，山茱萸15 g，牡丹皮15 g，女贞子20 g，旱莲草30 g，怀牛膝15 g，制首乌15 g，当归30 g，侧柏叶20 g，黑芝麻30 g。水煎服，10剂。

二诊：患者无不良反应，不再脱发，但白发依旧。脱发易治，但白发变黑则非短期可行，需要长期服药才能见效。嘱其将上方加工成水蜜丸，每次服用10克，每日3次，坚持服用3个月。

3个月后，患者前来告知，头发大部分已经转黑，只有少量白发夹杂其中，不影响美观，故停药。

【按语】年轻人没有遗传因素而头发早白，是一种病态，与全身营养状况、情绪变化等有关。中医认为，"发为血之余"，头发的荣枯、色泽与营血有着直接关系。张元素认为，血热则须发不荣。《诸病源候论》也说："足少阴肾之经也，肾主骨髓，其华在发。若血气盛，则肾气强，肾气强则骨髓充满，故发润而黑；若血气虚，则肾气弱，肾气弱则骨髓枯竭，故发变白也。"另外，肝藏血，劳心伤神，气血亏虚，血虚肝失所藏，不能上荣于发，故头发早白。治当从肝肾、气血入手，补肝益肾、养血润燥、凉血活血，不过白发变黑非一两日之功，需要长期坚持治疗。

◄ 痤 疮 ►

例1 侯某，男，27岁，郑州铁路局职工，于2006年3月5日就诊。

主诉：面部结节并发瘢痕疙瘩6年。

现病史：患者在青春期时面部痤疮就比较严重，20岁时逐渐消退。6年前面部又开始出现"青春痘"，而且比青春时期更为严重，越来越多，逐渐联合成片，高低不平，瘢痕累累，曾经用抗生素、激素、清热解毒类中药治疗，效果不佳，非常苦恼，故来我院诊治。

检查：患者脸部除鼻子、眼睛以外，均布满大小不等的痤疮，以下半部为重，色暗红，大者根部形成结节，触之坚硬，高低不平，形成瘢痕。舌质绛红，苔薄白，脉滑数。

辨证：肺胃蕴热，久而瘀滞，化火成毒。

治法：清热败毒，活血化瘀，软坚散结。

方药：肉苁蓉 30 g，山楂 30 g，薏苡仁 30 g，蒲公英 30 g，紫花地丁 30 g，黄连 15 g，黄芩 15 g，连翘 15 g，玄参 15 g，桑白皮 15 g，三棱 15 g，莪术 15 g，甘草 10 g。水煎服，10 剂。

二诊：面部痤疮稍有消退。守上方继服 10 剂。

三诊：痤疮继续消退，皮损面积缩小。守上方继服 20 剂。

四诊：痤疮基本消失，面部只留下一些黑褐色瘢痕痘印。嘱其继续服用上方半年，以使痘印基本消除，防止复发。

3 年后，该患者因其他疾病来诊，见面部瘢痕已消失，平滑如常。

【按语】方中肉苁蓉温肾补阳，"温下则清上"，亦可调节内分泌；山楂消脂、化瘀，可调节皮肤油脂分泌；薏苡仁健脾渗湿，可调节皮肤水液代谢；蒲公英、紫花地丁、黄连、黄芩、连翘清热解毒、杀菌止痒；玄参滋阴清热，兼能育阴、散结；桑白皮清肺热、化痰饮；三棱、莪术活血化瘀；甘草调和诸药。若能长期坚持服药，自可消除痘痕。

例 2 　蔡某，女，26 岁，已婚，许昌市某公司职员，于 2016 年 5 月 30 日就诊。

主诉：面部痤疮 4 个月，经前期加重。

现病史：该患者平素喜食辛辣，性格急躁。近 4 个月来面生痤疮，皮肤略瘙痒，大便干燥，外用痤疮膏、祛痘霜等效果不佳，故来我院诊治。

检查：患者前额及唇周满布红色丘疹，颜色略暗，舌暗红、边尖红，苔白，脉细弦。

辨证：肝郁气滞，肺胃积热，上蒸于面。

治法：清热解毒，凉血活血，疏肝理气，养血祛风。

方药：益母草 30 g，桑叶 15 g，菊花 15 g，桑白皮 15 g，生地黄 15 g，白芍 15 g，苍术 10 g，紫草 15 g，白鲜皮 15 g，白蒺藜 15 g，黄芩 15 g，连翘 15 g，柴胡 15 g，香附 20 g，红花 15 g，僵蚕 15 g，蝉蜕 10 g，甘草 10 g。水煎服，15 剂。

二诊：粉刺基本消退。上方去僵蚕、白鲜皮、白蒺藜，加白术 15 g，茯苓 20 g，藿香 10 g，继服 10 剂以巩固治疗。

【按语】中医学认为痤疮属肺气不清，外受风热；或食膏粱厚味，胃热上蒸；或月经不调，瘀滞化热，积热熏蒸所致。治宜清肺胃郁热，祛风凉血。《本草拾遗》一书中，记载益母草"入面药，令人光泽，治粉刺"。方中以益母草为主药，配伍紫草、红花，可凉血、活血、化瘀；桑叶、菊花、桑白皮、白鲜皮、白蒺藜、蝉蜕、僵蚕疏风清热；生地黄、白芍敛阴养血；柴胡、香附疏肝解郁；黄芩清热解毒；苍术燥湿散结；甘草调节诸药。全方从风、热、郁、毒等多方位入手，主次分明，各方兼顾，故疗效明显。青春期男女病情单一，容易治愈，而婚育期妇女若因情志不遂、月经不调所致痤疮，虚实夹杂，寒热兼有，病机繁复，则短期难以治愈。

◀ 扁平疣 ▶

岳某，女，许昌市人，于 2016 年 4 月 29 日就诊。

主诉：面部及颈部多发扁平丘疹 1 年余。

现病史：该患者面部及耳后、脖子多发淡褐色扁平丘疹，不痛不痒，1 年前仅少许，后逐渐增多，故来诊。

检查：患者面部及脖子等处广泛性布满淡褐色小丘疹，微高出皮肤表面。舌质淡紫，脉沉细有力。

诊断：传染性扁平疣。

方药：白附子（先煎）15 g，白芷 15 g，木贼 15 g，香附 20 g。水煎取浓汁，用棉签蘸涂患处，每天 2 次，1 个月为一疗程。

以上法坚持治疗 1 个月后，扁平疣大部分消失，只剩体积大者难以消除，建议采用激光手术祛除。

【按语】清代《洞天奥旨》记载："千日疮生于人手足之上，一名疣疮，一名瘊子，一名悔气疮。状如鱼鳞排集，层叠不已，不痛不痒，生千日自落，故又以千日疮名之。"扁平疣发病的病因病机为风毒之邪阻滞经络，与肝热搏于肌腠，发为本病。

本病例患者面部有扁平疣皮损已 1 年余，不瘙痒，但疹色淡褐，脉沉细有力，舌质淡紫，为血虚血瘀的表现。人体经络乃行气血之道，阴血受损，则脉络不得充盈，气血运行不畅，从而使经络发生瘀血。血者体也、形也，形体之不足，七窍不利、肢体运动失常均与血有关，表现于肌肤，则为皮肤枯干，鳞屑层叠、疣状皮损等症状。

方中白附子辛温有毒，祛风痰、逐寒湿，消肿散结；白芷辛香走窜，循行头面，祛风通窍；木贼疏风散热，扩张毛细血管；香附疏肝理气，散瘀止痛。以上四味药皆走而不守，擅于逐瘀通经。而且据现代药理研究，其对常见细菌、病毒均有抑制和杀灭作用，所以合用则能收敛、杀毒、散瘀。

◀ 湿 疹 ▶

王某，男，32 岁，许昌市人，于 2016 年 1 月 14 日就诊。

主诉：皮肤瘙痒 2 个月。

现病史：该患者 2 个月前开始出现皮肤瘙痒，以脖子、腋下和大腿为多，刺痒难耐，夜间尤甚。经我院皮肤科检查，排除体癣和牛皮癣，确诊为多发性湿疹，外涂抗生素和糖皮质激素类软膏，疗效不持久、易反弹，故求中医调理。

检查：患处皮肤发红，呈丘疹样皮损，有抓痕，轻微渗液。舌质红，苔薄白，脉浮数。

辨证：肺胃蕴湿，血分有热，兼受风邪。

治法：祛风清热，凉血止痒。

方药：白鲜皮 30 g，苦参 15 g，薏苡仁 30 g，萆薢 15 g，牡丹皮 15 g，蝉蜕 15 g，蛇床子 15 g，苍术 15 g，甘草 10 g。水煎服，10 剂。

二诊：不再瘙痒。嘱其守上方继服 5 剂，以资巩固。

【按语】本病例属风、湿、热三邪侵扰，加之患者体内素有湿热之邪，内外勾结，故发病。红者为热，渗液为湿，痒者属风，治当祛风清热，凉血止痒，这也是皮肤瘙痒的主要治疗方法。方中薏苡仁健脾渗湿，萆薢分清泌浊，苍术健脾燥湿，牡丹皮凉血活血，苦参、蛇床子杀虫止痒，白鲜皮、蝉蜕祛风止痒，甘草调和诸药。本方经多次临床应用，疗效较为满意。

◀ 荨麻疹 ▶

例1 余某，女，41岁，许昌市人，于2016年7月24日就诊。

主诉：全身瘙痒1个月。

现病史：该患者1个月来全身瘙痒难耐，起病迅速，呈游走性，病灶部位不定，泛发红色风团样扁平丘疹，瘙痒剧烈，入夜尤甚，无法睡眠，心情烦躁，故来诊。

检查：手臂、脖颈等裸露处皮肤有红色抓痕，舌质红，苔薄白，脉细数。

辨证：血热风燥。

治法：活血凉血，祛风止痒。

方药：赤芍20 g，牡丹皮15 g，生地黄15 g，白茅根30 g，白鲜皮30 g，地肤子30 g，蝉蜕10 g，乌梅15 g，槐花15 g，防风10 g，荆芥15 g，连翘15 g，白菊花15 g，甘草10 g。水煎服，7剂。

二诊：服药3剂后起效，瘙痒明显减轻，发作次数减少，可以正常入睡。守上方继服7剂以巩固疗效，以求彻底治愈。

【按语】方中赤芍、牡丹皮活血凉血，生地黄、白茅根、槐花清热润燥，白鲜皮、地肤子、蝉蜕、防风、荆芥祛风止痒，乌梅敛阴生津，连翘清热解毒以治皮肤风热，白菊花、甘草缓急安抚。全方标本兼治，收效明显。

例2 徐某，女，31岁，许昌市人，于2016年4月21日就诊。

主诉：反复性皮肤粟粒样瘾疹8个月余。

现病史：该患者8个月来皮肤瘙痒，入夜尤甚。近2日复作，晨起为甚，尤迎风加重。伴头晕，乏力，夜寐不安，纳食可，二便调。曾服用抗过敏药和激素，疗效不佳，故来我院诊治。

检查：患者面部、脖子、胳膊等皮肤裸露处散布粟粒样红色瘾疹，有抓痕，舌淡略暗，边、尖略红，苔白，脉细略浮。

辨证：气血亏耗，风邪侵袭，营卫不和。

治法：益气固表疏风，调和营卫，养血活血，行血祛风。

方药：（玉屏风散合四物汤、桂枝汤加减）黄芪30 g，桂枝10 g，麻黄6 g，荆芥穗10 g，僵蚕15 g，赤芍15 g，红花15 g，白芍10 g，当归15 g，生地黄 15 g，益母草 30 g，白鲜皮 15 g，白蒺藜 15 g，防风 15 g，甘草 10 g。水煎服，5 剂。

二诊：头晕、乏力症解，皮肤瘾疹减退。为防止复发，守上方继服 10 剂以巩固。

【按语】《神农本草经》首先记载了益母草医治过敏性皮疹的作用，谓"茎主瘾疹痒，可作浴汤"。"瘾疹"又称"风疹"等，其特征为皮肤瘙痒性风团随起，逍退后不留痕迹。在辨证施治的基础上佐以益母草等药，达养血活血、血行风自灭之功。反复发作者，又当益气固表实肺卫，调和营卫，固密腠理，以防复发。益母草具有活血行瘀、利尿消肿、清热解毒的功能。《药性解》云："主行血养血，安胎利产，消浮肿恶毒疗疮，治头风血虚目疾，瘾疹发痒。"临床上常用于治妇女血脉阻滞之月经不调、痛经、产后血滞腹痛、恶露不尽及跌伤内损瘀血作痛等症。益母草应用于内、外科杂症，尤其在治疗水肿方面疗效突出，无论病证属阴属阳皆可应用，治疗水肿时最少用量 60 g，最大可用至 120 g，可逐渐加量。在临床应用中观察发现，益母草活血行血，又无破血妄行之弊。

◀ 花斑癣（汗斑癣）▶

例 1 王某，男，12 岁，许昌市某学校学生，于 2001 年 8 月 12 日就诊。

主诉：躯干起疹 3 年，每于夏季出汗后加重，曾用克霉唑、无极膏等外擦，初有效，不久即复发。

检查：颈、胸、双上肢伸侧均见紫红色或灰白色大小不一之斑，上覆糠秕状鳞屑。皮肤科报告，鳞屑真菌镜检见大量菌丝，确诊为"花斑癣"。

治法：清热解毒，祛湿杀虫。

方药：硫黄 15 g，土槿皮 15 g，密陀僧 5 g，土大黄 25 g。共研细末，嘱其用鲜黄瓜片蘸药末涂擦患处，日 2 次。

该患者按照上法连用 14 天，痊愈，随访 3 个月未复发。

【按语】方中硫黄、土槿皮、密陀僧、土大黄均具有杀虫止痒治癣之功。研末以新鲜黄瓜片蘸擦，既不刺激皮肤，又可润肤敛汗。据现代药理研究，以上四药均有较强的抑制真菌的作用。

例 2　苏某，男，45 岁，许昌市人，于 2014 年 4 月 15 日就诊。

主诉：颈、躯干、上肢起疹 20 年，夏重冬轻，平素多汗，曾用达克宁霜、牡丹皮酚乳膏等外擦，有效，但一直未能根治。

检查：颈、胸背、上肢见弥漫褐红色或淡白色斑，如黄豆至蚕豆样大小，上覆少许鳞屑。皮肤科报告，鳞屑真菌镜检见大量菌丝，确诊为"花斑癣"。

治法：清热解毒，祛湿杀虫。

方药：密陀僧 15 g，樟脑 15 g，硫黄 15 g，煅硼砂 15 g，枯矾 15 g，冰片 3 g。共研极细末，然后 6 味药共同混合调匀备用。嘱其用时将皮损处用清水洗净，揩干，用生姜片蘸药粉，稍加用力涂擦患处，每日 1 ～ 2 次，连用 2 周以后，每隔 2 天外擦 1 次。

该患者按照上法连用 1 个月痊愈，随访 1 年未见复发。

【按语】方中煅硼砂清热消炎；冰片通诸窍、散郁火；密陀僧、枯矾、硫黄解毒杀虫、利水除虫；樟脑既可通窍利气，又可辟秽杀虫。

例 3　李某，男，21 岁，许昌市人，于 2014 年 6 月 30 日就诊。

主诉：躯干、双上肢起疹 3 年，初时仅限于背部，后渐及颈、胸、双上肢、腹部，微痒。

检查：背、胸腹、双上臂见弥漫黄豆至蚕豆样大小、紫红色或褐红色或淡白色斑，上覆少许鳞屑。皮肤科报告，鳞屑真菌镜检见大量菌丝，确诊为"花斑癣"。

治法：清热解毒，祛湿杀虫。

方药：五倍子 30 g，硫黄 20 g，白附子（先煎）10 g，花椒 15 g，枯矾 15 g，密陀僧 15 g。共研细末，用醋调如糊状，充分调匀备用。用时先将皮损处用清水洗净、揩干，而后用生姜片蘸药稍用力涂擦患处，每日 2 次，连用 10 天后改为每天擦 1 次。

该患者依上法连用 2 周痊愈，随访 1 年未见复发。

【按语】花斑癣又名汗斑，多在夏季发生，具有一定的传染性，西医认为是圆形糠秕孢子菌所致，属真菌病的范畴。初起在皮肤上出现黄豆样大小淡紫红色斑，以后演变为褐红色、灰褐色、淡白色，并融合成片，上覆糠秕状鳞屑。中医称之为"紫白癜风"，认为其发病因素体有热，夏受风暑虫之邪侵袭毛孔，与局部气血相搏，毛窍闭塞所致。方中五倍子散热毒疮肿；硫黄、密陀僧解毒杀虫；白附子燥湿化痰，解毒散结；枯矾祛风痰、收湿痒；花椒杀虫止痛；佐以食醋，可杀虫解毒。

◀ 过敏性紫癜 ▶

赵某，男，12岁，许昌市人，于2002年11月30日就诊。

主诉：全身皮肤紫癜1个月，在某医院儿科检查诊断为"过敏性紫癜"，经用激素治疗无效，转院治疗仍旧无效，遂来我院治疗。

检查：患者皮肤紫癜，以上半身为重，不痛不痒。舌质淡红，苔薄白，脉细略数。

辨证：阴虚血燥，损及阳络。

治法：养阴凉血，润燥止血。

方药：防风10g，蝉蜕10g，茜草10g，女贞子10g，旱莲草15g，生地黄10g，牡丹皮10g，丹参30g，仙鹤草30g，白茅根30g，紫草15g，甘草10g。水煎服，10剂。

二诊：紫癜基本消退。守上方继服10剂，以巩固疗效。

【按语】过敏性紫癜是出血性疾病的一种常见类型，是机体发生过敏反应引起的广泛性、无菌坏死性小血管炎，使血管壁通透性和脆性增加，导致渗出性出血和水肿。一般以儿童和青少年较多见。此病西医由于不明致病原因，故治疗没有可靠的办法。

中医认为本病多由风湿蕴郁，郁久化火成毒，阻于肌腠，气滞血瘀所致。治宜凉血、活血、止血，兼顾祛风散瘀、辛凉解表、益气养营。方中防风、蝉蜕为风药，余皆为血药，以凉血为主，活血次之，止血为辅。重点是仙鹤草、白茅根，根据余临床经验，此二味药清热凉血，活血、止血，治疗出血性疾病疗效卓著。

◀ 面部黑斑 ▶

赵某，女，35岁，许昌县（现许昌市建安区）农民，于1988年5月17日就诊。

主诉：满脸发黑 1 年余。

现病史：该患者 1 年来面部不明原因逐渐灰黑，前额及两颧较甚，伴有五心烦热，胸胁胀痛，失眠少寐。月经先后无定期，量少，色暗黑，有血块。在多家医院检查均查不出病因，故来我院诊治。

检查：症如前述。舌质暗红，苔薄黄，脉弦细。

辨证：肝气郁结，肝脾不调，化热伤阴。

治法：疏肝解郁，益气健脾，和血调经，清热养阴。

方药：（丹栀逍遥散加减）当归 30 g，炒白芍 30 g，柴胡 15 g，茯苓 30 g，牡丹皮 15 g，焦栀子 15 g，薄荷 10 g，夜交藤 30 g，桃仁 12 g，红花 10 g，党参 15 g，甘草 10 g。水煎服，5 剂。

二诊：面部黑斑有减淡迹象。效不更方，守上方继服 5 剂。

三诊：面部黑斑呈片状消退，消退处已显露原来肤色。守上方继服 5 剂。

四诊：患者坚持服上方 1 个月后，面部黑斑全部消退，肤色已基本恢复。嘱其长期坚持服用丹栀逍遥丸以善后，防止复发。

【按语】面部黑斑病属"黄褐斑"范畴，以女性多发，主要发生在青春期后，发病可有季节性，常夏重冬轻。中医认为该病多由肝郁血瘀、脾虚湿蕴或肾阴不足而致，治疗上常根据辨证用丹栀逍遥散、参苓白术散、六味地黄丸加减化裁。本病治疗周期较长，要说服患者树立信心，坚持服药，防止阳光过多暴晒，结合外用中药面膜，可以增强疗效。

◄ 老年性瘙痒症 ►

例1　宋某，男，61 岁，许昌市人，于 1998 年 12 月 18 日就诊。

主诉：浑身瘙痒 3 个月。

现病史：该患者近 3 个月来常感周身瘙痒，以双下肢为著，晚间脱衣时或遇风寒时尤甚，抓后皮肤有白色痕迹而无风团出现，外用激素类药膏可略好转，但一直不愈。近 1 周来痒感加重，故来诊。

检查：周身皮肤略显干燥，无原发皮损，仅有许多抓痕。舌质淡红，苔薄白，脉弦缓。

辨证：营卫失和，血虚生风。

治法：补气养血，调和营卫，疏风止痒。

方药：黄芪、白鲜皮、白蒺藜、生地黄各 20 g，桂枝、白芍、白术、防风、当归、陈皮各 10 g。水煎服，7 剂。

外用止痒润肤膏，每日 1 次。

二诊：痒感已明显减轻。原方加白芥子 6 g，桃仁 10 g，红花 10 g，继服 7 剂。

药后病愈。嘱患者经常注意外涂润肤药，保养皮肤，以防复发。

例 2 姜某，女，70 岁，许昌县（现许昌市建安区）农民，于 1995 年 12 月 23 日就诊。

主诉：浑身瘙痒 3 年余。

现病史：患者近 3 年来经常感周身瘙痒，秋冬季加重。内服各种脱敏药、维生素类药等，并外用激素类药膏，效果不佳。近 2 个月来瘙痒日渐加重，影响睡眠，烦躁不宁，倦怠纳呆，大便干燥。

检查：周身皮肤干燥，有较多抓痕结痂，部分皮肤轻度肥厚。舌质淡红，有瘀斑，苔白，脉沉细。

辨证：血虚风燥，肌肤失养。

治法：益气养血，润肤止痒。

方药：当归、川芎、白芍、防风、秦艽、乌梢蛇、火麻仁各 10 g，党参 15 g，黄芪、熟地黄、白鲜皮、白蒺藜各 20 g。水煎服，7 剂。

外用止痒润肤膏。

二诊：痒感减轻，抓痕减少，大便已调，睡眠仍差。原方去火麻仁，加生地黄 20 g，酸枣仁 15 g，继服 7 剂。

三诊：周身抓痕已消失，仅有阵发性轻痒，再依前法服药半月而愈。嘱患者常服六味地黄丸善后调理。

例 3 王某，男，78 岁，许昌市某单位退休干部，于 1994 年 11 月 29 日就诊。

主诉：浑身瘙痒 5 年余。

现病史：患者周身皮肤瘙痒反复不愈 5 年余，初起时冬季加重，近年来则不分季节，搔抓不能控制，甚则夜不能寐。服用各种脱敏药、镇静剂，外用激素类药膏，效均不佳。自觉头晕膝软，耳鸣如蝉，五心烦热。

检查：全身皮肤干枯粗糙，有糠状脱屑，皮损大部分肥厚，以四肢、背部为著，其上弥漫性布满抓痕及血痂。舌质红，苔少，脉弦细。

辨证：肝肾阴虚，化燥生风，肌肤失养。

治法：滋补肝肾，养阴熄风止痒。

方药：生地黄、熟地黄、白鲜皮、白蒺藜各 20 g，山药、茯苓、丹参各 15 g，当归、山茱萸、牡丹皮、乌梢蛇各 10 g，全蝎 6 g。水煎服，7 剂。

外涂止痒润肤膏。

二诊：自觉痒感减轻，皮肤干燥脱屑明显好转。但仍烦热眠差，皮损肥厚。原方加青蒿 15 g，三棱、莪术各 10 g，继服 7 剂。

三诊：痒感已明显减轻，睡眠好转，皮肤较前明显润泽，抓痕减少。继宗前法加减服药 2 个月后，皮肤仅偶感轻痒，表面润泽，抓痕消失，余症亦除，嘱其服用知柏地黄丸巩固疗效。

3 个月后来述，皮损未复发。

【按语】老年性瘙痒症多因患者年迈，脏腑功能衰弱，以致气血精津亏虚，肌肤腠理失于温煦濡养，血虚生风，经脉运行不畅，气滞血瘀，风从内生，或因气血不足，营卫失和，卫外不固，为风寒外邪所袭，使内外合邪所致。故本病多于秋冬干燥、寒冷季节加重，而暑夏温暖、潮湿季节减轻。但也有因原本阴血虚亏，又嗜食辛辣腥发之物，使虚火内生，更灼津液，或受外界不良刺激，又未能及时调理而诱发本病的。总之，气血津液虚亏是内因，是发病的基础，为本；内外风邪扰袭是发病的条件，为标。本虚标实，故病程缠绵难愈。

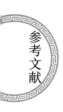

参考文献

[1] 厉兰娜，孔繁智，沈金美，等.半夏泻心汤证与 Hp 感染关系的临床研究［J］.中医杂志，
　　1998（4）：220–221.

[2] 高永平.五脏皆以通为用［J］.四川中医，1989（7）：3–4.

[3] 张振辉.半身汗出的辨证治疗［J］.中医杂志，1993（12）：740–741.

[4] 沈洪.脾胃体用论［J］.中医杂志，1998（10）：585–587.

[5] 朱曾柏.水蛭治癌、治痛举隅［J］.中医杂志，1993（5）：261.

[6] 杨淑珲.辛开苦降法为主治疗胆汁反流性胃炎 40 例［J］.中医杂志，2001（4）：250.

[7] 马山，梁方信，王尚瑞，等.胃友汤治疗萎缩性胃炎 910 例临床报告［J］.中医杂志，
　　1989（9）：32–33.

[8] 黄开泰.论症状与证候标识［J］.中华中医药杂志，2006（1）：10–14.

[9] 申维玺.论中医"证"的现代医学属性和概念［J］.中医杂志，2001（5）：307–309.

[10] 张赤志.吕继端治疗肝癌经验［J］.中医杂志，1995（9）：531–532.

[11] 张守臣，张旭东.《傅青主女科》临床应用治验［J］.中医杂志，1997（8）：470–471.

[12] 陈小野.论中医病理学证、病概念的同一［J］.中医杂志，1997（8）：499–501.

[13] 边玉麟.温胆汤作用机制浅探［J］.中医杂志，2001（4）：251–252.

[14] 巫庆初.燮枢止汗汤治疗顽固性盗汗［J］.中医杂志，2001（4）：221.

[15] 沈冬，刘瓦利.庄国康治疗痤疮经验［J］.中医杂志，2001（4）：210.

[16] 张明昌.秦艽鳖甲散治疗发热的临床体会［J］.许昌中医，1983（1）：59.

[17] 张明昌.治疗发热十四法［J］.新疆中医药，1987（2）：8.

[18] 张明昌.炙甘草汤治疗脉结代的运用［J］.许昌中医，1986（1）：47.

[19] 张明昌.肝硬化腹水治疗心得［J］.浙江中医杂志，1987（3）：101.

[20] 姚保泰，王磊，王洪京，等.萎缩康冲剂治疗萎缩性胃炎癌前病变的临床与实验研究
　　［J］.中医杂志，1999（11）：673.

[21] 李庆业，高琳，王云阁，等.汤头歌诀白话解［M］.4 版.北京：人民卫生出版社，
　　2011.

[22] 李文亮，齐强.千家妙方［M］.北京：解放军出版社，1982.

［23］李郑生，张正杰.国医大师李振华脾胃病临证验案集［M］.郑州：中原农民出版社，2015.

［24］邓铁涛.中国百年百名中医临床家丛书（国医大师卷）：邓铁涛［M］.北京：中国中医药出版社，2003.

［25］邓铁涛.邓铁涛临床经验辑要［M］.北京：中国医药科技出版社，1998.

［26］杜文燮.药鉴［M］.上海：上海人民出版社，1975.

［27］李中梓.医宗必读［M］.上海：上海科学技术出版社，1987.

［28］王再谟，傅荣周，唐章全.现代中药临床应用［M］.北京：人民卫生出版社，2005.

［29］鲍相璈.验方新编［M］.北京：人民军医出版社，2008.

［30］冯世纶，张长恩.张仲景用方解析［M］.北京：人民军医出版社，2004.

［31］洪文旭，洪泓.实用中医消化病学［M］.天津：天津科技翻译出版公司，1994.

［32］张磊.张磊临证心得集［M］.北京：人民军医出版社，2008.

［33］门成福.门成福妇科经验精选［M］.北京：军事医学科学出版社，2005.

［34］张声生.脾胃病［M］.2版.北京：人民卫生出版社，2002.

［35］吴敏.失眠症诊治［M］.上海：上海科学技术出版社，2005.

［36］上海中医学院.中医内科学讲义［M］.上海：上海科学技术出版社，1964.

［37］李郑生，郭淑云.国医大师李振华［M］.北京：中国医药科技出版社，2011.

［38］雷丰.时病论［M］.北京：中国中医药出版社，2011.

［39］湖南省中医药研究所.《脾胃论》注释［M］.北京：人民卫生出版社，1976.

［40］尚炽昌.疑难病证名验方辑要［M］.北京：华龄出版社，1990.

［41］张仲景.伤寒论［M］.北京：人民卫生出版社，2005.

［42］朱世增.施今墨论临证［M］.上海：上海中医药大学出版社，2009.

［43］高辉远.蒲辅周医案［M］.北京：人民卫生出版社，1972.

［44］张云鹏.姜春华学术经验精粹［M］.北京：中国中医药出版社，1994.

［45］钱自奋，张育轩，郭赛姗.祝谌予临床经验集［M］.北京：北京医科大学 中国协和医科大学联合出版社，1993.